„Die Pervertierung der Medizin im Nationalsozialismus hat nicht erst mit der Euthanasie oder in den Konzentrationslagern begonnen, sondern sehr viel früher. Ein entscheidender Faktor war die Diffamierung und Ausgrenzung immer weiterer Menschengruppen zum Wohle des übergeordneten Ganzen und die immer offenere Forderung nach einer ‚Pflicht zur Gesundheit'. Eine Medizin, die derartige Forderungen unterstützt, mußte unbarmherzig und unter den entsprechenden politischen Voraussetzungen unmenschlich und barbarisch werden."

Renate Jäckle

Dachauer Hefte
Studien und Dokumente zur Geschichte der nationalsozialistischen Konzentrationslager

Im Auftrag des Comité International de Dachau, Brüssel, herausgegeben von Wolfgang Benz und Barbara Distel

Dachauer Hefte

Heft 4
Medizin im NS-Staat
Täter, Opfer, Handlanger

Deutscher
Taschenbuch
Verlag

Von den Dachauer Heften sind im Deutschen Taschenbuch Verlag außerdem erschienen:
Heft 1: Die Befreiung
Heft 2: Sklavenarbeit im KZ
Heft 3: Frauen. Verfolgung und Widerstand

Oktober 1993
Deutscher Taschenbuch Verlag GmbH & Co. KG, München

Umschlaggestaltung: Dieter Brumshagen
Umschlagbild: Archiv der KZ-Gedenkstätte Dachau
Satz: Appl, Wemding
Druck und Bindung: C. H. Beck'sche Buchdruckerei, Nördlingen
Printed in Germany · ISBN 3-423-04609-0

Editorial

1947 veröffentlichten Alexander Mitscherlich und Fred Mielke unter dem Titel „Das Diktat der Menschenverachtung“ die berühmt gewordene Dokumentation über den Nürnberger Ärzteprozeß. In Auftrag gegeben hatte die Arbeitsgemeinschaft der westdeutschen Ärztekammer diese Bestandsaufnahme medizinischer und eugenischer Irrwege im NS-Staat. Aber unter den Ärzten fand die Schrift nicht die beabsichtigte Aufmerksamkeit (ebensowenig die wenig später vorgelegte Neuausgabe unter dem Titel „Wissenschaft ohne Menschlichkeit“). Es dauerte Jahrzehnte, bis die Beschäftigung mit dem Thema Medizin im nationalsozialistischen Staat aus der Tabuzone von Abwehr und Verdrängung befreit und ins öffentliche Bewußtsein gerückt wurde. Gerade die ärztlichen Standesorganisationen hatten sich damit begnügt, die Rolle der Mediziner im Dritten Reich auf die bedauernde Feststellung zu reduzieren, daß es ein kleines Häuflein Verirrter gegeben habe, die ihren hippokratischen Eid gebrochen und sich zu Handlangern des Unrechtsregimes gemacht hätten. Damit waren die Ärzte gemeint, die in Himmlers SS-Imperium, in den Konzentrationslagern, an Menschen sinnlose Experimente durchgeführt hatten, die sich als Täter beim Völkermord an Juden und Zigeunern schuldig gemacht, die als Bürokraten der „Euthanasie“ ärztliche Autorität für den Mord an „lebensunwertem Leben“ mißbraucht hatten. Dieser Kreis von Tätern und Helfern war aus der ärztlichen Standesgemeinschaft der Nachhitlerzeit ausgegrenzt, halbherzig genug (wie in Ernst Klees Beitrag über die Vergasungsärzte und ihre Schicksale nach 1945 nachzulesen ist), aber doch mit der Wirkung, daß alle, die nicht an den monströsen Verbrechen irgendwie beteiligt waren, wieder zur Tagesordnung „Helfen und Heilen“ übergehen konnten.
Hatten sich aber nicht auch die anderen schuldig gemacht, die im Umkreis der Verbrechen als Mediziner tätig gewesen waren, wie Professor Wilhelm Pfannenstiel, der als „Hygieniker der Waffen-SS“ in den Lagern Lublin und Belzec die sanitären Verhältnisse begutachtet hatte und der studienhalber einer Vergasungsaktion beiwohnte, um dann wieder – die Semesterferien waren zu Ende – auf seinen Lehrstuhl (für Hygiene und Bakteriologie in Marburg) zurückzukehren? Oder die Kollegen des Dr. Sigmund Rascher, der die grausamen und sinnlosen Versuche im Lager Dachau durchführte? Hätten sie nicht weitergehende Verpflichtungen gehabt als nur Zurückhaltung und späten Abscheu?
Das Thema Medizin im Nationalsozialismus auf die Exzesse zu reduzieren, wäre freilich falsch. Zum gesundheitspolitischen und medizinischen Alltag gehörte auch der amtsärztliche Umgang mit Trinkern, gehörten die Schwangerschaftsabbrüche bei „Fremdvölkischen“ ebenso wie die Heilkräuterkulturen, die auf Befehl Himmlers angelegt waren, um volksmedizinischen Obses-

sionen zu genügen. Vielerlei Aspekten ärztlicher Praxis ist der Beitrag von Renate Jäckle gewidmet, noch weiter gespannt ist der Bogen in den Aufsätzen zur psychotherapeutischen Situation in der NS-Zeit (Hans-Martin Lohmann) und über die immer noch anhaltende Wirkung eines ärztlichen Ratgebers für Mütter und Kleinkinder (Ute Benz).

Daß in den Dachauer Heften indessen das Schwergewicht beim Thema Medizin im Bereich der Verfolgung, des Geschehens in den Konzentrationslagern liegt, bedarf keiner Rechtfertigung. Die Erlebnisberichte der Häftlingsärztin Ella Lingens aus Auschwitz, des damaligen Krankenpflegers Stanislav Zámečnik aus Dachau, des Häftlings Eugène Ost über die Malaria-Versuchsstation in Dachau sind Dokumente medizinischer Ausnahmesituationen, und das gilt nicht weniger für Abraham Wajnrybs Erinnerungen an den ärztlichen Dienst im Ghetto Wilna.

Wolfgang Benz — Barbara Distel

Inhalt

Ernst Klee

„Den Hahn aufzudrehen war ja keine große Sache“

Vergasungsärzte während der NS-Zeit und danach

In der Hessischen Heil- und Pflegeanstalt Hadamar (nahe Limburg) sind 1940/41 mehr als zehntausend Kranke und Behinderte als „Ballastexistenzen“ in die Gaskammer getrieben worden. Die Gaskammer (2,5 mal 4,5 Meter) war als Duschraum getarnt. Der Pfleger Benedikt Härtle: „Wenn neunzig (Menschen an-) transportiert wurden, dann haben sie auch die neunzig darein gestoppt[1].“ Der Verwaltungsmann Maximilian Lindner, der sich die Vergasung durch ein Guckloch in der Außentür angesehen und den Anblick nicht ertragen hatte: „Die Todesart war so qualvoll, daß man von einer humanen (!) Tötung nicht sprechen konnte[2].“

Die zehntausendste Leiche wurde in Hadamar mit Musik und einem Besäufnis gefeiert. Die ehemalige Lehrerin Hedwig Sauer über das Leben in der Mordanstalt: „alles lebte in wilder Ehe, und auch mit einigen Frauen und Mädchen aus Hadamar bestand Verkehr[3].“

Anfangs 1946 berichten ehemalige Hadamarer Mitarbeiter der Kriminalpolizei, einer der beteiligten Ärzte sei ein Dr. Gorgaß gewesen: „Er zeichnete sich dadurch aus“, sagte eine Frau, „daß er fast immer betrunken war[4].“ Der Verwaltungsmann Lindner: „Dr. Gorgaß war ein kleiner dicker Mann, erste Hälfte der dreißiger Jahre und Brillenträger . . . Er war ein großer Freund des Alkohols[5].“

Der Gesuchte wird Januar 1947 im Turmhotel Hubertus in Ludwigshafen festgenommen, wo er sich unter dem Namen „Dr. Gerber“ einquartiert hat. Hans Bodo Gorgaß, am 19. Juni 1909 als Sohn eines Reichsbahnoberinspektors in Leipzig geboren, erklärt ohne Ausflüchte, er sei dazu bestimmt gewesen, „Henkerdienste zu leisten[6].“ Seine Mordkollegen werden später bedauern, Gorgaß habe sich ausgesprochen ungeschickt verteidigt.

Bodo Gorgaß: 1929 Beginn des Studiums (und Eintritt in die Burschenschaft

[1] Aussage Härtle vom 9. 3. 46 (sog. Hadamar-Verfahren, Generalstaatsanwaltschaft Frankfurt a. M., künftig zit: 4 a Js 3/46 GStA Ffm.).

[2] Aussage Lindner vom 6. 4. 46, ebenda.

[3] Aussage Sauer vom 14. 2. 46, ebenda.

[4] Aussage vom 26. 2. 46, ebenda.

[5] Aussage Lindner, a. a. O.

[6] Aussage Gorgaß vom 8. 2. 47, a. a. O.

Germania). 1931 Unterbrechung des Studiums, weil Vater, Mutter und Schwester in der Psychiatrie sind. Danach geht es bergauf: 1933 Mitgliedschaft in der SA, 1935 Examen, 1936/37 Dienst in der psychiatrischen Anstalt Eichberg (wo zu dieser Zeit schon offen die sogenannte Euthanasie propagiert wird), 1937 Eintritt in die NSDAP. Im August 1938 wird Gorgaß leitender Arzt der Heil- und Erziehungsanstalt Kalmenhof in Idstein/Taunus (wo später Kinder und Jugendliche gemordet werden). Dezember 1939 rückt Gorgaß zur Wehrmacht ein. Im Frühjahr 1941 wird er „u.k." gestellt. Er soll sich beim hessischen Anstaltsdezernenten Bernotat melden. Bernotat eröffnet ihm, er „sei für große Dinge ausersehen, es sei eine außerordentlich ehrenvolle Aufgabe, ich könne stolz darauf sein, hierfür als besonders geeignet und zuverlässig befunden zu sein[7]." Gorgaß, geschmeichelt, so wichtig zu sein, reist zur Berliner Kanzlei des Führers, die den Krankenmord („Euthanasie") unter verschiedenen Tarnnamen organisiert.
In Berlin erfährt Gorgaß, es seien „unnütze Esser" zu beseitigen: „die Besten der Nation fielen draußen; dieser negativen Auslese des Krieges müsse entgegengewirkt werden. Im übrigen sei es auch im Interesse der Front notwendig, diesen Schritt zu tun, sonst könne draußen leicht eine Bitterkeit entstehen, daß der Soldat Tag und Nacht in Lebensgefahr schwebe, während die für die Nation wertlosen Elemente zu Hause gehegt und gepflegt würden[8]."
Gorgaß scheinen in Berlin keine Bedenken gekommen zu sein, daß er eines Tages vielleicht die eigene Mutter vergasen müßte. Zweifel, daß Ärzte nicht zum Bedienen von Vergasungsapparaturen bestimmt sind, muß er jedoch gehabt haben: „Die Berliner Herren erklärten, sie müßten darauf bestehen, daß ein Arzt diese Funktion übernehme[9]."
Der neugeworbene Mitarbeiter begibt sich zunächst in die österreichische Anstalt Hartheim bei Linz, wo er mehrere Wochen als Vergasungsarzt eingearbeitet wird. Ehe er in Hadamar beginnt, hospitiert Gorgaß im Juni 1941 noch ein paar Tage in der Vergasungsanstalt Sonnenstein in Pirna. Der dortige Direktor Horst Schumann nimmt ihn nach Buchenwald mit, wo kranke und politisch mißliebige KZ-Häftlinge (Tarnbezeichnung: „14f13") für Schumanns Tötungsanstalt selektiert werden. Gorgaß über die Selektion im Konzentrationslager: „Die Leute wurden einfach mit der Behauptung vorgestellt, sei seien verrückt." Empört hat ihn später der Vorwurf, er habe sich in Buchenwald wie ein Metzger und nicht wie ein Arzt benommen.
Am 18. Juni 1941 beginnt er in Hadamar. Gorgaß über seine Tätigkeit: „Mir oblag lediglich die Durchführung der Tötung[10]." Ende August stoppt die Berliner Zentrale – da der Krankenmord längst ein öffentliches Geheimnis ist und zu Empörung unter der Bevölkerung geführt hat – die Vergasungsaktion.

---

[7] Aussage Gorgaß vom 7. 2. 47, a. a. O.
[8] Ebenda.
[9] Ebenda.
[10] Gorgaß am 17. 2. 61 (Verfahren 10 Js 38/60 Staatsanwaltschaft Dortmund).

Personal und technisches Gerät kommen in die Vernichtungslager im Osten (Belzec, Sobibor, Treblinka). In Hadamar wird erst ab 1942 wieder gemordet: man läßt die Kranken verhungern oder vergiftet sie mit Tabletten und Spritzen. Die Hadamarer Schwester Margarete Borkowski wollte dies 1946 als „Erlösung" darstellen, mußte aber zugeben, „daß sich viele nach dem Eingeben des Giftes sehr gequält haben und daß ihr Todeskampf nicht leicht war ... Es war uns schrecklich und tat uns leid, aber dagegen unternommen haben wir nichts[11]."

In Hadamar wird gemordet, bis die Amerikaner vor der Anstaltstür stehen. Zu den Opfern zählen jüdische Patienten (1941), sog. jüdische Mischlingskinder, „arische" Patienten (wahrscheinlich auch schwerverletzte Soldaten) und an Tuberkulose erkrankte Ostarbeiter, deren sich die Arbeitsämter auf diese Weise entledigen[12]. Gorgaß hat dies nicht mehr erlebt, weil er 1942 zur Wehrmacht einberufen worden war. Doch in den wenigen Wochen, in denen er in Hadamar arbeitete, hat er „mindestens" tausend Menschen gemordet. Das Landgericht Frankfurt verurteilt ihn deshalb am 21. März 1947 zum Tode.

Der Henker von Hadamar wird jedoch zu lebenslänglichem Zuchthaus begnadigt. Die lebenslängliche Strafe endet im Januar 1958. Zu dieser Zeit leben seine ärztlichen Mordkollegen noch unerkannt in Freiheit. Gorgaß kann nach Hause, zu seiner Frau, die er als Krankenschwester in der psychiatrischen Anstalt Eichberg (Rheingau) kennengelernt hat. Er nimmt eine Arbeit als wissenschaftlicher Mitarbeiter einer pharmazeutischen Firma auf und läßt sich oberhalb der v. Bodelschwinghschen Anstalten in Bethel (Bielefeld) nieder.

Die Organisierung des Massenmordes

Im Prozeß gegen Gorgaß und weitere Mordhelfer der Anstalt Hadamar hatte das Gericht bereits anfangs 1947 den gesamten Ablauf des Krankenmordes nachgezeichnet. Es fehlte lediglich die - allerdings peinliche - Vorgeschichte: nicht die Nationalsozialisten hatten die „Vernichtung lebensunwerten Lebens" erfunden, sondern ehrbare Wissenschaftler - Juristen, Mediziner, Theologen, Pädagogen - hatten schon lange vor der „Machtergreifung" lautstark die Ausmerzung der „Minderwertigen" gefordert[13].

---

11 Aussage Borkowski vom 14.2.46 (Verfahren 4 a Js 3/46 GStA Ffm.).

12 Im Mai 1945 leitete die Kriminalpolizei in Frankfurt/Main ein Verfahren gegen den Leiter des Landesarbeitsamtes in Frankfurt, Ernst Kretschmann, ein. Reste dieses Verfahrens sind in Bd. 21 der Hadamar-Akten. Die Ermittlungen zeigen, daß v. a. Ostarbeiterinnen für die Haushaltsführung von Parteibonzen und „Männern des Wirtschaftslebens" sozusagen „zweckentfremdet" wurden. Lungenkranke Ostarbeiter kamen durch das Landesarbeitsamt nach Hadamar. Alle Akten sind vor dem Einmarsch der Amerikaner verbrannt worden.

13 Zur Vorgeschichte der „Euthanasie": Ernst Klee, „Euthanasie" im NS-Staat. Die „Vernichtung lebensunwerten Lebens", Frankfurt/Main 1983; Ernst Klee, Dokumente zur „Euthanasie", Frankfurt/Main 1985; Kurt Nowak, „Euthanasie" und Sterilisierung im „Dritten Reich", Göttingen 1980.

Das bekannteste Beispiel ist die 1920 erschienene und nur 62 Seiten umfassende Schrift des Juristen Karl Binding und des Psychiaters Alfred E. Hoche: „Die Freigabe der Vernichtung lebensunwerten Lebens". Die beiden Professoren befanden, es sei eine peinliche Vorstellung, daß die Pflege der schwer Geisteskranken Kapital in Form von Nahrungsmitteln, Kleidung, Heizung und Personalkosten entziehe. Sie sprechen bereits 1920 von „leeren Menschenhülsen", „Ballastexistenzen" und „geistig Toten".
Binding und Hoche formulieren unter dem Eindruck des Ersten Weltkriegs und der nachfolgenden wirtschaftlichen Misere. Sie beklagen deshalb, daß die Tüchtigen an der Front gefallen seien, während die Minderwertigen Zuhause überlebt hätten. Es sind Gedanken, die andere schon vor ihnen propagiert hatten und die in den folgenden Jahren von der öffentlichen wie privaten Fürsorge aufgegriffen werden. Die Brandmarkung der späteren Opfer als „Schädlinge", die die Wohlfahrt „brandschatzen", ist schon vor 1933 geschehen. Strittig ist in der Regel nur, ob die „Minderwertigen" zu asylieren, also einzusperren, zu sterilisieren oder gar zu töten seien. Das furchtbare Schlagwort vom „lebensunwerten Leben" stammt von bürgerlichen Wissenschaftlern und Fürsorgepraktikern. Die Nationalsozialisten brauchten sich der Vokabeln und Ideen nur zu bedienen.
Nur wenige Monate nach der „Machtübernahme" beginnt die Massensterilisierung von angeblich Erbkranken, der bis 1945 etwa 400000 Menschen zum Opfer fallen. Mit der Machtübernahme werden aber auch die Pflegesätze psychiatrischer Einrichtungen auf Hungerkostniveau gesenkt und Kranke zumindest vereinzelt von Anstaltspsychiatern umgebracht. Die Planung der systematischen Tötung beginnt spätestens im Februar 1939 in der Kanzlei des Führers, einer Parteidienststelle.
Die Kanzlei des Führers untersteht Reichsleiter Philipp Bouhler, einem ehemaligen Berufsoffizier und „altem Kämpfer" der Partei. Bouhler ist zu diesem Zeitpunkt SS-Obergruppenführer. Er hat die Mitgliedsnummer 12 und ist Blutordensträger. Von den fünf Hauptämtern der Parteikanzlei wird das Hauptamt II (Angelegenheiten betr. Staat und Partei) für die Krankentötungen zuständig. Die Leitung hat Oberdienstleiter Viktor Brack, ein Volkswirtschaftler, der schon 1923 zu den Nationalsozialisten gestoßen war. Brack hat im Nürnberger Ärzteprozeß die Ziele der „Euthanasie" in aller Deutlichkeit genannt: „Letzten Grundes bezweckte Hitler . . . jene Leute auszumerzen, die in Irrenhäusern und ähnlichen Anstalten verwahrt und für das Reich von keinem irgendwelchen Nutzen mehr waren. Diese Leute wurden als nutzlose Esser angesehen, und Hitler war der Ansicht, daß durch deren Vernichtung die Möglichkeit gegeben wäre, weitere Ärzte, Pfleger, Pflegerinnen und anderes Personal, Krankenbetten und andere Einrichtungen für den Gebrauch der Wehrmacht freizumachen"[14] (Bouhler beging im Mai 1945 Selbstmord, Brack wurde im Nürnberger Ärzteprozeß 1947 zum Tode verurteilt und hin-

[14] Eidesstattliche Erklärung Brack vom 12.10.46 (Nürnberger Dokument NO-426).

gerichtet, sein Vertreter Werner Blankenburg lebte bis zu seinem Tode 1957 unter falschem Namen in Stuttgart).

Im Sommer 1939 werden Bouhler und Hitlers Begleitarzt Karl Brandt (er wurde wie Brack in Nürnberg verurteilt und hingerichtet) mit der Durchführung der sog. Aktion beauftragt. Namhafte Ordinarien und Anstaltsleiter sind beratend hinzugezogen. Ende Juli 1939 erklärt Bouhler etwa 15 bis 20 Medizinern, Hitler habe zwar aus außenpolitischen Gründen ein Euthanasiegesetz abgelehnt, die Beteiligten seien jedoch vor Strafverfolgung geschützt. Niemand werde zum Mitmachen gezwungen - ein Versprechen, das eingehalten wurde.

Die Mediziner beraten den Personenkreis der zu Tötenden, die Prozedur der Erfassung der Opfer und die beste Tötungsart. Man einigt sich auf Kohlenoxyd (CO). Im September 1939 sind die Planungen abgeschlossen. Da die Kanzlei des Führers nicht als Firmenschild von Krankenmorden dienen kann, wird eine Zentraldienststelle gegründet, die nach ihrem späteren Sitz in der Tiergartenstraße 4 „T4" genannt wird. Die einzelnen Abteilungen von T4 schreiben, verhandeln und befehlen unter verschiedenen Briefköpfen. Die Organisation der Tötungen geschieht unter dem Briefbogen „Reichsarbeitsgemeinschaft Heil- und Pflegeanstalten". Die Transporte der Todeskandidaten übernimmt (mittels Reichspostbussen und Reichsbahn) die „Gemeinnützige Kranken-Transport G. m. b. H." („Gekrat"). Die Hauptwirtschaftsabteilung, z. B. für die Besoldung der Mordhelfer zuständig, firmiert unter „Gemeinnützige Stiftung für Anstaltspflege". Ein „Reichsausschuß zur wissenschaftlichen Erfassung von erb- und anlagebedingten schweren Leiden" organisiert die Tötung behinderter Kinder. Später wird noch eine „Zentralverrechnungsstelle Heil- und Pflegeanstalten" gegründet, die die Morde den Angehörigen oder Kostenträgern in Rechnung stellt. Ein Millionenbetrug: man kassiert angebliche Pflegegelder für längst getötete Patienten.

Bei allen Firmennamen handelt es sich, wie gesagt, um Scheinorganisationen. Verantwortlich ist in jedem Fall das Hauptamt II der Kanzlei des Führers. Als einzige *staatliche* Stelle ist die Abteilung IV (Gesundheitswesen und Volkspflege) im Reichsinnenministerium beteiligt. Die Verantwortlichen hier sind Dr. Leonardo Conti, Staatssekretär für das Gesundheitswesen und Reichsärzteführer (Selbstmord Oktober 1945) sowie Ministerialrat Dr. Herbert Linden (Selbstmord April 1945), der als Verbindungsmann zwischen Ministerium und T4 fungiert (im Oktober 1941 wird er zum „Reichsbeauftragten für die Heil- und Pflegeanstalten" ernannt).

Irgendwann im Oktober 1939, das genaue Datum ist nicht bekannt, unterschreibt Hitler einen von den T4-Verantwortlichen zigfach überarbeiteten Text. Es ist ein einziger Satz, auf einen Privatbriefbogen Hitlers geschrieben: „Reichsleiter Bouhler und Dr. med. Brandt sind unter Verantwortung beauftragt, die Befugnisse namentlich zu bestimmender Ärzte so zu erweitern, daß nach menschlichem Ermessen unheilbar Kranken bei kritischster Beurteilung ihres Krankheitszustandes der Gnadentod gewährt werden kann." Diese sog. Euthanasie-Ermächtigung Hitlers wird auf den 1. September 1939, den Kriegsbeginn, zurückdatiert.

Mit dem Überfall auf Polen beginnt der systematische Krankenmord. Die ersten Opfer sind Patienten aus Anstalten in Pommern, Westpreußen und Polen. Sie werden in stundenlangen Einzelerschießungen von SS-Kommandos ermordet. So kann beispielsweise die Anstalt Stralsund im Dezember 1939 der SS übergeben werden. Spätestens im Dezember sind auch Gaswagen im Einsatz, die mit Gasflaschen arbeiten. In Chelm-Lubelski werden die Anstaltsinsassen dagegen mit dem Maschinengewehr niedergemacht.

Während in Polen der Massenmord an Anstaltspatienten schon auf Hochtouren läuft, werden im Januar 1940 die Ärzte der Vergasungsanstalten ins ehemalige Zuchthaus Brandenburg/Havel zu einer Probevergasung bestellt. An einem Teil der Opfer wird vor der Vergasung die Wirkungsweise verschiedener Gifte erprobt. Die eigentliche Vernichtungsaktion beginnt am 18. Januar 1940 in der Vergasungsanstalt Grafeneck auf der Schwäbischen Alb.

Die Auswahl der Opfer hat zuvor nach einem offenbar bewußt dilettantischen Verfahren stattgefunden: Alle Anstalten müssen jene Patienten nach Berlin melden, die nicht oder nur mit mechanischen Arbeiten zu beschäftigen sind. Zu melden sind ebenso z. B. an Schizophrenie, Epilepsie, senilen Erkrankungen oder Schwachsinn Leidende. Ebenso sog. kriminelle Geisteskranke und Personen, die sich seit mindestens fünf Jahren in Anstalten befinden. Die Bögen werden von jeweils drei T4-Gutachtern und einem Obergutachter bearbeitet. Alle sind angewiesen, zuungunsten der Patienten zu entscheiden. Sie fällen ihre Todesurteile, ohne die Opfer gesehen zu haben.

Sind die Opfer - die sich oft verzweifelt wehren und schreien - in einer der Vergasungsanstalten (Grafeneck, Brandenburg, Hadamar, Bernburg/Saale, Sonnenstein, Hartheim), werden sie sogleich nach der Ankunft umgebracht. Sie müssen sich (angeblich zum Duschen) entkleiden, werden nackt fotografiert und dann einem Arzt vorgeführt, der sie auf eine glaubhafte Todesursache hin ansieht. Danach geht es zur „Desinfektion" (Täterjargon). Sind die Menschen in der Gaskammer tot, wird ihnen das Zahngold herausgebrochen und bei der Degussa zu Feingold verarbeitet. Zahlreichen Opfern wird im Sezierraum, der sich der Gaskammer anschließt, das Gehirn herausgenommen und an das Kaiser-Wilhelm-Institut in Berlin verfrachtet. Danach werden die Leichen zu mehreren verbrannt und die Asche auf Urnen verteilt. Manchmal haben die Angehörigen auch zwei Urnen bekommen.

Bis zum 1. September 1941 sind nach einer internen T4-Statistik exakt 70273 Personen „desinfiziert" worden[15]. Ende 1941 wird die Tötungstechno-

---

[15] Am 27.6.45 fand ein amerikanischer Offizier in einem Stahlfach in Hartheim 39 Blätter mit statistischen Angaben über die Vergasungsaktion (Zahl der „Desinfizierten" nach den einzelnen „Euthanasie"-Anstalten aufgeschlüsselt und Berechnungen, was dadurch an Lebensmitteln etc. gespart wurde). Die Statistik wurde von einem Edmund Brandt (nach 1945 beim Bundesministerium des Inneren, Berlin) für Hitlers Begleit-

logie von T4 in den Dienst der Judenvernichtung gestellt. Mehr als 100 Euthanasiegehilfen der Anstalten und der Berliner Zentrale kommen in die Vernichtungslager Belzec, Sobibor und Treblinka. Sie bauen die Gaskammern, organisieren die Tötungen. T4 stellt auch die Lagerkommandanten. Die Personalakten bleiben in Berlin. In regelmäßigen Abständen können die Täter – zusammen mit ihren Frauen – im betriebseigenen Erholungsheim am österreichischen Attersee (heute ein Hotel) vom Morden ausspannen. Als im Herbst 1943 die Vernichtungslager aufgelöst werden, wird das T4-Personal in den Raum Triest versetzt, um auch diese Gegend „judenfrei" zu machen. Was mit der Ausmerzung von angeblich lebensunwerten Kranken, Alten, Behinderten begann, endet mit dem Holocaust. Die Krankenmörder stellten nicht nur das Personal, sondern vor allem die Mordmethode: die Gaskammern, die als Duschräume getarnt sind. Was auch immer bei der „Judenvernichtung" geschah, war dem Krankenmord abgeschaut[16].
Doch auch die Krankentötungen gehen zwischen 1942 und 1945 weiter. Nur die Tötungsmethode hat sich geändert: Man läßt die Patienten entweder verhungern oder steuert mit unauffälligen Überdosierungen (Luminal war ein oft verwendetes Mittel) die ohnedies geschwächten Patienten in eine tödliche Lungenentzündung. Erfinder der Methode ist der 1948 in Dresden hingerichtete Professor Paul Nitsche, der sein Luminalschema an Leipziger Patienten bereits anfangs 1940 erprobt hatte.

Die „Strafverfolgung"

Von vierzehn Ärzten ist bekannt, daß sie in den Vergasungsanstalten eingesetzt waren. Von ihnen sind vier während des Krieges ums Leben gekommen: Dr. Ernst Baumhardt (Grafeneck/Hadamar), Dr. Friedrich Berner (Hadamar), Dr. Günther Hennecke (Grafeneck/Hadamar) und Dr. Curt Schmalenbach (Sonnenstein). Selbstmord begingen zwei Ärzte: Dr. Rudolf Lonauer, Leiter der Anstalt Hartheim, brachte sich im Mai 1945 um. Dr. Irmfried Eberl, Direktor in Brandenburg und Bernburg (und erster Kommandant in Treblinka) erhängte sich Februar 1948 in der Untersuchungshaft.

---

arzt und Euthanasie-Beauftragten Prof. Karl Brandt erstellt (Aussage vom 4.12. 70 im Verfahren Ks 2/70 GStA Ffm.). Ein Exemplar der sog. Hartheimer Statistik befindet sich bei der GStA Ffm. (Dokumentensammlung „Euthanasie"). Die Statistik für die einzelnen Anstalten ist abgedruckt bei Klee, Dokumente zur „Euthanasie", S. 232.

16 Bei der Darstellung des „Holocaust" wird die zentrale Rolle der „Euthanasie" für die spätere Entwicklung mitunter übersehen. T4 entwickelte nicht nur die Tötungsmethode, sondern ermordete auch ab 1940 systematisch alle jüdischen Anstaltspatienten. Die Selektionskriterien, die für „arische" Kranke galten – im wesentlichen ging es um ihre Produktivität – wurden auf die jüdischen Opfer nicht angewandt. Das Kriterium „Jude" war das Todesurteil.

Der Hadamarer Vergasungsarzt Gorgaß war im Januar 1947 festgenommen und im März 1947 verurteilt worden. Es sollte ein einmaliger Fall bleiben. Danach dauerte es vier Jahre, bis der nächste Vergasungsarzt wenigstens vorübergehend ins Blickfeld der Justiz geriet: Horst Schumann, der berüchtigste aller „Euthanasie"-Ärzte. Sein Name steht für grauenhafte Menschenversuche:
Horst Schumann, am 1. Mai 1906 als Sohn eines praktischen Arztes in Halle geboren, war schon 1930 der NSDAP und 1932 der SA beigetreten. Wie der Vater- der schon vor 1930 Parteimitglied geworden war - tritt auch der Sohn dem Studentencorps Budissa in Halle bei. Als er im Herbst 1939 zur „Euthanasie" angeworben wird, bespricht er sich (trotz Geheimhaltungsgebot) mit dem Vater und sagt nach einer Woche Bedenkzeit seine Mitarbeit zu.
Im Januar 1940 übernimmt er die Leitung der Vergasungsanstalt Grafeneck (Schwäbische Alb) und im Juni 1940 der Anstalt Sonnenstein. Schumann: „Die Menschen wurden, so wie sie gekommen waren, vergast[17]." Nebenbei selektiert er KZ-Häftlinge, die in den T4-Anstalten „ins Gas" kommen. Über seine Selektionstätigkeit in Auschwitz heißt es, „seine milde Art, die Häftlinge mit ‚Sie' anzureden"[18], habe besonders zur Täuschung der KZ-Insassen beigetragen (die Häftlinge hofften, in ein Sanatorium zu kommen).
Im Herbst 1942 wird Schumann erneut nach Auschwitz beordert. Er soll die Massensterilisierung von Juden mittels Röntgenstrahlen erproben. Wiederum wird er als „ruhig, korrekt und höflich"[19] bezeichnet. Schumann sucht sich seine Versuchspersonen selbst aus. Es sind immer junge, gesunde, gutaussehende jüdische Männer, Frauen und Mädchen, die hinterher wie Greise aussehen. Die bestrahlten Körperpartien sind verbrannt, eitern. Häufig sind auch die Gedärme getroffen. Viele sterben. Zu Schumanns Kontrollversuchen, ob die Bestrahlung gewirkt hat, gehört die sogenannte Samenprobe: Ein mit einem Gummischlauch bespannter Knüppel wird in den Mastdarm des Opfers gesteckt und die Drüsen so lange gereizt, bis es zum Samenerguß kommt, um das Ejakulat auf Sperma untersuchen zu können.
Schumann läßt den bestrahlten Männern zur „Erfolgskontrolle" die Hoden und den Frauen die Eierstöcke herausschneiden. Die Operationen werden als Fließbandarbeit vorgenommen, in Anwesenheit des nächsten Opfers. Wer Schumanns Röntgenkastration überlebt, überlebt als verstümmelter, für sein Leben ruinierter Mensch.
Der KZ-Arzt zieht Oktober 1945 nach Gladbeck, wo seine Ehefrau - die er in der Vergasungsanstalt Sonnenstein kennengelernt hat - zu diesem Zeitpunkt schon polizeilich gemeldet ist. Schumann meldet sich im April 1946 an, obgleich seine Auschwitzer Menschenversuche gerade im Nürnberger

---

17 Aussage Schumann vom 7.6.68 (Js 18/67 GStA Ffm.).

18 Stanislaw Klodzinski, Erste Auschwitzer Selektion ins Gas, in: Ärztliche Rundschau (Organ der Krakauer Abteilung der polnischen ärztlichen Gesellschaft), Krakau, Nr. 1/1970.

19 Dr. Tadeusz Paczula am 2.12.70 in der Öffentlichen Sitzung des Schwurgerichts III in Frankfurt (gegen Schumann).

Ärzteprozeß erörtert werden. Er faßt schnell Fuß, betätigt sich als städtischer Sportarzt, macht Arztvertretungen und eröffnet mit Hilfe eines Flüchtlingskredits eine eigene Praxis. Im Juli 1950 wird er Knappschaftsarzt der Ruhrknappschaft. Bald geht in der Stadt das Gerede, Kollege Schumann werde wegen Verbrechen gegen die Menschlichkeit gesucht. Das verwundert wenig: stammen doch vier ehemalige „Euthanasie"-Helferinnen aus Gladbeck.

Ende Januar 1951 wird Schumann übermütig. Er stellt beim Ordnungsamt einen Antrag auf Ausstellung eines Jagd- und Fischereischeines. Die Stadtverwaltung fordert deshalb – wie es bürokratischer Brauch ist – in Schumanns Geburtsort Halle einen Strafregisterauszug an. Wenige Tage später kommt aus Halle die Nachricht, Schumann werde von der Staatsanwaltschaft in Tübingen gesucht.

Das Ordnungsamt nimmt sich ein paar Tage Zeit, die Polizei davon in Kenntnis zu setzen. Die Staatsanwaltschaft in Tübingen braucht noch mehr Tage, die Sache zu prüfen, und die Kripo in Gladbeck zögert ebenfalls ein paar Tage, bis sie sich entschließt, Schumann zu verhaften. So sind 21 Tage vergangen, ehe Kriminalbeamte vor Schumanns Haus stehen und von der Ehefrau erfahren, der Gesuchte habe mit seiner Verhaftung gerechnet und sei abgereist.

Für die Behörden bleibt Schumann verschwunden, bis am 20. April 1959 das Bundeskriminalamt einen anonymen Hinweis erhält, man solle doch mal einen Artikel in der Zeitschrift „Christ und Welt" lesen. Dort war wenige Tage zuvor ein Beitrag erschienen, der in Li Jubu, einem Ort, „an dem der Sudan, der Kongo und Französisch Äquatorialafrika zusammenstoßen", einen Buscharzt per Foto vorstellte. Der ahnungslose Reporter: „Dort lebt mit seiner Frau der einsamste Deutsche, den ich je getroffen habe ... Für achtzigtausend Menschen, auf unendliche Entfernungen zerstreut, ist Doktor Schumann der einzige Arzt. Da das Hospital unmittelbar an der Grenze nach Französisch Äquatorialafrika liegt, stempelt er auch die Pässe, befehligt die Polizei." Selten, so der Reporter, habe er rings in der Welt ein deutsches Paar getroffen, das so mit seiner Aufgabe zufrieden gewesen sei[20].

Nach dem Besuch des Reporters haben es Schumanns eilig, über die Grenze zu wechseln. Schließlich wird der KZ- und Vergasungsarzt in Ghana ausfindig gemacht, wo er die nächsten Jahre unter dem Schutz von Staatschef Nkrumah lebt. Im August 1966 entscheidet ein Bezirksgericht in Accra, Schumanns Verbrechen, „deren Einzelheiten das Blut erstarren lassen", seien keine politischen Straftaten, wie die Verteidigung behaupte. Auch das Oberste Berufungsgericht in Accra nennt Schumanns Argumente „die stereotypen Einlassungen fast aller Nazitäter[21]."

Die afrikanischen Juristen urteilen mit einer Deutlichkeit, die deutsche Gerichte in NS-Verfahren manchmal vermissen ließen. Schumann revan-

---

[20] Giselher Wirsing, Menschen und Mächte am Äquator, in Christ und Welt, Nr. 16/59.

[21] Urteile und Übersetzung sind bei den Akten des Verfahrens gegen Schumann (Js 18/67 GStA Ffm.).

chiert sich nach seiner Auslieferung (Buß- und Bettag 1966) mit einer Artikelserie über Afrika. Das Lesepublikum ist allerdings beschränkt, handelt es sich doch um die Gefangenenzeitung der hessischen Strafanstalt Butzbach. KZ-Arzt Schumann präsentiert sich in seinen Artikeln als alter Rassenideologe, meint, die „unzulänglichen Leistungen der Schwarzen auf fast allen Gebieten" seien darauf zurückzuführen, daß „irgendeine Form des Ausleseprinzips" gefehlt habe. Er stellt sogar die Frage, ob „der Schwarze überhaupt intelligent" sei[22]. Die sonst so pingelige Anstaltszensur sah keinen Anlaß einzugreifen. Doch Schumann beläßt es nicht bei rassenideologischen Rückfällen, der Vergasungsarzt betätigt sich auch als Kritiker der afrikanischen Medizin: „Jeder weiß, wie gut und ermutigend es für den Kranken ist, vom Doktor oder vom Personal über das rein Berufliche hinaus etwas zu hören, ein gutes Wort, ein Eingehen auf Persönliches, ein Klopfen auf die Schulter und dergleichen mehr. Nichts davon! Viel Arroganz . . . und wenig Menschliches[23]."

In der Folgezeit überzeugt Schumann die Ärzte, unter hohem Blutdruck zu leiden. Seine Konzentrationsfähigkeit und sein Denkvermögen („insbesondere beim Schachspiel"[24]) habe nachgelassen. Er könne sich nicht verteidigen, sei verhandlungsunfähig. Schumanns Zellengenossen haben zwar geschildert, wie der ehemalige Euthanasiearzt seinem Blutdruck nachgeholfen habe. Doch das Wort der Knackis wog wenig gegen die Gutachten namhafter Mediziner. Schumann verläßt im Juli 1972 die Haftanstalt. Er ist am 5. Mai 1983 in Frankfurt gestorben.

Eine absurde Sonderstellung nimmt unter den Ärzten der Vergasungsanstalten Dr. Georg Renno („Den Hahn aufzudrehen war ja auch keine große Sache"[25]) ein: er förderte in der österreichischen Mordanstalt Hartheim, einem ehemaligen Schloß, die deutsche Hausmusik. T4-Mitarbeiterin Ursula Zimmermann 1965 in einer Aussage: „Mit Dr. Renno habe ich einen gewissen persönlichen Kontakt gehabt. Ich interessierte mich für sein Flöten- und Akkordeonspiel. An manchen Abenden ist gesungen worden, es beteiligten sich daran einige Mädchen. Dr. Renno spielte auf einem seiner Instrumente . . . Weiter ist mir noch eingefallen, daß Dr. Renno manchmal Sonntagsvormittags im Innenhof des Schlosses Hartheim Flöte gespielt hat[26]."

Georg Renno, am 13. Januar 1907 als Sohn eines kaufmännischen Angestellten in Straßburg geboren, war schon 1930 der NSDAP und ein Jahr später der SS beigetreten - aus Liebe zur Musik, wenn wir Renno glauben: „Für die SS bin ich durch einen Bekannten geworben worden, der wußte, daß ich Flö-

---

[22] Die Sonde, eine Zeitschrift von Gefangenen für Gefangene, hrsg. von der Strafanstalt Butzbach, Dezember 1967.

[23] Ebenda, Januar 1968.

[24] Fachinternistisches Gutachten vom 6.4.71.

[25] Aussage Renno vom 3.2.61 (Js 18/61 GStA Ffm.).

[26] Aussage Zimmermann vom 7.9.65 (Js 16a/63 GStA Ffm.).

tist war, und mich für den SS-Musikzug benötigte[27]." Seine erste Arbeitsstelle ist die Prinz-Luitpold-Heilstätte für tuberkulosekranke Kinder in Scheidegg (Allgäu). Eine Zeitung berichtet 1933 von einem Konzert der NS-Frauenschaft: „Die Sonate in ‚h-Moll' von Friedr. d. Große (1712–1786) für Flöte mit Klavierbegleitung stellte an den Solisten hohe Anforderungen, was aber Herr Dr. Renno meisterhaft erledigte[28]."

Renno war Psychiater geworden, „weil mir an einer gefestigten beamteten Position gelegen war[29]." Renno, im Mai 1940 zum Stellvertretenden Direktor in Hartheim avanciert, über die Mordanstalt: „Die Räumlichkeiten und die Lage des Schlosses Hartheim haben mir gefallen[30]." Seinen Vorgesetzten erschien er der geeignete Mann, in einem „Dokumentarfilm" über die Krankenmorde den „Euthanasiearzt" zu spielen. Rennos Erklärung: es sei eben ein Arzt gesucht worden, „der ein verhältnismäßig gutes Hochdeutsch sprach[31]." Der Film wurde allerdings nie gezeigt. Alle Kopien sind offenbar vor dem Einmarsch der Alliierten vernichtet worden.

Bei Kriegsende setzt sich Renno nach Ludwigshafen ab (von den IG Farben hatte T4 die Gasflaschen bezogen). Zunächst übernimmt er die Praxis eines Arztes in Groß-Bockenheim, der sich noch in Gefangenschaft befindet: „Nach Approbationsurkunde pp. hat man nicht gefragt[32]." Die hätte er auch nicht vorlegen können: „Polizeilich habe ich mich unter dem Namen Dr. med. Georg Reinig, geboren am 10. 2. 1910 in Ludwigshafen a. Rh., gemeldet. Des obengenannten Namens habe ich mich seit meinem Grenzübertritt von Österreich nach Deutschland bedient. Ich führte damals lediglich meinen Führerschein mit. Ich habe lediglich meine Unterschrift Dr. Renno in Dr. Reinig verfälscht, indem ich den ersten Teil des ersten ‚n' mit einem Punkt versah und es so zu einem ‚i' machte; ebenso verfuhr ich mit dem letzten Teil des zweiten ‚n'; aus dem ‚o' machte ich ein ‚g'. Die übrigen Teile des Führerscheins ... habe ich durch Abbrennen so unkenntlich gemacht, daß sie nur noch schlecht oder überhaupt nicht mehr zu lesen waren[33]."

Als „Dr. Reinig" bekommt Renno neue Papiere und bei der Schering AG. als wissenschaftlicher Mitarbeiter eine Anstellung. Im Januar 1955 verwandelt sich „Dr. Reinig" wieder in Dr. Renno: „Meine im Januar 1955 erfolgte Namensdecouvrierung hatte ich meiner Arbeitgeberin mitgeteilt, ohne daß diese daran Anstoß genommen hätte; dies wohl deshalb nicht, weil ich nunmehr meine Approbationsurkunde usw. vorlegen konnte[34]."

---

27 Aussage Renno vom 7. 11. 61 (a. a. O.).
28 Der Artikel trägt die Überschrift „Scheidegg und Umgebung" und stammt vom 10. 10. 33. Der Name der Zeitung ist nicht ersichtlich.
29 Aussage Renno vom 31. 10. 61 (a. a. O.).
30 Aussage Renno vom 1. 11. 61 (a. a. O.).
31 Aussage Renno vom 4. 2. 65 (a. a. O.).
32 Aussage Renno vom 7. 11. 61 (a. a. O.).
33 Ebenda.
34 Ebenda.

Sechs Jahre bereist Renno Kliniken (z. B. in Mainz, Ludwigshafen, Mannheim und Homburg/Saar). Im Oktober 1961 wird er verhaftet. Sogleich hebt ein Lamento über den ach so schlechten Gesundheitszustand an („fast unerträgliche Schmerzen“[35]). Der Anstaltsarzt der Untersuchungs-Haftanstalt beeilt sich, in einer Stellungnahme zu beteuern: „Sitz- bzw. Wannenbäder kann Dr. Renno hier erhalten[36].“ Welcher Häftling sonst hätte den Knast schon einmal als Badeanstalt erlebt?
Im Januar 1962 wird Renno aus der U-Haft entlassen. Es dauert bis August 1969, ehe der Prozeß gegen ihn beginnt. Doch zu einer Verurteilung kommt es nicht. Renno wird nach sieben Monaten Verhandlungsdauer „verhandlungsunfähig“. Im März 1970 wird das Verfahren vorläufig und im Dezember 1975 endgültig eingestellt. - Vierzehn Jahre später schickt das Österreichische Fernsehen einen Fotografen zu Rennos Haus, da man einen Film über die NS-Psychiatrie dreht. Der Fotograf hat seine Fotos abgeliefert: sie zeigen Renno rege bei körperlicher Arbeit im Garten.[37]

Außer Renno werden zwischen 1961 und 1963 fünf weitere Euthanasieärzte entdeckt. Der erste ist der Stuttgarter Facharzt für Frauenkrankheiten und Geburtshilfe, Dr. Aquilin Ullrich, der in der Anstalt Brandenburg/Havel zum Vergasen eingesetzt war. Er wird am 22. August 1961 in U-Haft genommen und am 8. September wieder auf freien Fuß gesetzt - die längste U-Haft, die einem der fünf zugemutet wird.
Mehrere Monate später, am 12. April 1962, wird Ullrichs Studienfreund, der Celler Frauenarzt Dr. Heinrich Bunke, festgenommen. Bunke, der in Brandenburg und Bernburg/Saale eingesetzt war, bleibt sieben Tage in U-Haft. Am 13. Juni 1962 wird der leitende Arzt der Inneren Abteilung des städtischen Krankenhauses in Uetersen (Kreis Pinneberg/Schleswig-Holstein), Dr. Kurt Borm, festgenommen. Medizinalrat Borm, früher T4-Arzt in der Vergasungsanstalt Sonnenstein, bleibt bis zum 29. Juni in Haft. Der praktische Arzt Dr. Klaus Endruweit, im Harzdorf Bettrum beheimatet, wird am 20. Juni, vormittags um 10 Uhr 40, festgenommen. Endruweit, früher T4-Arzt in Sonnenstein, verläßt das Gerichtsgebäude bereits am selben Tag, um 17 Uhr 30.
Als letzter wird der praktische Arzt Dr. Ewald Wortmann entdeckt und am 21. März 1963 zu einer Aussage gebeten. Wortmann wird in einer Personalliste von T4 von Mai bis Ende Oktober 1940 in der Rubrik „Ärzte in den (Vergasungs-) Anstalten“ geführt[38]. Er will jedoch nur „etwas mehr als zwei,

---

35 Brief von Rennos Anwalt vom 1. 11. 61 (a. a. O.).

36 Stellungnahme des Anstaltsarztes der U-Haftanstalt „An den Herrn Direktor im Hause“ vom 9. 11. 61 (a. a. O.).

37 Peter Nausner: „Unwertes Leben“, ein Bericht über die NS-Psychiatrie in Österreich von 1938-1945, Sendung vom 30. 7. 84.

38 Ursprünglich: Archiv US-Army Headquarters, War Crimes Branch, Bl. 127891 f. Nun als sog. Heidelberger Dokumente (nach ihrem Fundort) u. a. bei der Zentralen Stelle in Ludwigsburg. Faksimilierter Abdruck in: Klee, „Euthanasie“ im NS-Staat, S. 228 f.

drei Tage, vielleicht so zwei Wochen" in Sonnenstein dabeigesessen haben, als zwei Transporte ankamen. Danach habe er sich geweigert, weiterhin für T4 zu arbeiten.[39] Die Strafverfolger glauben ihm. Wortmann wird nicht angeklagt und praktiziert weiter als Arzt.

Am 3. Oktober 1966 soll vor dem Frankfurter Landgericht der Prozeß gegen Ullrich, Bunke und Endruweit eröffnet werden (gegen Borm wird weiter ermittelt, weil er bis Kriegsende bei der Berliner Mordorganisation gearbeitet hat). Doch zuvor beginnt eine Auseinandersetzung, ob die angeschuldigten Ärzte weiter praktizieren dürfen. Mehr als 5000 Bürger aus Celle und Umgebung - darunter ein Bundestags- und ein Landtagsabgeordneter - setzen sich für Bunke ein. Sie haben Erfolg: Bunke darf weiterhin praktizieren.

Auch Endruweit erfreut sich des Beistands vieler Kollegen und Bürger, des örtlichen Sportvereins, des evangelischen Altersheims, der Spar- und Vorschußkasse Hoheneggelsen, der Kreissparkasse Hildesheim-Marienberg, der Gemeinden Söhlde, Groß-Himstedt und Bettrum. Wütend schreibt der Bürgermeister der Gemeinde Nettlingen an den Regierungspräsidenten in Hildesheim, der das Ruhen der Bestallung angeordnet hatte: „Bereits jetzt werden in nicht zu übersehendem Maße peinliche und dem Ansehen der Regierung sehr schädliche Vergleiche mit Willkürmaßnahmen des 3. Reiches gezogen[40]."

Am 23. Mai 1967, nach mehrmonatiger Verhandlungsdauer, wird das Urteil gesprochen: Die Massentötungen seien Mord gewesen. Kein Kulturvolk habe jemals eine derartige Aktion durchgeführt. Rechtfertigungsgründe gebe es nicht. Dr. Ullrich habe Beihilfe zur Ermordung von mindestens 1815 Geisteskranken geleistet („davon in mindestens 210 Fällen durch eigenhändige Tötung"), Dr. Bunke zur Ermordung von mindestens 4950 und Dr. Endruweit von mindestens 2250 Geisteskranken.

Danach werden alle drei freigesprochen: „Die Angeklagten haben jedoch nicht schuldig gehandelt. Es fehlte ihnen das Bewußtsein der Rechtswidrigkeit. Sie haben das ‚Unerlaubte' ihres Tuns nicht erkannt und in einem unvermeidbaren Verbotsirrtum gehandelt. Die Angeklagten sind davon ausgegangen, daß sie nur bei der Tötung von Geisteskranken ‚ohne natürlichen Lebenswillen' mitwirkten und daß deren Tötung erlaubt war[41]."

Drei Jahre später hebt der Bundesgerichtshof das Urteil auf. Aus „prozeßökonomischen" Gründen wird nun das Verfahren gegen Dr. Borm mit dem Ullrich-Verfahren verbunden. Ende 1971 soll verhandelt werden. Doch bereits im Juli kommt aus Celle ein fachärztliches Zeugnis, wonach Bunke einen Herzinfarkt erlitten habe und bei psychischer Belastung die Gefahr eines Re-Infarkts bestehe. Zehn Tage vor Verhandlungsbeginn kommt aus

---

39 Aussage Wortmann vom 6. 8. 65 beim Amtsgericht Marne (4 Gs 116/65).

40 Brief des Bürgermeisters (und Vorsitzenden des „Bundes der Vertriebenen") vom 12. 10. 66 (Js 15/61 GStA Ffm.).

41 Urteil vom 23. 5. 67 (Ks 1/66 GStA Ffm.).

Stuttgart ein ähnliches Zeugnis, wonach Ullrichs Gesundheit durch einen erneuten Prozeß gefährdet sei. Etwa drei Wochen nach Prozeßbeginn bekommt Endruweit einen Herzinfarkt bescheinigt. Von vier Angeklagten ist nur noch einer übriggeblieben: Dr. Kurt Borm. Seine Kollegen dürften bald bedauert haben, krank geworden zu sein, denn Borm wird am 6. Juni 1972 - fast zehn Jahre nach seiner Verhaftung - freigesprochen.

Kurt Borm, am 25. August 1909 als Sohn eines Stadtamtsrats in Berlin geboren, war 1930 der NSDAP und 1933 der SS beigetreten. Zur SS ist er nach eigenen Angaben über die Burschenschaft Obotritia in Rostock gekommen. Borm diente u. a. in der Leibstandarte Adolf Hitler. Die Richter des Frankfurter Landgerichts halten den SS-Arzt für entschuldigt, weil er in den Jahren „seines Heranwachsens, der Bildung von Wertvorstellungen und Umweltbegreifung" kaum etwas anderes „als die Verherrlichung nationalsozialistischen Gedankengutes" vernommen habe. Borm habe zwar „objektiv Beihilfe zur Tötung von mindestens 6652 Geisteskranken geleistet", es habe ihm aber „das Bewußtsein der Rechtswidrigkeit" gefehlt[42].

Der Bundesgerichtshof bestätigt den Freispruch am 20. März 1974. Die Süddeutsche Zeitung kommentierte am 22. März: „Nach der Vorstellung des Zweiten Strafsenats muß also ein Nationalsozialist verbohrt genug gewesen sein; Mordbeihilfe ist dann zu entschuldigen." In einem Offenen Brief an den damaligen Bundespräsidenten Gustav Heinemann schrieben damals u. a. Norbert Blüm und Heinrich Böll: „Ob konservativ oder progressiv, kein Mensch auf Erden würde nicht schaudern vor der Privilegierung des Massenmordes und seiner Gesinnung[43]."

Der letzte „Euthanasie"-Prozeß 1986/87 in Frankfurt

Ullrich, Bunke, Endruweit wird fortan in bestimmten Abständen ärztlich bescheinigt, daß sie „verhandlungsunfähig" seien. Zugleich führen sie ihre Arztpraxen jedoch weiter. Bunke bis 1979, Ullrich bis 1984, Endruweit bis 1986.

Es scheint so, als habe die Frankfurter Justiz mehr als ein Jahrzehnt benötigt, um sich von dem Borm-Freispruch zu erholen. Am 29. Januar 1986 soll erneut gegen die drei verhandelt werden. Dr. Klaus Endruweit, am 6. Dezember 1913 als Sohn eines Taubstummen-Oberlehrers geboren, erscheint erst gar nicht. Ärztliche Atteste entschuldigen ihn. Auch Dr. Aquilin Ullrich, am 14. März 1914 als Sohn eines Oberstudienrats geboren, und Dr. Heinrich Bunke, am 24. Juli 1914 als Sohn eines Volksschullehrers geboren, pochen zu Beginn des Prozesses auf ihre angegriffene Gesundheit (die sie all die Jahre zuvor nie gehindert hatte, ihre Praxen zu betreiben).

---

42 Urteil vom 6. 6. 72 (Ks 1/66 GStA Ffm.).
43 FAZ vom 10. 6. 74.

Das Gericht kommt ihnen entgegen. Es soll nur einmal die Woche zwei Stunden lang verhandelt werden. Und wann auch immer einer der beiden Angeklagten eine Verhandlungspause begehrt oder um ein vorzeitiges Ende der Verhandlung bittet, dem Begehren wird stattgegeben. Dennoch geht der Prozeß anfangs zügig voran. Das liegt vor allem daran, daß sich die Zeugen wortkarg zeigen. Sie können oder wollen sich nicht mehr erinnern, schließlich gehören fast alle zum Kreis der Tatgehilfen.

Für Aufregung sorgt am 9. April 1986 der als Zeuge geladene Kurt Borm, der in Begleitung zweier Rechtsanwälte erscheint. „Da wurden lediglich Geisteskranke eingeschläfert", sagt er. Er habe nur „andächtig dabeigesessen", wenn „die Transporte abgefertigt wurden". Vom Richtertisch wird gefragt, ob sich die Menschen gewehrt hätten? Borm: „In keinster Weise." Das seien doch völlig blöde, total niedergeführte Existenzen gewesen, die nur wirres Zeug geredet hätten. Die Zuhörer erbost es, daß die Ermordeten noch einmal verhöhnt werden[44].

Ende November 1986 nimmt der Prozeß eine überraschende Wende: hatten bis dahin die beiden Ärzte Aussagen zum Tatgeschehen verweigert, so erklärt nun Dr. Ullrich, er wolle aussagen. Nur die Wahrheit könne frei machen. Ullrich beginnt seinen Lebenslauf bei den Urahnen. Er läßt wissen, daß er aus einer urkatholischen Familie stamme, daß man bei Tische stehend gebetet und daß die Mutter das Backen des Apfelstrudels mit heißen Stoßgebeten begleitet habe. Die Zuhörer erfahren, wie die Betten beim Arbeitsdienst beschaffen waren und was es damals zu essen gab. Als ihn die Vorsitzende Richterin einmal drängt, zum Wesentlichen zu kommen und sich zu mühen, wenigstens mal eine halbe Stunde am Stück zu erzählen, antwortet er ganz souverän: „Frau Vorsitzende, man muß abwarten."

So geht es Woche um Woche. Im Februar 1987 ist der Euthanasiearzt im Jahre 1940 angelangt, jenem Jahr, da er in der Vergasungsanstalt Brandenburg die Kranken eigenhändig vergaste oder beim Gastod assistierte. Ullrich spricht natürlich nicht von Vergasen oder Töten, er spricht von Einschläferung, um zu bedeuten, die Opfer seien ganz friedlich von ihren Leiden erlöst worden.

In jener Zeit, da Ullrich die Kranken „einschläferte", hat er geheiratet. Die Braut war evangelisch, erzählt er, das habe zum Bruch mit dem Elternhaus geführt. Zur Hochzeit seien weder Eltern noch Schwiegereltern erschienen. Und als später das erste Kind geboren war, da hätten die Eltern nicht einmal gratuliert. Einige Wochen später wird Ullrichs Anwalt Meub den Antrag stellen, Beweis zu erheben, daß bei dem religiösen Angeklagten – er war während der Nazizeit allerdings aus der Kirche ausgetreten – die evangelisch-katholische Mischehe, der Bruch mit Elternhaus und Kirche zu einer Steuerungsunfähigkeit im Sinne der Paragraphen 20, 21 Strafgesetzbuch geführt habe. Bei diesem Antrag lachen die Zuhörer. Denn der ehemalige

---

[44] Ich habe den Prozeß verfolgt und die Aussagen mitgeschrieben.

Paragraph 51 spricht Angeklagte von Schuld frei, wenn sie z.B. wegen Schwachsinns oder seelischer Abartigkeit unfähig sind, das Unrecht ihrer Tat zu erkennen. Ullrich begehrt also jenen Paragraphen, der ihn 1940 in die Gaskammer gebracht hätte.

Ullrich stellt sich über Monate als edlen Helfer dar. Auch bei der Mordorganisation, die die Krankentötungen organisierte, hat er nur nette Menschen kennengelernt. Nur die Opfer kommen schlecht weg, das waren - nach Ullrich - vertierte Wesen, unter (!) der Tierstufe stehend. Nach dem Krieg, als in Nürnberg der Prozeß gegen Naziärzte begann, will der „Wohltäter" allerdings Angst bekommen haben, die Alliierten könnten ihn foltern und einer Gehirnwäsche unterziehen („Unser Volk - und damit auch ich - sahen im Nürnberger Prozeß kein ordentliches Gericht"). Ullrich taucht mit gefälschten Entlassungspapieren unter, wird Hauer auf einer Grube im Saargebiet. „Nach der ersten Schicht hatte ich zwei Blasen", erzählt er, „an jeder Hand eine." Er habe aber nicht ins Lazarett gewollt, wollte nicht der Herr Doktor sein, sondern ein „Kumpel". In dieser Zeit habe er auch für den Saarländischen Rundfunk gearbeitet, habe Sendungen gemacht über den Kirchenvater Augustinus. „Und so war", berichtet er feierlich, „meine Stimme bis weit ins Reich zu hören." Er merkt beim Erzählen gar nicht, daß das „Reich" längst nicht mehr existierte.

1949 ist er wieder aufgetaucht, ist er wieder Arzt geworden, kann er wieder im „heißgeliebten Einsatz für andere" tätig werden. Er wird Frauenarzt. Ullrich, der sich wie ein Landarzt aus einem Groschenroman darstellt, über eine geglückte Operation: „Der Tod, der sich im Kreißsaal schon umgeschaut hatte, mußte gehen." Nun hat der edle Helfer einen Fehler begangen: er hat seine Taten gestanden. Er bedauert das und entschuldigt es mit dem Kameradschaftsgefühl gegenüber dem Staatsanwalt. Ein anderes Mal sollen die langen Vernehmungen durch den Untersuchungsrichter schuld sein. Ullrich: „So lange kann man einen Sudanesen verhören, aber keinen Mitteleuropäer mit geistigem Zuschnitt." Sein Geständnis will er blindlings unterschrieben haben, weil Zuhause eine Frau zur Entbindung anstand, die zehn Jahre lang kinderlos geblieben war. Doch die Stilisierung als edler Helfer mißrät. Der Staatsanwalt hält Ullrich das Vernehmungsprotokoll vor, wonach er seine Aussage nicht nur durchgelesen, sondern auch noch korrigiert hat.

Am 49. Verhandlungstag stellt Ullrichs Rechtsanwalt Meub, der in diesem Verfahren einen psychiatrischen Gutachter mit der Begründung ablehnte, er habe einen jüdischen Großvater gehabt, wieder einmal Beweisanträge. Sie sollen beweisen, daß Ullrich „mit übersteigerter Begeisterung von dem Gedanken beseelt" gewesen sei, den Menschen „helfen zu müssen". Wollte man es zynisch sagen, und in diesem Prozeß wird man leicht zynisch, dann hat sich Dr. Ullrich in der Vergasungsanstalt Brandenburg wie Dr. Albert Schweitzer in Lambarene gefühlt.

Verständnis für die Täter, Diskriminierung der Opfer

Ullrich will aus „Nächstenliebe" gehandelt haben. Und die Täuschung der zu Tötenden sei „zum Besten des Opfers" gewesen. Der Frankfurter Psychiatrieprofessor Hans Joachim Bochnik schrieb am 12. August 1986 Ullrichs Anwalt Meub, der „Betrug" habe offensichtlich dazu gedient, die Opfer zu beruhigen. Damit sei ihnen für eine kurze Zeit Angst erspart und den Henkern der geordnete Ablauf der Tötungsaktion erleichtert worden. Der Betrug sei somit eine „humane Seite in der Inhumanität des Gesamtvorganges", die in der Bewertung nicht als zynisch abzuqualifizieren wäre. Wenn sich die Angeklagten nur als Vollzugsgehilfen einer von anderen festgelegten Tötungsanordnung gefühlt hätten, sei die Täuschung der Opfer eher als „Humanität des Henkers" denn als „Heimtücke" zu sehen.

Ganz anders empfand eine ehemalige Patientin Ullrichs, die in den Prozeßberichten in der Heimatzeitung las, nach Angaben der Angeklagten seien lediglich „leere Menschenhülsen" getötet worden. Traurig und verletzt schrieb sie der Staatsanwaltschaft von ihrem älteren Bruder, der in Abständen von vier bis sechs Wochen epileptische Anfälle bekam. Eines Tages sei ihr Vater aufgefordert worden, den Jungen in die psychiatrische Anstalt Andernach zu bringen. „Ich kann mich gut erinnern", schrieb die Frau, „daß wir meinen Bruder dort besuchten. Mein Bruder liebte mich sehr und hob mir stets alle seine Geschenke auf. Mein Vater versprach meinem Bruder immer wieder, daß er nach Hause kommen dürfe, er sprach mit den Ärzten und wurde stets vertröstet. Mein Bruder konnte ausgezeichnet Violine spielen und bat immer wieder, ihm sein Instrument zu bringen, was aber abgelehnt wurde."

Der Junge endete in Hadamar. Sein Tod zerstörte das Leben der ganzen Familie: „Glauben Sie mir", beteuerte die Frau, „meine ganze Kindheit war von diesem Mord überschattet, meine Eltern lachten nie wieder. Mein Vater machte sich bis auf sein Sterbebett die schrecklichsten Vorwürfe, daß er es zugelassen hatte, daß mein Bruder überhaupt zur Untersuchung kam ... Der Schmerz von uns konnte niemals milder werden, denn später kamen diese schrecklichen Berichte, ich sehe sie vor mir, die Busse mit den verhangenen Fenstern und darinnen diese armen Menschen. Ich habe mich immer wieder gefragt, was mein Bruder gedacht hat, wie mag er über meinen Vater gedacht haben, auf dessen Wort man bauen konnte."

Eine Tragödie, die sich ähnlich in vielen Familien abgespielt hat. Doch Ullrich ließ seinen Anwalt vortragen, er habe nur von Angehörigen gehört, die sich freuten, die Getöteten losgeworden zu sein.

Mitleid haben die Täter immer mit sich selber gehabt. So meinte schon 1947 die in Hadamar eingesetzte Schwester Gumbmann: „Es gibt halt immer Menschen, die ihre Lust haben, uns ein wenig die Luft abzustellen[45]." Schwe-

---

[45] Käthe Gumbmann in einem von der Zensur angehaltenen Brief vom 13.7.47 (Hadamar-Verfahren, a.a.O.).

ster Kneißler, die zahlreiche Menschen eigenhändig zu Tode spritzte, schrieb 1947, was sie getan habe, könne sie „vor Gott und aller Menschheit verantworten. Nie war ich hart zu Menschen ... ich lebte nur für die Menschheit. Dafür muß ich heute leiden und leiden[46]."
Es waren einfache Naturen, wie der Pfleger Geiger, der sich 1947 über den seelischen Streß der Untersuchungshaft beschweren wollte und schrieb: „Mann kommt Seelig auf den Hund[47]." Aber auch die Ärzte Ullrich und Bunke fanden 40 Jahre später keine grundlegend andere Erklärungen. Während sich Ullrich als Freund der Ermordeten aufspielte, berief sich der sonst meist schweigsame Bunke auf Gehorsam, Pflicht und Treue. Er sei „im Geiste Kants" erzogen, man habe sein „Pflichtgefühl auf hinterhältigste Weise mißbraucht". Bunke sprach in seinem Schlußwort von einem „formal fairen Verfahren". Dies bedeutet offensichtlich auch, daß die Mordopfer niederträchtig beleidigt werden dürfen. Der Schutz, der den Tätern zugute kommt, gilt für die Opfer offenbar nicht. Die als „lebensunwert" Vergasten sind bis heute nicht als Opfer des Naziregimes anerkannt.
Den Ullrichs und Bunkes erging es besser. Sie lebten von der Gnade der späten Verhaftung. Beide waren des tausendfachen Mordes beschuldigt und wurden dennoch pfleglich behandelt. Sie durften praktizieren, obgleich ihre Tätigkeit in der Mordanstalt bekannt war. Die bereits erwähnte Frau: „Mir steht es nicht zu, ein Urteil zu fällen. Aber gibt es eine Gerechtigkeit? Herr Dr. Ullrich konnte diese Greuel sicherlich vergessen, er wohnte adäquat und hat sicherlich ein gutes Leben gehabt. Vielleicht bekommt er seines Alters wegen Straferlaß, ich aber ... kann es mein Leben nicht vergessen."
Am 28. Mai 1987 stand in Frankfurt das Urteil an. Das Landgericht fand viele Gründe, Milde walten zu lassen: es führte den Streß der langen Verfahrensdauer an (bedingt durch die „Verhandlungsunfähigkeit") und meinte, die Angeklagten seien „Opfer ihrer Autoritätsgläubigkeit" geworden, hätten in ihrer Jugend keine „Erziehung zu Kritik und Widerstand" erfahren. So hielten sie für Beihilfe zum Mord in 4500 bzw. 11000 Fällen[48] vier Jahre Freiheitsstrafe für ausreichend. Das liegt nur ein Jahr über der Mindeststrafe für Beihilfe zum Mord in einem einzigen Fall. Die Verurteilten konnten anschließend nach Hause fahren. Ob sie die Strafe jemals verbüßen – das Urteil ist noch nicht rechtskräftig – darf bezweifelt werden.

---

46 Pauline Kneißler am 24.9.47 an den Oberstaatsanwalt, ebenda.
47 Ferdinand Geiger am 23.6.47 an den Staatsanwalt, ebenda.
48 Die wesentlich höheren Zahlen der Mordopfer erklären sich daraus, daß die „Hartheimer Statistik" (s.o.) dem Landgericht Frankfurt beim ersten Urteil nicht bekannt war.

Ärztliche Ethik

Im Juni 1987 schrieb eine Kandidatin der Medizin (cand. med.) dem Präsidenten der Bundesärztekammer, Dr. Karsten Vilmar, einen „Offenen Brief". Ihr Anlaß: das Urteil gegen Ullrich und Bunke. Die angehende Medizinerin fragte, wie die Ärzteschaft 40 Jahre lang Ärzte praktizieren lassen konnte, die zigtausendfach die „höchste ethische Grundnorm ärztlichen Handelns" - den Eid des Hippokrates - in verabscheuungswürdigster Form gebrochen hätten[49].

Der Brief scheint den Blutdruck von Vilmar gesteigert zu haben. Er antwortete der jungen Frau, ihr Brief lasse befürchten, daß ihr nicht nur historische Tatsachen, sondern auch „wesentliche Prinzipien unseres Rechtsstaates" unbekannt seien. Der Präsident der Bundesärztekammer: „Die von Ihnen angeregte Verfahrensweise ließe nach meiner Auffassung keinen Unterschied zu den Willkürakten nationalsozialistischer Machthaber und deren ‚Rechtsprechung' erkennen, weil auch Sie ohne rechtskräftige Verurteilung durch ordentliche Gerichte ‚Strafaktionen' gegen die Beschuldigten fordern."

Nun, auch ohne Gerichtsurteil war bekannt, daß Ullrich eigenhändig Kranke vergast hat. Bunke bestreitet dies. Er kann aber nicht bestreiten, daß er sich die Opfer vor der Vergasung nackt ansah, um eine glaubwürdige Todesursache in die vor ihm liegenden Papiere einzutragen. Ein Arzt im Dienste des Massenmordes an Kranken - eine ungeheuerlichere Perversion des Arztberufes ist undenkbar.

Karsten Vilmar hat die Ärzte mehrfach vor dem Vorwurf einer Kollektivschuld in Schutz genommen. Doch es geht nicht um kollektive Schuld. Es geht darum, daß Ärzte, die an Medizinverbrechen beteiligt waren, nach dem Krieg nahezu unbehelligt weitermachen konnten, daß sich die Standesvertretung nicht von ihnen distanzierte: Als Bunkes Beteiligung am Krankenmord bekannt wurde, ordnete der Regierungspräsident in Lüneburg 1966 das Ruhen der Bestallung an. Der Ärzteverein Celle solidarisierte sich umgehend. Ein Chefarzt des Allgemeinen Krankenhauses in Celle wandte sich im Namen vieler Ärzte sogar an den niedersächsischen Sozialminister und wurde von diesem auch persönlich empfangen. Die Proteste blieben nicht ohne Wirkung. Dr. Bunke durfte nach einem Beschluß des Verwaltungsgerichts weiter praktizieren, weil sich u.a. - so die Begründung - der Ärzteverein für ihn verwandt hatte.

Ein weiteres Beispiel: Dr. Klaus Endruweit, der sich ebenfalls an der Ermordung der Kranken in der Vergasungsanstalt Sonnenstein beteiligt hatte, war nach dem Kriege viele Jahre im Vorstand der Kassenärztlichen Vereinigung und im Vorstand der Ärztekammer Niedersachsens. Als der Regierungspräsident 1966 das Ruhen der Bestallung anordnete, erhielt Endruweit serienweise Beistandserklärungen von Kollegen. Die Bezirksstelle Hildesheim, Verwal-

[49] Kopien des Schriftwechsels beim Verfasser.

tungsstelle der Ärztekammer Niedersachsens, mißbilligte den Schritt des Regierungspräsidenten. Endruweit praktizierte weiter.

Ein anderes Beispiel: Professor Julius Hallervorden, Histologe am Kaiser-Wilhelm-Institut in Berlin. Er besuchte Dr. Bunke in der Anstalt Brandenburg, als ein Transport mit Kindern vergast wurde. Hallervorden sezierte einen Teil der Leichen am Tatort und nahm die Leichenteile zur wissenschaftlichen Auswertung mit. Den Alliierten erklärte er im Dezember 1946, er habe damals gesagt: „schaut her Jungens, wenn ihr die Leute doch tötet, nehmt wenigstens die Gehirne heraus, damit das Material verwendet werden kann!" Hallervorden, noch ganz angetan: „Es war wunderbares Material unter diesen Gehirnen, Schwachsinnige, Mißbildungen und frühe Kinderkrankheiten[50]." Der wissenschaftliche Leichenfledderer ist als geachteter Mediziner gestorben.

Wie weit namhafte Ärzte gingen, um einen Kriminellen aus den eigenen Reihen zu schützen, hat der Fall des Professors Werner Heyde gezeigt. Der medizinische Leiter von T4 konnte von 1952 bis zu seiner Enttarnung Ende 1959 unbehelligt unter dem Namen Dr. Sawade arbeiten. Heyde hatte sich in Schleswig-Holstein niedergelassen und wurde der meistbeschäftigte Gutachter (u. a. für Landesversicherungsanstalt und Landesentschädigungsamt, für Versorgungsämter und Berufsgenossenschaften). Der „wilde Propagandist und Führer der Irrenschlachtungen" (so Psychiatrie-Professor Hans Creutzfeld 1954)[51] wurde nicht verraten. Professor Dr. Gerhard Kloos, Psychiatriedirektor in Göttingen, erklärte den Schutz eines Kriminellen: „Alle waren zu kollegial und anständig, um der Besatzungsmacht einen Kollegen und Volksgenossen ans Messer zu liefern[52]."

1949 beschäftigte sich der Vorstand der Ärztekammer Hamburg mit der Frage, ob Ärzten, die behinderte Kinder getötet (vergiftet) hatten, die Approbation zu entziehen sei. Damals hieß es: „Das hier zugrunde liegende Problem der Euthanasie ist noch keineswegs im rechtlichen oder berufsethischen Sinne geklärt[53]." Nach vielen Jahren, 1961, war das „Problem" geklärt. Der Vorstand der Ärztekammer verlautbarte, daß die „Handlungen" (!) „keine schweren sittlichen Verfehlungen im Sinne des § 5 Abs. 1 Ziffer 3 der Reichsärzteordnung darstellen und somit ... nicht Anlaß zu einem Antrag auf Entziehung der Approbation sein können[54]."

Karsten Vilmar hat die Kandidatin der Medizin barsch belehrt, für die Erteilung der Approbation und deren Rücknahme seien ausschließlich staatliche

---

50 Nürnberger Dokument L-170

51 Zitiert nach der Anklageschrift gegen Dr. Hans Heigl (Ministerialrat, Leiter der Gesundheitsabteilung im Innenministerium) vom 21. 5. 60 (1/60 GStA Schleswig).

52 Aussage Dr. Gerhard Kloos vom 27. 11. 61 (Js 148/60 GStA Ffm.).

53 Zitiert nach: Approbation wird nicht entzogen. Gemeinsame Erklärung der Hamburger Gesundheitsbehörde und der Ärztekammer Hamburg, in: Ärztliche Mitteilungen, Nr. 5/1961.

54 Ebenda.

Stellen - die Regierungspräsidenten - zuständig. Er hat ihr aber nicht erklärt, daß die Ärztekammern den Antrag auf Entziehung der Approbation auf den Weg bringen können. Er hat auch nicht erklärt, daß die Hamburger Ärztekammer Kindermord für sittlich vertretbar hielt. Er verlor auch kein Wort, daß jene Standesvertreter, die mit ihrer Lehre und ihren Taten den Rassenwahn gestützt hatten, wieder zurückkehren konnten. Zum Beispiel Werner Catel, ein führender Funktionär der Kindermorde (als Obergutachter und Leiter einer Tötungsstation). Er konnte nach 1945 wieder Ordinarius für Kinderheilkunde werden.

Oder Dr. Kurt Borm: er hatte nicht nur der „Vergasung" von mindestens 6652 Kranken zugearbeitet. Er hatte auch psychisch kranke „Rechtsbrecher" fürs KZ selektiert („Vernichtung durch Arbeit"). Ebenso hatte er mehrere tausend Ampullen tödlicher Medikamente (z.B. Morphium) organisiert, die zur Tötung von Kranken gebraucht wurden. Borm behauptet, er habe nicht gewußt, daß die Kranken im KZ getötet würden und daß die Ampullen zur Ermordung von Kranken bestimmt waren, obwohl er bis Kriegsende in der Berliner „Euthanasie"-Zentrale eingesetzt war. - Dr. Kurt Borm, der allein mehrere tausend Kranke der Gaskammer zulieferte, darf bis heute in Uetersen (Kreis Pinneberg) praktizieren.

Ella Lingens

Als Ärztin in Auschwitz und Dachau

Erinnerungen

Die Zeit nach den Ereignissen des 20. Juli 1944, die einem das Gefühl gegeben hatte, die Befreiung sei nur mehr eine Frage von Stunden, ein Gefühl, dessen Enttäuschung die weitere Haft schier unerträglich machte, verging dessenungeachtet unerhört rasch. Man lebte von einer Zeitung und Radionachricht zur anderen, alle Apathie war geschwunden, man wußte, wer jetzt durchhielt, würde wieder richtig leben können. Nur, würde es jetzt zu Ende gehen, oder hatten wir noch so einen langen, unerträglichen Lagerwinter mit seiner feuchten Kälte und den überfüllten Krankenblocks vor uns? Noch dazu einen Winter nicht in unserem alten, nun allmählich so einigermaßen ordentlich und sauber gewordenen Lager, sondern einen Winter, in dem uns in Schnee und Kälte die Evakuierung in ein anderes, überfülltes drohte. Wir hatten nun schon feste Wege, sogar mit einem kleinen Rasenstreifen umsäumt, alle Blocks hatten zumindest Zementböden, manche Zimmer hatten nette, weiß gestrichene Möbel, schon längere Zeit kamen nur mehr wenige Zugänge ins Lager, man war schon froh, daß es immerhin etwas erträglicher war. Da - der Warschauer Aufstand - 25000 Frauen aus der evakuierten Stadt kamen zu uns und alles ging wieder drunter und drüber. Aber auch dieser Zustrom wurde verhältnismäßig rasch aufgesaugt, täglich gingen Transporte in Rüstungsfabriken ab, man mußte sich von manchen lieb gewordenen Menschen trennen. Nun wieder ein Alarmzeichen: alle Deutschen, bis auf wenige Funktionärinnen, sollten wegfahren. Immer banger stellte sich uns die Frage, was zuletzt aus uns werden würde? Ich hatte vom

---

Ella Lingens-Reiner, geboren 1908 in Wien, Mitglied des Wandervogels, der sozialistischen Schülerorganisation und der sozialistischen Arbeiterpartei. Jurastudium in Zürich und Wien, Medizinstudium in München, Marburg und Wien. Am 13. Oktober 1942 Verhaftung wegen Versuchs, jüdischen Freunden zur Flucht ins Ausland zu verhelfen. Vier Monate Polizeihaft in Wien, vom 20. Februar 1943 bis 1. Dezember 1944 Inhaftierung im Konzentrationslager Auschwitz, dann Transport nach Dachau, dort bis zur Befreiung. Nach 1945 Tätigkeit im österreichischen öffentlichen Gesundheitswesen, Mitglied verschiedener sozialistischer Organisationen, seit 1960 Präsidentin der österreichischen Lagergemeinschaft Auschwitz. Die Erinnerungen, denen die hier abgedruckten letzten vier Kapitel entnommen sind, erschienen 1948 unter dem Titel „Prisoners of Fear“ bei Victor Gollancz in London in englischer Sprache. Kopien des Originalmanuskripts befinden sich im Institut für Zeitgeschichte, München, und im Archiv der KZ-Gedenkstätte Dachau. B. D.

Lagerarzt den Auftrag bekommen, die Liste der gerade noch transportfähigen deutschen Kranken zusammenzustellen. Alle, die nur einigermaßen kriechen konnten, bestürmten mich, sie mit aufzuschreiben. Wer bleiben mußte, zitterte um sein Leben. Dr. König kam, um sich die Frauen anzusehen, und sie flehten ihn mit aufgehobenen Händen an, sie mitzunehmen. „Aber Kinder", sagte er beschwichtigend zu den ganz schwachen Elendsgestalten, „das hat doch keinen Sinn, Ihr könnt doch die Reise nicht überstehen!" „Wenn Sie die Frauen beruhigen, daß die Zurückgebliebenen nicht umgebracht werden," sagte ich leise zu ihm, „werden sie Sie nicht so bestürmen." „Reden Sie keinen solchen Blödsinn!", gab er ebenso leise zurück. Zu der Erklärung, um die ich gebeten hatte, war er aber nicht bereit.
Nach allem, was ich bis dahin von diesen Leuten erlebt hatte, war es mir völlig klar, daß sie freiwillig nie gestatten würden, daß Häftlinge mit gesunden Sinnen, die alles bis zuletzt miterlebt hatten, lebend aus den Vernichtungslagern herauskommen sollten. Ich zweifelte nicht eine Sekunde daran, daß Himmlers letzter Befehl die Vernichtung aller KZ-Insassen anordnen würde. Und immer quälender wurde der Gedanke, daß man nun zuletzt noch, nachdem man alles durchgestanden, vor die Hunde gehen, daß die Qual der letzten Jahre vergeblich gewesen sein sollte. Ganz nüchtern hatte ich einmal den SDG[1] Flagge in Babice gefragt, ob die SS nicht zu guter Letzt uns alle umlegen würde, worauf er ernst und entschlossen geantwortet hatte: „Nein, dazu gibt es zu viele unter uns, die das nie zulassen und es verhindern würden." Von sich sprach er gewiß mit ehrlicher Überzeugung, aber ob er die Zahl der zum Äußersten Entschlossenen nicht doch unterschätzte? Leute seines Schlages hatten vor 1933 gemeint, es gäbe zu viele Menschen in Deutschland, die Hitler nie zulassen würden.
Am Tag nach der Zusammenstellung des Transportes kam Dr. König noch einmal auf mich zu und sagte unwillig: „Sie sind doch sonst ein vernünftiger Mensch, wie können Sie ihre Patienten mit so sinnlosen Gerüchten erschrekken?" Das war wieder typisch, nicht er hatte die Frauen erschreckt, sondern ich. „Und werden Sie nicht doch auf uns schießen, wenn die Russen kommen?", fragte ich wieder, und wieder wich er aus: „Was heißt da Russen? Wo sehen Sie Russen?" Die Frage blieb weiter offen. Kurze Zeit darauf hieß es, wir müßten unser Lager räumen, da es zu groß wäre und zuviel Bewachungsmannschaft erforderte, und in das total verdreckte ehemalige Zigeunerlager ziehen. Also, los. Die schwer kranken, zum Teil hoch fiebernden Frauen wurden unter- und übereinander auf Lastwagen geworfen, 80 oder 100 auf einmal, in einem Nachmittag übersiedelten mit zwei Lastwagen 20000 Patientinnen samt Pflegepersonal. Schön, man würde es sich wieder einrichten.
Als ich am nächsten Morgen todmüde von der Plage und Aufregung der ganzen Aktion auf die Lagerstraße trat, begegnete mir die Lagerälteste. Sie fragte

---

1 Sanitätsdienstgrad.

mich nach meiner Nummer, blickte auf einen Zettel und sagte: „Du kommst nach Dachau, Einzeltransport, um 9 Uhr in der Sauna."
Seit Monaten hatte ich darauf gewartet, diesen Ort des Schreckens verlassen zu können und heute sollte es also so weit sein. Freilich, ich hatte gehofft, von hier in die Freiheit zu fahren. Und nun nach Dachau, alleine - Trennung von lieb gewordenen Freunden, nochmals von vorne beginnen. Es war 8 Uhr. Das Nötigste packen, soviel als möglich anziehen, denn ich sah richtig voraus, daß man mir meine lächerliche kleine Schachtel beim Ausgang noch plündern würde, nicht einmal ein Handtuch und ein Nachthemd ließ mir die Aufseherin, ein bißchen Essen für die Fahrt, ein hastiger Abschied von den wenigen, die zufällig in der Nähe waren, und dann stand ich in der Sauna vor dem Lagerarzt Dr. Mengele. „Kommt gar nicht in Frage, daß Sie fahren," erklärte der, „ich weiß von nichts, ich habe ohnehin zu wenig Ärztinnen, wie soll ich hier den Betrieb aufrecht erhalten, das ist eine Eigenmächtigkeit der Lagerführung." Ich zählte also anscheinend zu seinen Aktivposten und kam mir direkt umworben vor. Aber nun überlegte ich blitzschnell.
Der Vormarsch der Alliierten im Westen war vorläufig am Westwall zum Stehen gekommen, die Russen würden wahrscheinlich eher in Auschwitz sein als die Anglo-Amerikaner in Dachau. Bleiben bedeutete die Chance, früher frei zu kommen. Aber, wenn die Russen so viel früher kamen und der Krieg noch andauerte, dann hieß es auch vielleicht noch Evakuierung und der mühselige Weg von einem Lager in das andere in äußerster Not, Kälte und Hunger. Besser gleich im Zentrum sein, wo KZ-Ende auch Kriegsende bedeuten mußte. Weiter - meine polnischen Freunde hatten mir wiederholt versichert, daß ich bei ihnen wohl aufgehoben sein würde, aber konnte ich, gerade wenn ich den Transport nicht mitmachen, sondern fliehen wollte, wissen, in welche Lage ich da geraten würde? Ich sah mich mitten im Winter mit meinen schlechten Sprachkenntnissen allein in den polnischen Wäldern herumirren. Dagegen klang Dachau vertraut, wie eine Heimat. Ich hatte auch in München studiert, hatte Freunde da, bei denen ich vielleicht zuletzt würde unterschlüpfen können, ich kannte die Straßen und Wege dort, die österreichische Grenze war nahe. Plötzlich fiel mir noch etwas ein. Ein Verwandter war Direktor bei Siemens in München, viele Siemensbetriebe beschäftigten Häftlinge, vielleicht hatte meine Familie da einen Weg gefunden, mich so einigermaßen der Freiheit näher zu bringen? „Also, ich werde die Sache in Ordnung bringen, Sie bleiben da," erklärte Dr. Mengele nochmals. Noch hatte ich einen kurzen Kampf mit meinem Gewissen zu bestehen. Ich hatte meinen Kranken versprochen, bis zum Ende bei ihnen durchzuhalten. Vielleicht war es nicht recht, aber der Gedanke, meiner Heimat wenigstens näher zu kommen, meine geliebten österreichischen Berge doch aus der Ferne sehen zu können, war stärker als alles andere. Ich faßte mir ein Herz und sagte: „Bitte, Herr Hauptsturmführer, lassen Sie mich doch fahren." Er wollte wissen, warum. Ich hatte auch schon erfahren, daß Dachau ein reines Männerlager war, daß also für mich nur ein Außenkommando von Dachau

in einem Rüstungsbetrieb in Frage kam. Um so mehr hoffte ich auf Siemens. „Ein Vetter meines Mannes ist dort Direktor bei Siemens, vielleicht kann ich durch ihn frei kommen, lassen Sie mich fahren," versuchte ich es noch einmal. Unsere Chefärztin, die neben Dr. Mengele stand, sah mich beschwörend an, sie hielt es für hellen Wahnsinn, so mit offenen Karten zu spielen, aber ich hatte den Mann doch richtig eingeschätzt, ihm war im Grunde schon alles gleich. „Wenn Sie glauben," sagte er achselzuckend, „ich will Ihrem Glück nicht im Wege stehen."

So war es also entschieden, ich sollte fahren. Später stellte sich heraus, daß alle meine Vermutungen irrig gewesen waren. Der Kommandant unseres Münchner Fabriklagers war ein sehr geschäftiger Mann, den es furchtbar nervös machte, daß man ihm und seinem fast ausschließlich aus Polinnen und Holländerinnen bestehenden Kommando eine französische Ärztin zugeteilt hatte, mit der weder er noch die Mehrzahl der Häftlinge sich auch nur annähernd verständigen konnten. Er hatte sich an die SS-Ärztezentrale für KZ in Berlin mit der Bitte um Zuweisung einer deutschen Ärztin gewandt, jedoch den Bescheid bekommen, es sei keine verfügbar. Nun versuchte er es auf eigene Faust, sich eine zu „organisieren", schrieb einem Freund, der beim Arbeitseinsatz in Auschwitz saß und der eigentlich über die Verwendung von Ärztinnen gar nicht zu bestimmen hatte, der aber trotzdem kurzerhand, ohne den Lagerarzt zu fragen, mich aus Gefälligkeit seinem Dachauer Freund zuschanzte. So unromantisch kam also meine Abberufung aus Auschwitz zustande. Ich hatte gemeint, längst resigniert zu haben, und wie sehr war ich bereit, mich an jeden Strohhalm zu klammern und auf Befreiung zu hoffen.

Nun stand ich also zum Abmarsch bereit vor dem Tor. Am selben Tag sollten noch 500 polnische Männer nach Dachau überstellt werden, im Austausch gegen 500 Franzosen, die von dort kamen. Zwar war das Reichsbahnnetz damals schon bis zum äußersten angespannt und überlastet, nichtsdestotrotz fuhr man noch fröhlich mit den Häftlingen im Reich herum, brachte die aus dem Westen stammenden nach Osten und umgekehrt, aus den gleichen Erwägungen heraus, die es mir erwünscht erscheinen ließen, zuletzt nicht in Auschwitz, sondern in Dachau zu sein. Wäre der Männertransport nicht gerade an diesem Tag abgegangen, so wäre ich in einem normalen Personenwagen mit nur einer Aufseherin wie eine gewöhnliche Reisende gefahren und ich wäre vielleicht sogar an Wien vorbeigekommen. Aber ich hatte Pech. Lagerkommandant Schwarz, einer der übelsten Burschen, die wir hatten und der sich zum Abtransport eingefunden hatte, sah mich einen Augenblick abschätzend an, dann sagte er gleichmütig: „Na ja, steckt sie dazu!" Das bedeutete, daß ich mit 500 Männern, die größtenteils jahrelang keine Frau gesehen hatten und die zu 60 und 80 in einen Viehwagen gepfercht waren, tagelang als einzige Frau durch die Gegend reisen sollte. Ich bin Ärztin und war nicht mehr ganz jung und nicht ängstlich, aber das war mir dann doch zu viel. Etwas verwirrt stand ich auf der Bahnrampe vor dem Zug, man hatte mir bedeutet, ich sollte irgendwo einsteigen, und kümmerte sich nicht mehr um mich. Kurz entschlossen ging ich auf den ersten Viehwagen, der für die SS bestimmt war, zu und bat den Transportführer, mich bei der SS mitfahren zu lassen. Ich weiß nicht genau, warum mir das sicherer schien. Ich glaube nicht, daß es die Tatsache war, wieder einmal lieber mit „Landsleuten" zu tun zu haben, im Gegenteil. Ich sagte mir lediglich, daß ich in einem Waggon mit 20 Männern mehr Platz haben würde als mit 80 und daß diese Männer vielleicht vor kürzerer Zeit bei ihren Frauen und Mädchen gewesen waren. Auch rechnete ich mit einer gewissen militärischen Disziplin und damit, daß sich, wie unter allen SS-Trupps, Oppositionelle befinden, die mich nötigenfalls in Schutz nehmen würden. Meine Erwartungen wurden weit übertroffen. Ich fuhr tatsächlich fünf Tage und vier Nächte mit diesen 18 SS-Männern durch die Tschechoslowakei und Bayern. Sie heizten einen kleinen Ofen, kochten Suppe und Tee, teilten ihr Essen mit mir, brachten mir Zeitungen. Nachts schliefen wir auf einem Lager von Holzwolle, einer borgte mir sein Zeltblatt, so daß ich nicht fror. Man wurde immer dreckiger, da man sich nicht waschen konnte, ich hatte die größten Probleme, da es keine Toilette gab und, da der Zug in den Stationen nicht hielt, ich auf den benachbarten offenen Kohlenwagen klettern mußte, aber von all dem und noch manchem Ungemach abgesehen war es nicht ungemütlich. Ein Leben, wie vielleicht die Tramps in Amerika es führen. Ich habe die ganze Zeit die Gespräche dieser Männer mit angehört und mich mit ihnen allen eingehend unterhalten. Unter diesen 18 SS-Leuten waren sage und schreibe drei wirkliche Nazis - der Transportführer, ein Zollbeamter, der eine schreckliche Abneigung gegen „Gesindel" hatte und die Meinung vertrat, Deutschland müsse und werde den Krieg gewinnen, denn es könne nicht sein, daß besagtes „Gesindel" sein Unwesen treibe, ein Auslandsdeutscher aus Rumänien, ehemaliger Fabrikarbeiter, der mit dem kleinen Heiratsgut seiner Frau eine eigene Tischlerwerkstatt aufgemacht hatte und der Meinung war, man würde sie ihm, wenn Deutschland nicht siege, nicht lassen (die beiden waren Unterscharführer) und ein blutjunger Bursche mit einem Sprachfehler, der fand, daß ein Mann sich doch nur im Krieg als richtiger Mann bewähren könne. Alle anderen SS-Männer ohne Charge, ein älterer Familienvater, ein junger Wiener Arbeiter, zwei wegen Insubordination degradierte Rheinländer, ein Berliner Fotograf, u.s.f., sie alle warteten auf das Ende, wie ich.

Da begegnete mir auch der Genosse aus Innsbruck, der Schutzbündler[2], der 1934 und 1938 im Gefängnis gesessen war, Mitglied der Typographengewerkschaft, einer der besten Gewerkschaften aus der alten Zeit. Er war zur Wehrmacht eingezogen, verwundet, für frontdienstuntauglich erklärt, dem „Heimatheer" eingereiht, nach dem 20. Juli mit seiner ganzen Kompanie Himmler unterstellt, zur SS abkommandiert und zum KZ-Bewachungsdienst beordert worden. Sein Entsetzen, als er Auschwitz sah, war unbeschreiblich gewesen.

---

[2] Der Republikanische Schutzbund, 1923 gegründet, war der Wehrverband der österreichischen Sozialisten in den bürgerkriegsartigen Auseinandersetzungen bis 1934.

Aus den gleichen Überlegungen wie ich hatte er mit allen Mitteln versucht, wenigstens nach Dachau zu kommen. Von dort war es nicht weit nach Tirol. Dieser Mann tat mehr für mich, als daß er mir seinen halben Proviant, seine Lederhandschuhe, sein Taschenmesser, kurz, alles, was er entbehren und ich sehr gut gebrauchen konnte, schenkte und meine Post nach Wien besorgte. Er sah mir an, wie mir im Grunde genommen zu Mute war, und er tröstete mich. „Sie können sicher sein, Genossin, spätestens im März ist es zu Ende." Wir schrieben Anfang Dezember 1944. „Suchen Sie in Dachau zu erfahren, wo ich stationiert bin, und ich werde auch versuchen, Ihnen Nachricht zu geben, damit Sie sich zuletzt dann an mich halten können." Es wurde nichts daraus, denn er wurde zuletzt noch an die Front versetzt und vielleicht hätte auch eher er sich an mich als ich mich an ihn halten müssen. Aber damals gaben mir seine Worte Mut. Mir war sehr elend. Ich stand bei der offenen Waggontüre und blickte hinaus auf die sonnenbeschienenen Äcker, sah nach beinahe 2 Jahren zum ersten Mal wieder aus der Nähe Häuser, Gärten, Schulkinder, Bauern, fuhr durch das anmutige Hügelland der ČSR, vorbei an den Städten. Ich hatte beinahe schon vergessen, daß es das alles gab. Manchmal hatte ich mich mitten bei der Arbeit im Lager bei dem Gedanken ertappt: „Habe ich eigentlich ein Heim und ein Kind, oder habe ich keines?" Die Briefe aus der Freiheit, diese armseligen 15 Zeilen, die man monatlich empfangen durfte, kamen wie aus einer unwirklichen Ferne. Und plötzlich war das alles wieder schmerzlich nahe gerückt, als brauchte ich bloß die Hand auszustrecken, um die Welt und das Leben wieder zu fassen. Unzählige Male hätte ich mit Leichtigkeit fliehen können auf dieser Fahrt. Aber wo sollte ich hin? Heim zu meinen Leuten konnte ich doch nicht. Und mich verstecken, allein, unter Fremden, ohne Geld, Essen, Papiere? Andere gefährden? Wenn man gewußt hätte, wie lange? Und wenn man dann doch wieder aufgegriffen und noch einmal eingeliefert würde? Ich hatte keine Lust, mich prügeln zu lassen.

Dann wieder der Gedanke an die Freunde in Auschwitz. Unter dem Druck im KZ hatte man sich fester an die Menschen angeschlossen als sonst in so kurzer Zeit und nun war man abgeschnitten von allen Menschen, die einem so nahe gestanden. Auch im Leben werden oft Bindungen gelöst, aber da ist das meist ein langsamer Prozeß, es gibt Besuche, Briefe gehen hin und her, bis der Kontakt immer loser wird und schließlich neue Beziehungen die alten ablösen. Aber für den Häftling bedeutet eine Versetzung, daß für ihn alles, was ihn bis dahin umgeben hatte, wie mit einem Schlag ausgelöscht, wie vom Abgrund verschlungen war, daß er keine Möglichkeit hatte, nur mehr das geringste von seinen Freunden zu erfahren, und daß ihm seine grenzenlose Einsamkeit und seine Sehnsucht nach menschlichem Kontakt schmerzhaft zu Bewußtsein kam. Das Leben, das ich in diesen Tagen führte, war ein Leben zwischen Haft und Freiheit. Und von da sollte ich nochmals hinein in das Lager mit seinem verhaßten Zwang, noch einmal hinter den Draht. Der Gedanke schien mir unerträglich, und in der letzten Nacht, bevor wir ankommen sollten, weinte ich bittere Tränen. Beim Abschied sagte der Freund und Genosse zu mir: „Ich konnte Ihnen nicht viel helfen, aber es würde mich freuen, wenn Sie in diesen Tagen das Gefühl hatten, daß Sie nicht alleine waren." Ich war selten einem Menschen so dankbar wie ihm.

Dachau am Abend, der Weg durch das kleine Städtchen, in dem ich als Studentin mit dem Fahrrad gewesen war, vorbei an den Villen der SS-Leute zum Lager, das so ganz anders aussah wie Auschwitz, mit sauberen Zufahrtsstraßen, umgeben von Mauer und Graben, dem Jourhaus mit dem großen Tor, wie eine mittelalterliche Zwingburg. Ich wurde in den Bunker geführt, der auf mein nicht verwöhntes Auge den Eindruck eines besseren Sporthotels machte. Dort saßen damals die Ehrenhäftlinge, deutsche Industrielle, ausländische Offiziere, später auch Schuschnigg, Schacht, Blum und die anderen. Ich durfte gleichzeitig mit einem höheren englischen Offizier, Mr. MacGrath, spazieren gehen und immer, wenn wir aneinander vorbeikamen, wechselten wir ein paar englische Worte. „Woher kommen Sie?" „Aus England." Ich wollte zwar eigentlich wissen, aus welcher Stadt er kam, aber das machte nichts. „Einer allein ist zu wenig." Er nickte selbstbewußt und sicher und man sah ihm an, daß er wußte, die andern kämen bald nach. Da bemerkte die Wache unsere Unterhaltung und trennte uns. Abends übergab mir der Häftling, der das Essen austeilte, ein ganzes Paket von MacGrath: Weißbrot, Seife, Vitamine, ein buntes Taschentuch, das ich noch heute aufbewahre. Die ersten Grüße der Alliierten: Ich hatte Zeitungen und Bücher, ich konnte warm baden und mir von einem richtiggehenden Damenfriseur die Haare schneiden lassen und ich genoß zum ersten Mal seit Jahren etwas, was ich doch sehr entbehrt hatte - ich war in einem Raum allein. Seit dem Tag meiner Verhaftung war ich nie mehr eine Sekunde alleine gewesen, nicht beim Lesen, nicht beim Schlafen, nicht beim Essen und nicht auf der Toilette, immer war man unter vielen. Auch wenn es Freunde, Kameraden waren, man sehnte sich nach dem Alleinsein, wie nach einem großen Glück.

Nach drei Tagen wurde ich von einer Aufseherin abgeholt, wir fuhren im Zug mitten unter den anderen Fahrgästen, nach München. Dort sah ich zum ersten Mal die grauenhaften Zerstörungen, die der Krieg in dieser schönen Stadt angerichtet hatte, flüchtete mit der Aufseherin während eines Fliegeralarms in einen öffentlichen Luftschutzraum, sah die blassen, müden Menschen, erhielt zum ersten Mal einen schwachen Begriff von dem Leben, das sie führten und das ich in Wien vor meiner Verhaftung noch nicht kennen gelernt hatte. Mühsam suchten wir unseren Weg zur Tegernseer Landstraße in München-Ost. Es war so finster, daß man die Hand nicht vor Augen sah. „Sind Sie noch da?", fragte die Aufseherin öfters und faßte nach meinem Arm. Sie kannte sich nicht aus, verirrte sich und wir pilgerten stundenlang durch das nächtliche München. Wieder hätte ich leicht entkommen können und wieder bestimmten mich die gleichen Überlegungen wie auf der Bahn zu bleiben. So ging es also der nächsten Station in meinem KZ-Leben zu.

Im Frauen-Außenkommando „Agfa-Camera-Werke" in München

Spät nachts gelangten wir zu einem großen, nicht ganz fertigen Neubau nach Art der Wiener Gemeindebauten, den die DAF[3] als Arbeiterwohnhaus geplant hatte und in dem tatsächlich zum größten Teil Zivilisten wohnten. Einen Teil samt einem dazugehörigen Hof hatte man notdürftig mittels Stacheldraht abgetrennt, und in ihm waren etwa 300 Polinnen, 200 Holländerinnen, dazu ein paar Jugoslawinnen, Belgierinnen und außer mir nur noch eine Deutsche untergebracht sowie der Kommandant, sein Stellvertreter, etwa 10 Aufseherinnen, die unter der Führung einer Art Oberaufseherin standen, und einige ältere Männer vom Fabrikwachdienst. Das Haus war ziemlich solide gebaut mit relativ gut schließenden Fenstern und Türen, englischen Closetts. Die Frauen wohnten in Dreizimmerwohnungen, natürlich waren die Wohnungstüren unverschlossen, aber einen etwas privateren Charakter hatte diese Art der Unterbringung doch. Die Einrichtung bestand ausschließlich aus zweistöckigen Betten, ganz wenigen Holztischen und Hockern, und vor allem die im Parterre gelegenen Räume, die noch keinen Holzboden hatten und in denen gerade das Revier untergebracht war, waren so feucht, daß man in den Ecken den Schimmel von der Mauer herunterkratzen konnte. Im Hof stand noch eine recht ordentliche Baracke mit einer großen Küche und einem geräumigen Speisesaal. Alles in allem hatte ich das Gefühl, wieder in die Zivilisation zurückgekehrt zu sein. Es gab keinen elektrischen, sondern nur einen Stacheldraht, die Straßenbahn fuhr in der Nähe vorbei, wir gingen durch die Straßen von München-Ost in die Fabrik, zur Arbeit oder um Kartoffeln zu holen, einmal sogar weit in die Stadt hinein, um ein Faß Bier, das die Firma für Weihnachten gespendet hatte, heimzurollen. An Sonntagen ließ man uns mit den Aufseherinnen spazieren gehen, ich sah die Autobahn wieder, vernachlässigt und zerlöchert, an der entlang ich in meiner Studienzeit so oft an den Schliersee gefahren war, den Fasanengarten, wir setzten uns, da auch den Aufseherinnen kalt war, in eine Gastwirtschaft und wurden sogar von ihnen zu einem Bier eingeladen (wir sollten es aber nicht dem Kommandanten erzählen), kurz, oberflächlich gesehen herrschte ein ganz gemütlicher Ton, es erinnerte mehr an eine Art Mädchenpensionat als an ein KZ. Nur daß erwachsene Frauen, die Kinder daheim haben, auch den Aufenthalt in einem Mädchenpensionat als zermürbend empfinden. Es war auch nicht schwer zu flüchten. Eine junge Russin bog einmal um 12 Uhr mittags im Hof den Stacheldraht in die Höhe und schlüpfte ungesehen hinaus, die Aufseherinnen, die ausgeschickt wurden, sie zu suchen, setzten sich, wie mir eine später erzählte, sobald sie außer Sicht waren, in ein Kaffeehaus und kamen nach 2 Stunden mit dem Bescheid zurück, sie könnten sie nicht finden. Aber nach drei Tagen kam das Mädel freiwillig zur Polizei, weil es nichts zu essen hatte

---

[3] Die Deutsche Arbeitsfront (DAF) war die nationalsozialistische Einheitsorganisation aller Arbeitnehmer und Arbeitgeber.

und nicht wußte, wohin. Eine junge Holländerin, die aus dem KZ entlassen, aber dienstverpflichtet wurde, kam auch wieder zu Besuch und bat den Kommandanten, wieder bei uns wohnen zu dürfen, weil die Verhältnisse in der Stadt auch nicht viel besser waren und sie wenigstens mit ihren Freundinnen zusammen sein wollte. Man konnte wirklich beinahe sagen, die Lebensbedingungen in einem solchen Fabriklager waren nicht so viel anders als die der Zivilisten, womit ich sie nicht loben will. Nicht bei uns ging es wie im normalen Leben zu, sondern das sogenannte normale Leben hatte sich dem unseren angeglichen.

Und auch bei uns war es nur scheinbar so gemütlich. Wir hatten etliche Fälle von Bauchtyphus, Scharlach, Tuberkulose, und für diese Frauen war in unserem feuchtkalten Revier nur unzureichend gesorgt. Es gab selten Wäschewechsel, keine Nachthemden, zu wenig Handtücher und dementsprechend sehr viel Scabies[4]. Die Frauen waren hungrig, die Arbeit in der Fabrik machte sie, die herausgerissen waren aus ihrem heimatlichen Milieu und nichts wußten von ihren Lieben, unendlich nervös. Es gab viel zu wenig Dekken, fast kein Brennmaterial, sie froren.

Die Polinnen waren fast alle Evakuierte nach dem Warschauer Aufstand, nicht Aufständische, sondern einfach Frauen, die man weggeschleppt hatte, man wußte nicht, ob aus militärischen Gründen oder als Repressalie, fast durchwegs unpolitische Frauen, manchmal mehrere aus einer Familie. Aber obwohl sie fast alle nie politisch gearbeitet hatten, die polnischen Frauen standen früher dem politischen Leben fast durchwegs ferner als ihre westlichen Schwestern, hatten sie manche Erfordernisse des Lagerlebens sehr rasch begriffen. Die Notwendigkeit der Solidarität der SS gegenüber, das strenge Verbot der Denunziation, die Erfordernis, es sich neben den Lagervorschriften und auch gegen sie irgendwie einzurichten. Ganz anders als ein Großteil der Holländerinnen. Man hatte es bei ihnen mit bewußten, aktiven Kämpferinnen, aber doch auch wieder meist mit solchen einer mehr unpolitischen, religiös moralischen Art zu tun. Diese Frauen hatten sich auch hier etwas von der Art eines freien Bauern- und Händlervolkes bewahrt und sie vertraten ihre Rechte eines freien Menschen mit der aufrechten Energie und dem Puritanismus, den ihre Vorfahren an den Tag gelegt haben mochten, die die kleinen holländischen Siedlungen in der Neuen Welt begründet hatten. Gleichzeitig aber zeigten sie auch oft eine etwas starre Ahnungslosigkeit und Naivität gegenüber der gänzlich veränderten und einmaligen Situation, in die man im KZ geraten war. Unter ihnen fand ich zum ersten Mal sehr viele Frauen, die wegen des gleichen „Deliktes“ eingesperrt waren wie ich. Jede zweite saß wegen Judenbegünstigung, Besorgen falscher Papiere, Verstecken jüdischer Kinder, etc. Sie hatten eine merkwürdige Intransigenz der Gesinnung und gerieten sehr oft mit der Einstellung der Polinnen „leben und leben lassen“ in Konflikt.

---

[4] Krätze.

Der Kommandant hatte die polnische Lagerälteste abgesetzt und weil er mit der Korrektheit der Holländerinnen rechnete, eine junge holländische Krankenpflegerin dazu gemacht. Es wurde auch in diesem Kommando gestohlen, selbstverständlich. Da sagte sie einmal zum Kommandanten: „Bitte, lassen Sie doch die Kellerfenster vergittern, Sie dürfen die Frauen nicht in Versuchung führen, Kartoffeln zu stehlen.“ Ich stritt mit ihr häufig darüber. Sie war der Meinung, es ginge nicht, daß die einen stahlen und sich satt aßen und die anderen wegen der dünnen Suppe hungerten. Ich hingegen war mit den Polinnen und natürlich doch auch einem anderen Teil der Holländerinnen der Meinung, wenn keine Kartoffeln mehr da wären, bliebe dem Kommandanten nichts anderes übrig, als 3 Tage früher als vorgesehen wieder welche aus der Fabrik bringen zu lassen, denn ganz ohne irgend etwas konnte er ja doch keine Suppe kochen und die paar Eimer voll, die wir ihm so entrissen, seien ganz allgemein ein Gewinn, größer als die Gefahr der Demoralisierung. Diesen Gedankengang konnte sie nicht akzeptieren, sie hätte das Gefühl gehabt, etwas aufgeben zu müssen, was ihr unendlich wert, ja lebenswichtig war. An einem Sonntag vormittag, bei minus 15° Kälte, ließ der Kommandant alle Frauen im Hof antreten. Man hatte ihm aus der Küche eine Wurst gestohlen, die er - angeblich von gesparten Marken - für seine Frau als Weihnachtsgeschenk gekauft hatte. Nun rief er die Häftlinge einzeln herein, um sie zu durchsuchen, denn anscheinend war er so naiv zu glauben, die kostbare Wurst wäre nicht gleich aufgegessen worden. So standen also die Frauen mit gänzlich ungenügend warmen Unterhosen und Strümpfen in der Kälte. Nach 2 Stunden konnte ich es nicht mehr ansehen und schlug der Lagerältesten vor: „Wissen Sie was, wir melden uns und sagen, wir hätten es getan. Natürlich wird er es uns nicht glauben, aber wenn wir dabei bleiben, so wird er uns, die wir unentbehrlich sind, ja doch nicht viel tun, und die Hauptsache ist, das Stehen im Schnee hört auf.“ Sie wollte nicht, nicht weil sie zu feige war oder zu wenig bereit, sich für ihre Kameraden einzusetzen. Aber sie hatte ganz andere Gesichtspunkte, die noch aus dem zivilen Leben stammten. „Nein, die Hauptsache ist“, sagte sie, „daß wir die Diebinnen finden, es geht doch nicht, daß wir alle unter dem Verdacht herumlaufen, es gewesen zu sein.“ Gewiß, sie kam aus einem Land, in dem die Kaufleute die Waren vor die unbewachten Haustüren legen, und ich kam aus Auschwitz. Es war etwas Imponierendes an ihrer Haltung, aber es wirkte unsinnig und es erregte den Zorn der Polinnen.

Anfangs ging es mir sehr gut in München, trotzdem bedrückten mich die Enge der Verhältnisse, das relative Unbeschäftigtsein, die Langeweile. Der Kommandant hatte mir bei der Begrüßung die Hand geschüttelt und mir versichert, er freue sich sehr, daß ich gekommen sei, er hoffe, gut mit mir zusammen zu arbeiten, ich würde ganz selbständig sein. So etwas machte mich immer mißtrauisch. Und tatsächlich. In Wahrheit mischte er sich in alles drein und ließ einem keine Ruhe, war voll Mißtrauen und hysterischem Jähzorn, und wir waren uns über das Grundprinzip meiner Arbeit keineswegs einig. Ich gab allen Frauen, von denen ich der Meinung war, sie seien aus Gründen allgemeiner Körperschwäche oder nervöser Überreizung unfähig in die Fabrik zu gehen, eine Bettkarte. Auf diese Weise blieben immer 40 bis 60 Frauen, also gut 10% der Belegschaft, der Arbeit fern. Er ließ mich gewähren, weil er es mußte, denn mein Vorgesetzter in medizinischen Fragen war nur der Lagerarzt von Dachau und daran hielt er sich. Dies hatte seinen Grund hauptsächlich darin, daß er es nicht riskieren konnte, wirklich kranke Frauen in die Fabrik zu schicken, die dann dort womöglich zusammenfielen, was ihm einen Tadel des Personalchefs eingetragen hätte. Schließlich zahlte die Firma der SS für die Häftlinge und wollte für ihr gutes Geld gesunde Frauen, die etwas leisteten. Ich ließ ihn aber immer darüber im Unklaren, wer wirklich krank war und wen ich bloß schonte, und so hoffte er immer nur, der Lagerarzt würde mich bei einer überraschenden Kontrolle erwischen. Er stellte sich das so einfach vor. Kein Arzt kann einem anderen nachweisen, ob ein Adnextumor am Vortag nicht tastbar gewesen sei und ob nach seiner Resorption, die heute erfreulicherweise endlich eingetreten ist, nicht noch 3 Tage Bettruhe nötig seien. Ganz abgesehen davon hatte der Dachauer Lagerarzt ganz andere Sorgen als mit den paar Frauen in München. Er hatte wenig Benzin, der Zugverkehr war alle Augenblicke unterbrochen, in Dachau selbst war eine Fleckfieber-Epidemie ausgebrochen, er dachte gar nicht daran, für nichts und wieder nichts nach München zu kommen. Praktisch konnte ich machen, was ich wollte, und das brachte meinen Kommandanten zum Weißglühen. Die Spannung zwischen uns wurde immer heftiger.

Noch einmal versuchte er es mit dem Zuckerbrot. Ganz plötzlich kam er einmal daher und fragte mich, ob ich in Auschwitz irgendwelche Sonderrechte gehabt hätte, er sei bereit, mich auch hier zum Sonderhäftling zu machen. Diese Leute waren ja gewohnt, jeden Menschen mit einem Butterbrot kaufen zu können. Es hätte für mich bedeutet: mehr Post nach Hause, Einzelspaziergang aus dem Lager und SS-Verpflegung. Ich bat ihn, wie immer, meinem Jungen einen illustrierten Sonderbrief schreiben zu dürfen, er brachte mir persönlich die Buntstifte und trug ihn persönlich zur Post. Auf die SS-Verpflegung war ich nicht neugierig, denn ich hatte eine ehemalige Auschwitzer Patientin, die ich durch das Fleckfieber durchgebracht hatte, hier wieder getroffen. Sie arbeitete in der SS-Küche und brachte mir ohnehin das Essen von dort. Mit einer Aufseherin allein zwischen den Trümmern von München spazieren zu gehen, lockte mich wenig. Von allem abgesehen - ich war der Meinung, ärztlich korrekt zu arbeiten, und wollte nicht annehmen, daß er die Absicht hatte, mich zur Unkorrektheit zu verleiten, und so blieb alles beim Alten. Langsam begann ich sogar eine Art Zivilpraxis dazuzubekommen. Ein Arbeiter verunglückte auf einem benachbarten Bau, eine Frau hatte einen Fremdkörper im Auge, die ärztliche Versorgung der Zivilbevölkerung war völlig zusammengebrochen, weit und breit war kein Arzt, der helfen konnte, die Rettungsgesellschaft kam, wenn man sie überhaupt erreichen konnte, erst nach Stunden. So kamen die Leute aus der Umgebung ganz schüchtern zum Kommandanten gelaufen und baten ihn, mich konsultieren zu dürfen, was er auch wieder nicht abschlagen wollte. Noch jemand kam zu mir, und zwar heimlich, die Aufseherinnen. Es war ihnen zwar streng verboten, aber sie hatten die verschiedensten Schmerzen und Beschwerden und keine Lust, wegen jeder Kleinigkeit nach Dachau zum SS-Arzt zu reisen. Als ich wieder einmal einer von ihnen Belladonnatropfen gegen ihre Magenkrämpfe gegeben hatte und sie mich bat, es nur ja dem Kommandanten nicht zu sagen, fragte ich sie, warum? Man hat uns gesagt, wir dürfen nichts von Ihnen annehmen, Sie könnten uns vergiften. Diese Leute trauten einem ohne weiteres zu, wozu sie selbst imstande gewesen wären. Einmal erkrankte eine Aufseherin an Scharlach, und da es nicht erkannt wurde, lag sie unbehandelt mitten unter ihren Dienstgefährtinnen. Sie schickten eine andere Aufseherin zu mir, um zu fragen „was ihr fehlen könnte, sie habe 38° Fieber und Halsweh". Ich antwortete, daß ich mich über eine Patientin, die ich nicht gesehen hätte, nicht äußern könne. Aber der Kommandant blieb eisern, und sie holten mich nicht. Schließlich, als der Kommandant gerade nicht im Hause war, kam dann der SS-Arzt aus Dachau, ließ mich rufen und bat mich, um Gottes willen ein andermal dafür zu sorgen, daß so eine Frau isoliert würde. Ich versicherte ihm, daß ich dazu bereit wäre, und richtete seinen Auftrag dem Kommandanten aus, der das mit einem wütenden „Kommt nicht in Frage" quittierte.

So weit waren die Dinge gediehen, als plötzlich die Bombe zum Platzen kam. Die Häftlinge unseres Kommandos arbeiteten in der 20 Minuten entfernten Fabrik, die zum I. G. Farben-Konzern gehörte und in der ehemals Fotoapparate hergestellt worden waren. Im Krieg war sie auf die Erzeugung von Uhren für Zeitbomben umgestellt worden. Die Arbeit war eigentlich nicht schwer, aber vor allem durch das laufende Band nervenaufreibend. Sie hatte allerdings einen großen Vorzug, - der Produktionsprozeß erforderte eine absolut gleichmäßige, nicht zu niedrige Temperatur in den Arbeitsräumen. Daher froren die Frauen wenigstens bei der Arbeit nicht, und wenn bei einem Bombenangriff die Fabrik auch nicht unmittelbar getroffen, sondern nur die Fenster durch Luftdruck zerstört wurden, was alle Augenblick geschah, so konnte nicht gearbeitet werden. Tatsächlich waren alle Häftlinge mehr daheim als in der Fabrik, was uns allerdings auch wieder bekümmerte, als wir dann keine Zeitungen von den Zivilarbeiterinnen bekamen. Je weiter der Winter fortschritt, desto knapper wurde auch das Rohmaterial, und schließlich brauchte ich gar keine Bettkarten mehr ausgeben, ein Großteil der Frauen blieb auch so daheim. Insgesamt war also die Produktivität der Häftlinge äußerst gering, sie waren entschieden ein Verlustgeschäft für die I. G. Farben. Die Firma hatte nun natürlich auch keine Lust, große Auslagen für sie zu machen. Sie beklagte sich immer beim Kommandanten über die quantitativ und qualitativ schlechte Arbeitsleistung, wogegen dieser, ohne daß er wußte wie, zum „Vertreter der Arbeiterinteressen" wurde. „So eine

Schweinerei", erklärte er, „dieser reiche Konzern ist nicht einmal bereit, den Frauen Prämienscheine auszuzahlen! Sollen die was springen lassen, dann werden die Frauen schon Lust zur Arbeit bekommen!" So grotesk diese Situation war, es war fast noch grotesker, daß er sich mit solchen Ideen nicht einmal Illusionen machte. Es gab tatsächlich Frauen, und sie waren beinahe in der Mehrzahl, für die die Aussicht auf einen Prämienschein, der zum Ankauf eines lächerlichen Notizblocks oder einer stinkenden Hautcreme berechtigte, ein Anreiz war, schneller zu arbeiten, und die darüber vergaßen, was sie arbeiteten und für wen. Wer mit dem revolutionären Widerstandsgeist und -willen der Frauen rechnete, war eigentlich der schlechtere Psychologe. Doch gab es auch ihn, und wenn er zum Ausbruch kam, so geschah das in einer so explosiven, unmittelbaren Art, daß man erschrecken mußte. Mir hätte ein solches plötzliches Aufflackern einmal beinahe den Kopf gekostet.

Die Versorgung von München war immer schlechter geworden, die Bombenangriffe zerstörten ständig aufs neue die Zufahrtslinien, was heute repariert wurde, war morgen wieder kaputt. Die Zivilisten hausten in Kellern, gingen stundenlang zur Arbeit und fanden abends kein warmes Essen. „Und wenn wir uns in die Erde einkrallen müssen, wir werden siegen", behauptete die Oberaufseherin. Sie hatte im Krieg den Mann und 2 Söhne verloren und meinte, dieses Opfer dürfe man nicht umsonst von ihr verlangt haben. Wir freuten uns über diesen Gang der Dinge, aber wir fühlten auch am meisten seine Folgen, und die Frauen, obwohl die wenigsten lange eingesperrt waren, hatten wenig Reservekräfte. Mit glühendem Interesse verfolgten wir die Entwicklung an der Front. Es konnte nicht mehr lange dauern, das half uns weiter. Aachen, die erste deutsche Stadt war besetzt, aber sie lag noch vor dem Westwall: Um Weihnachten - in der Fabrik wurden gerade wieder einmal die Fenster repariert und wir waren ohne Zeitungen, sagte der Kommandant plötzlich: „Die Gegenoffensive hat begonnen, die deutschen Truppen dringen in die Eifel vor". Es raubte uns den Atem. Sollte am Ende doch die neue Waffe ...? Wir konnten uns nicht vergewissern, ob er uns belog. Schließlich konnte es ja gar nicht mehr anders sein, als daß alles entschieden war, und doch waren wir maßlos deprimiert. Noch einmal ein Rückschlag, noch einmal verlorene kostbare Wochen? Es schien unerträglich. Und so wie uns diese Nachricht niedergeschlagen und verzagt machte gegen Sinn und Verstand, so mag sie die Nazis in Deutschland belebt und mit neuer Hoffnung erfüllt haben, auch gegen jeden Sinn und Verstand.

Der Kommandant bemühte sich ehrlich und im Schweiße seines Angesichts, die Nahrungsmittel für uns sicherzustellen, aber er hatte nicht immer Erfolg und er war empört, daß den Frauen sein guter Wille nicht mehr Eindruck machte und die Unzufriedenheit wuchs. Im Januar ging dann auch das Salz zu Ende, und es gab drei Tage lang ungesalzene, dünne Suppe, die fast völlig ungenießbar war.

Da wurde es den holländischen Frauen zu dumm und sie streikten. Eine drehte das laufende Band ab, sie verschränkten die Arme, und als der Kommandant, gänzlich außer sich von einer zur anderen ging und sie fragte, warum sie nicht arbeitete, erhielt er überall die Antwort: „Weil wir nicht mehr wollen". Die Polinnen, die mehr nüchternen Realitätssinn hatten, machten nicht mit und arbeiteten weiter, ebenso die Zivilarbeiter, die zusahen und staunten. Ein Streik in einer Rüstungsfabrik, ein Streik von KZ-Häftlingen: Es war etwas so gänzlich Unerhörtes, etwas was in der langen Geschichte der KZ überhaupt noch nie vorgekommen war, zumindest versicherte das der Kommandant. Und es war ja auch nur möglich durch die naive Ahnungslosigkeit dieser Frauen, die aus einem Impuls heraus gehandelt und nicht überlegt hatten, was sie damit riskierten. In Holland, vor der deutschen Besatzung, hatte es das Streikrecht gegeben, das Recht der Nazis, es ihnen zu nehmen, erkannten die Holländerinnen nicht an und so streikten sie eben, komme, was kommen mag. Zu einem solchen Verhalten sind wohl nur Frauen imstande. Als ich im Revier davon erfuhr, standen mir die Haare zu Berge und ich wartete gespannt, was sich daraus ergeben würde. Damals ahnte ich noch nicht, wie sehr die Folgen mich berühren würden.

Der Kommandant schrieb sich die Namen von 15 Holländerinnen auf, die als Organisatorinnen in Betracht kamen, und sagte, er wolle drei Tage warten, bis man ihm die Anstifterin des Streiks nenne, wenn nicht, würden diese 15 . . ., er sprach keine konkrete Drohung aus, aber man mußte mit dem Äußersten rechnen, obwohl es Frauen waren. Schon einfache Zivilisten wären wegen eines Streiks geköpft worden, und nun erst Häftlinge im Januar 1945.

Eine düstere und gedrückte Stimmung beherrschte uns alle. Die Frauen waren über ihren eigenen Mut erschrocken. Aber die Arbeit ging weiter, als wäre nichts vorgefallen, sogar die Suppe war wieder gesalzen und wesentlich weniger dünn. Am Morgen des dritten Tages wurde ich zum Kommandanten gerufen, der mich mit folgenden Worten empfing: „Es waren 4 Polinnen bei mir und haben mir berichtet, daß Sie gesagt hätten, der Kaloriengehalt der Häftlingsnahrung sei so niedrig, daß sie innerhalb von 4 Monaten sterben müßten, das hat die Frauen so sehr zur Verzweiflung gebracht, daß sie den wilden Streik vom Zaun brachen. Somit sind also Sie als die Urheberin der ganzen Aktion anzusehen!" Dabei überzog ein triumphierendes Lächeln sein dummes Gesicht. Endlich hatte er etwas, womit er mich fassen und „erledigen" konnte, und aus dieser dummen Streikangelegenheit war er auch gleich draußen, denn er persönlich war im allgemeinen nicht blutrünstig und hatte sicher keine Lust, alle 15 Frauen umzubringen.

Die Sache mit den 4 Polinnen war natürlich ein Unsinn, keine Polin hätte mich denunziert, schon gar nicht wegen einer Sache, an der ihre Landsleute nicht beteiligt waren. Ich hatte einmal der holländischen Lagerältesten und noch einigen anderen Häftlingen erzählt, daß in Auschwitz die Frauen, wenn nicht anders, so innerhalb von 4 Monaten wegen Hungers gestorben wären.

Ich hatte auch gesagt, daß ich den Kaloriengehalt unserer Nahrung so einschätzte, daß man mit einer monatlichen Gewichtsabnahme von ½ bis 1 kg rechnen müsse. Aus all dem konnte man, wenn man wollte, schon etwas zusammenbrauen. Darüber hinaus hatte ich allerdings bei jeder Gelegenheit gezeigt, daß ich fest entschlossen war, mir nichts gefallen zu lassen, und hatte versucht, auch bei den anderen ein Maximum an Widerstandswillen hervorzurufen. Ich konnte diese SS-Uniformen nicht mehr sehen. Am Weihnachtsabend hatten mich einige Holländerinnen zu einer kleinen Feier eingeladen, zu der sie mit abgespartem Brot, ein bißchen Zusatzmarmelade und Karotten so etwas wie „Sandwiches" zubereitet hatten. Als ich in ihr Zimmer kam, sah ich neben der Lagerältesten den Kommandanten sitzen, sie hatten in hausfraulichem Stolz ihn aufgefordert zu kommen. Es war vielleicht kindisch, aber es kotzte mich an, ich drehte mich in der Türe um und ging wieder. Draußen sagte ich zu einem jungen Mädchen, das mich zurückholen wollte: „Macht was Ihr wollt, aber entweder ladet Ihr mich ein oder den Kommandanten." Ich war so gereizt, daß ich mir kein Blatt mehr vor den Mund nahm, und das alles kam ihm sicher zu Ohren. Es war schon etwas dran an der geistigen Urheberschaft oder zumindest an der Schaffung einer entsprechenden Stimmung durch mich und meinesgleichen, aber wenn man mich gefragt hätte, so hätte ich von so einer gefährlichen Demonstration entschieden abgeraten. Man hätte es vielleicht organisieren können, daß viele Frauen bei der Arbeit zusammenfielen und Ohnmachten fingierten, aber doch niemals einen Streik, das war ja der reine Selbstmord.
Der Zusammenhang zwischen meinen Worten und dem Streik war objektiv doch auch etwas lose, und ich wäre nicht allzu pessimistisch in der Beurteilung meiner Chancen gewesen, wäre ich nicht schon auf der schwarzen Liste gestanden und hätte das nicht dem Kommandanten die erwünschte Gelegenheit geboten, den latenten Kriegszustand zwischen uns mit einem Schlag zu seinen Gunsten zu beenden, an mir sein Mütchen zu kühlen und sich für die von mir deutlich zur Schau getragene Verachtung seiner Person und seiner Anbiederungsversuche zu rächen. So konnte mir das das Genick brechen.
Es war klar, daß nur Holländerinnen mich angegeben haben konnten und daß der Kommandant ihnen versprochen hatte, sie nicht zu nennen. Er verweigerte mir denn auch die Gegenüberstellung mit den „Polinnen", und ich war also restlos dem ausgeliefert, was irgendwelche Frauen, deren Namen ich nicht kannte, über mich aussagten.
Da nahm ich mir eine her, die man mir als vermutliche Denunziantin genannt hatte, und fragte sie unter vier Augen: „Sag einmal, warum habt Ihr das getan? Ich habe immer zu Euch gehalten, jeden gedeckt, so viele als möglich von der Arbeit befreit. Warum also?" Sie antwortete verlegen: „Ich war es nicht, aber die Frauen haben Dich genannt, weil Du die einzige Deutsche bist und weil sie ihre eigenen Leute retten wollten." Ich starrte sie entgeistert an. Dann murmelte ich leise: „Also deshalb!", ging in mein Zimmer, warf mich aufs Bett und starrte durch das Fenster in den grün leuchtenden Win-

terabendhimmel, von dem sich die Silhouette der zerbombten Stadt scharf abzeichnete. Ich empfand weder Erregung noch Furcht, weder Trauer noch Kränkung, es war alles leer und tot in mir. Ich lag da mit trockenen Augen und trockenem Mund, unfähig zu denken und mit einem würgenden Druck auf der Brust. Und ich war maßlos verlassen und allein.

Seit Monaten hatte ich keinerlei Post mehr von daheim bekommen, der Lagerwechsel hatte die Verbindung zwischen mir und meiner Familie gänzlich zerrissen. Die Briefe, die vorher gekommen waren, hatten mir nicht das Gefühl gegeben, daß man dort auf mich wartete. Mir schien, als würde mich nichts mehr mit dem Leben verbinden als der Gedanke an einen kleinen blonden Buben, der irgendwo in einem einsamen Dorf in den Bergen seine kindlichen Spiele spielte und nicht mehr wußte, wie seine Mama aussah.

Jetzt, nachdem ich alles durchgestanden und an allem vorbeigerutscht war und das Ende greifbar nahe vor mir stand, jetzt sollte ich es vielleicht nicht erleben, sollte mein Kind nicht mehr wiedersehen dürfen, weil meine Kameraden mich geopfert hatten, weil ich „die einzige Deutsche" war.

Ich blieb nicht lange allein. Freundinnen kamen und streichelten mich, sie versicherten, es sei eine Gemeinheit und sie würden für mich aussagen. Die 3 Frauen, von denen es feststand, daß sie das Band abgedreht und als erste mit der Arbeitseinstellung begonnen hatten - auch sie hatten die „4 Polinnen" angegeben, - erklärten, sie wüßten selbst, ob sie Hunger hätten oder nicht, da brauchten sie nicht meine Kalorienrechnung abzuwarten.

Aber die Sache war nun einmal in Gang gebracht und lief weiter. Ein Gestapobeamter aus Dachau erschien und nahm ellenlange Protokolle mit uns auf, zwei ausgefressene SS-Küchenbullen, die an Leibesumfang mit Göring konkurrieren konnten, kamen unsere Küche inspizieren und brüllten mich an, sie würden mich an die Wand stellen. Jeder Tag brachte neue Aufregungen.

Und dann erschien Herr Bach, SS-Oberscharführer - welch bescheidener Titel - und Vernehmungsführer Bach. Einer der gefürchtetsten Männer in Dachau, der Mann, der Tausende geprügelt, gemordet, dem Henker zugeführt hatte, der die Untersuchungen und Verhöre über alle Vorfälle im Lager führte, der eigentliche Gestapochef von Dachau. Als ich ihn sah, erschrak ich und gab mich völlig verloren. Ein kleiner, schmächtiger, zierlicher Mann mit einem Menjoubärtchen über schmalen Lippen in dem blassen Gesicht. Unter schnurgeraden, zusammengewachsenen Brauen kleine, sehr kluge Augen von einer so eisigen Kälte, daß sie einem das Herz erschauern ließ. Er stellte nur wenige, kurze Fragen und sprach irgendetwas von Unbotmäßigkeit. Anständigerweise deckte mich nun auch die Lagerälteste so weit, daß sie sagte, sie hätte wohl meinen Ausspruch über die Kalorien, nicht aber den vom Tod innerhalb von 4 Monaten gehört. „Das ist eine sehr dunkle Geschichte, wir werden ja sehen, es steht ja wohl alles in den Protokollen", sagte Bach stirnrunzelnd und ging. Ich hatte keine Ahnung, was, außer in meinem, in

diesen Protokollen drin stand. Und nun hieß es wieder warten, was sie vor hatten.
Ich gab den Kampf noch nicht auf, aber ich wußte, daß nur unwahrscheinliches Glück mir jetzt noch helfen konnte. Ich hatte dieses Glück.
Unter unseren Aufseherinnen war ein bildschönes junges Mädchen. Sie hatte noch ein bißchen ein leeres Puppengesicht, aber sie war von einer so absoluten, bezwingenden Schönheit und Unschuld, daß man sich freute, wenn man sie sah. Ein Mensch, dem in seinem Leben gewiß nur Gutes begegnet war, der nur Luxus, Fürsorge und Liebe kennengelernt hatte, meinte, es gäbe nichts anderes auf dieser Welt. Die einzige Tochter einer wohlhabenden Bürgerfamilie, ihre Eltern besaßen eine vornehme Villa im Isartal, gewiß hatte sie darin ein Zimmer mit einer hellgrünen Tapete und weißen Spitzenvorhängen und einen kleinen Flügel in der Ecke. Sie zeigte mir einmal ein Bild von diesem Haus, wo sie, vergöttert von ihren Eltern, ein ahnungsloses Leben geführt, ein Leben, das noch keine Spur in ihrem Gesicht hinterlassen hatte. Sie war unwahrscheinlich jung und dumm, man staunte, daß es in Deutschland 1945 noch so etwas gab. Und dieses Mädchen war nun als SS-Aufseherin dienstverpflichtet worden. Ihr Vater schrieb ihr einen verzweifelten Brief, was sie denn angestellt habe, daß man sie in diese Verbrecheruniform gesteckt hätte? Nichts half, sie mußte ihren Dienst antreten. Sie tat es auf rührende Weise. Mußte sie in der Fabrik Suppe austeilen, so gab sie den ersten so viel, weil sie nicht mitansehen konnte, wie hungrig die dreinsahen, daß für die letzten 50 überhaupt kein Essen übrig blieb. Hatte sie Nachtdienst, so setzte sie sich, anstatt ihre Kontrollgänge zu machen, in meine Ambulanz, wo es noch warm war, und plauderte mit mir. Sie war nicht revolutionär, sie hatte keine Ahnung, was im Land vorging, sie sah hier zum ersten Mal Frauen unter Lebensbedingungen hausen und arbeiten, von deren Bestehen sie keine Ahnung gehabt hatte, obwohl es noch lange nicht die schlechtesten waren. Sie blickte um sich wie ein verwirrtes Kind. Bei ihrem Dienst, der es mit sich brachte, daß sie sehr viel in der Kälte herumstand, hatte sie sich einen schmerzhaften Blasenkatarrh zugezogen und sie bat mich um Abhilfe. Ich gab ihr Sulfonamide für eine Stoßtherapie und sie war innerhalb weniger Tage von ihren Beschwerden befreit. Es war dies eigentlich keine medizinische Großtat, aber bei den SS-Ärzten war die Sulfonamidtherapie der Cystitis offenbar noch nicht bekannt gewesen, jedenfalls hatte sie, trotz wiederholter Vorsprache in Dachau, keine bekommen. Nun war sie mir dankbar und liebte mich, ein bißchen wie eine Lycealschülerin für ihre Lehrerin schwärmt. Dieser Tatsache verdanke ich vielleicht mein Leben. Hatte diese junge schöne Frau in Dachau keinen Arzt gefunden, der sie kurierte, so doch einen glühenden Anbeter - Herrn Bach. Er hatte entschieden Geschmack. Sie wurde dauernd nach Dachau eingeladen, er sandte ihr Blumensträuße, versorgte sie reichlich mit Essen, von dem sie mir stets etwas abgab. Gerade in den Tagen, als ich von ihm verhört wurde, kam sie nun daher mit einem schönen Ring am Finger und erzählte mir, sie habe sich

heimlich mit ihm verlobt. Ich war ganz entsetzt. „Aber Kind", sagte ich zu ihr, „wissen Sie denn, wer der Mann ist, daß er einer der gefährlichsten und gefährdetsten Männer von Dachau ist? Sie wissen, daß das Ende kommt und daß sein Leben verwirkt ist, und da wollen Sie das Ihre an seines binden?" Es schien mir richtig, so schonungslos zu sprechen, denn ich wußte, daß sie den Mann nicht liebte, sie hatte überhaupt keine Ahnung, was Liebe war, und sie war nur geblendet von seiner Macht, war seiner Suggestion erlegen, wie das Karnickel dem Blick der Schlange, und geschmeichelt von dem Gedanken, daß ein so großer und mächtiger Mann ihr zu Füßen lag. „Ach Gott, er hat mir gesagt, er sei gar kein wirklicher Nazi, sie hätten ihn genau so zum Dienst eingezogen wie mich, und wir haben uns gerne, er ist auch aus Freiburg, wo ich herstamme. Er meint, ich solle mich nicht fürchten, und wenn, so würden wir eben zusammen sterben." Ich staunte über die Kaltblütigkeit, mit der dieser Massenmörder das Mädel belog, um sie für ein paar Wochen zu seiner Geliebten zu machen. Und ich mußte mir das zunutze machen, weil mir keine andere Wahl blieb. „Helfen Sie mir, daß ich aus der Sache mit dem Streik herauskomme", bat ich sie. Sie war dazu bereit aus Dankbarkeit für den kurierten Blasenkatarrh. Wenn er mir was täte, würde sie ihn nicht mehr anschauen, versicherte sie mir. Ich weiß nicht, ob das das ausschlaggebende Argument war oder ob das Material über mich nicht ausreichte und ich dem Mann doch zu unwichtig vorkam, jedenfalls tat er mir nichts.

Noch andere Umstände waren uns allen, die wir in die Sache verwickelt waren, günstig. Es ging ein Bericht über die ganze Angelegenheit nach Berlin ab, die Strafen sollten dort bestimmt werden. Man konnte damals rechnen, daß ein normaler Brief nach Berlin 6 Wochen brauchte, die Antwort ebenso lange. Der Gegenschlag gegen die Kesselringsche Winteroffensive hatte eingesetzt, es konnte noch so ausgehen, daß niemand da war, der ein Interesse daran hatte, den normalen Gang der Dinge zu beschleunigen, wir konnten hoffen, daß der Vorfall in dem allgemeinen Wirbel untergehen würde. Herr Bach hatte dieses Interesse offenbar nicht, und ich habe nie erfahren, was in Berlin über uns beschlossen wurde – Gott sei Dank.

Nun wurde es wieder etwas friedlicher bei uns, aber mit mir ging es rasch bergab. Der Gedanke an den Tod war mir in Auschwitz nicht fremd gewesen. Aber diesmal hatte es mich an der Wurzel gepackt. Vorher war ich innerlich ruhig gewesen, jetzt bemühte ich mich nur mehr, es zu scheinen. In Wahrheit war ich zutiefst unsicher geworden. Ich ließ mich hinreißen zu provozierenden Unvorsichtigkeiten, so aus der Einstellung heraus, jetzt sei ohnehin alles gleich, dann wieder quälte mich doch die Todesangst. Ich konnte nicht mehr schlafen, fast nichts mehr essen und dabei knurrte mein Magen und ich fiel fast um vor Schwäche. Als wir nach einem schweren Bombenangriff wieder aus dem Keller nach oben kamen – es waren dies die ersten Bombenangriffe, die ich erlebte –, da bemerkte ich, daß mein Puls unregelmäßig schlug und manchmal eine Geschwindigkeit bis zu 160 Schlägen in der Minute erreichte. Es hatte sich bei mir eine richtiggehende ausgewachsene Herzneurose entwickelt. Ich habe kapituliert vor dem Erlebnis des absoluten Ausgeliefertseins, dem Zustand der menschlichen Schwäche, der Unzulänglichkeit der Kameraden.

Und gerade damals hatte man das Gefühl, man müsse für das Ende gewappnet sein. Der Westwall war noch nicht durchbrochen, aber die Russen marschierten auf Berlin zu. Immer wieder stellte sich uns die bange Frage, in welcher Form würden wir den Schluß erleben, wie würden wir ihn überstehen? War ich imstande, mich von der Angst um mein persönliches Schicksal, die durch diese dumme Sache so akut geworden war, loszulösen, so bedrückte mich die Sorge um dasjenige, das uns alle erwartete und das ja auch viele Häftlinge im letzten Augenblick noch ereilt hat. Ich zweifelte nicht an dem letzten Vernichtungserlaß Himmlers, es war nur eines fraglich - würde er ausgeführt werden? Es hing dies von den einzelnen SS-Männern der mittleren Chargen ab, man mußte sich die Leute daraufhin anschauen. Unsere Aufseherinnen kamen bis auf wenige kaum in Betracht, die alten Männer von der Fabrikgarde auch nicht. Der Kommandant war im Grunde genommen ein gutmütiger Hypochonder, dem man es auch nicht zutrauen konnte. Tatsächlich erfuhr ich später, er habe den Auftrag gehabt, die Frauen in 30-km-Märschen nach Tirol zu führen und „wenn nötig, in den Inn zu stoßen", wobei ich allerdings nicht weiß, ob diese Version nicht nur ein Produkt der blühenden Häftlingsphantasie war. Aber etwas dergleichen kann schon vorgesehen gewesen sein. Jedenfalls führte er die Frauen nur bis Wolfratshausen, dort regnete es, er ließ sie in einer Scheune, zog sich Zivilkleider an und fuhr auf dem Fahrrad davon. Am nächsten Tag kamen die Franzosen. Gefährlicher schien mir sein Vertreter, ein Unterscharführer aus Berlin, ein „forscher Kerl" mit einer schrecklichen Schnauze, dem man alles zutrauen konnte, auch daß er die Frauen eiskalt niedermachte. Einmal sagte ich ihm auch, daß ich das von ihm befürchtete, worauf er mir antwortete: „Ihr Blut ist mir viel zu dreckig, als daß ich mir meine Hände damit besudeln wollte, wenn wir siegen. Und etwas anderes als ein Sieg kommt ja nicht in Frage". Das mit dem zu dreckigen Blut klang tröstlich für den Fall des Sieges - aber wenn doch etwas anderes in Frage kam? Ich bat meine schöne junge Freundin, sie solle sich über den Mann bei Bach beschweren, daß er ihr nachstelle und sie mit Liebesanträgen verfolge. Ich tat ihm Unrecht, er war ein treuer Ehemann. Aber Herr Bach war so eifersüchtig, wie ich es erwartet hatte, und 14 Tage später war der Bursche an die Front versetzt. Nach unserer Befreiung in Dachau wollte ich mich der Kleinen dankbar erweisen und erkundigte mich nach ihrem Schicksal in der Absicht, wenn nötig, für sie auszusagen. Man erzählte mir, Bach habe sich in ihrem Zimmer versteckt (er hatte sie inzwischen in das Büro nach Dachau genommen) und sei, als die Amerikaner bei der Türe hereinkamen, beim Fenster hinausgesprungen. Bei der sich dabei entwickelnden Schießerei sei sie umgekommen. Ich konnte nicht nachprüfen, ob das wahr war, es wurde damals viel erzählt und nicht alles stimmte, vielleicht handelte es sich auch schon um eine andere Freundin die-

ses Herrn, aber es wäre nicht unmöglich. So wäre Herrn Bachs letzter Mord noch der an diesem strahlenden jungen Geschöpf gewesen, das nicht geahnt hatte, was es tat.
Aber diese Vorbereitungen genügten nicht. Auch bei einem weniger dramatischen Ende bestand die Gefahr, daß die Frauen, vielleicht plötzlich von der SS alleine gelassen, wie eine aufgeregte Hühnerschar herumschwirren, ein Teil die restlichen Eßvorräte plündern, ein anderer vielleicht sinnlos in die Straßenkämpfe hineinlaufen würde. Niemand konnte die möglichen Situationen vorhersehen und alles konnte darauf ankommen, daß ein paar besonnene Frauen das Ruder ergriffen und Ruhe hielten, vielleicht die Versorgung während ein paar kritischer Tage sicherten. Zwar hielt ich es für nötig, eine Organisation unter den Häftlingen aufzubauen, die dann in Funktion treten könnte, aber ich konnte es mir nicht mehr leisten, das zu unternehmen. Ich sprach mit ein paar intelligenten Frauen darüber und entwickelte ihnen meinen Plan, bat sie, in jedem Teil des Hauses einige verläßliche Vertrauensleute aufzustellen und zu informieren, aber ich mußte mich von jeder aktiven Beteiligung daran ausschließen.
Nicht, daß ich nicht mehr wollte. Bei ruhiger Überlegung hatte ich mir sogar gesagt, daß durch die Art, wie es mir gelungen war, mich anscheinend doch so einigermaßen aus der Schlinge zu ziehen, diejenigen nachträglich gerechtfertigt waren, die gemeint hatten, ich als die einzige Deutsche könnte am ehesten in die Bresche springen, denn den anderen wären meine Möglichkeiten ja nicht offen gestanden. Das änderte allerdings nichts daran, daß sie mich dann zumindest hätten ins Vertrauen ziehen, mich um meine Mitwirkung bitten müssen. Ich wäre die letzte gewesen, die sich geweigert hätte, etwa zum Kommandanten zu gehen und irgend etwas von einem Mißverständnis wegen der fehlenden Kalorien zu murmeln. Es hätte den gleichen Effekt gehabt und mich unendlich weniger gefährdet. Nichts gab ihnen das Recht, mich hinter meinem Rücken einfach preiszugeben. Aber schließlich war das vorbei und es hatte keinen Sinn, dem nachzuhängen. Nur waren mir die Hände gebunden, denn ich hatte das schlimmste Verbrechen begangen, das man in der Wehrmacht und im KZ begehen konnte, ich war aufgefallen. Man hatte einen Spitzel zu uns geschickt, ein Mädchen, das behauptete, aus dem Elsaß zu stammen, einen Koffer mit Privatkleidern bei sich hatte, Studentin der Medizin und die Nichte des Generals de Gaulle zu sein vorgab. Zufällig kannte eine Französin in unserem Kommando die wirkliche Nichte des Generals, Geneviève de Gaulle, die tatsächlich im KZ Ravensbrück festgehalten wurde, und so war uns vom ersten Tag an klar, daß meine neue Gehilfin im Revier ein Spitzel war, man hätte es ihr auch sonst auf 10 km angemerkt. Ich behandelte sie wie ein rohes Ei, aber ich war bei jedem meiner Worte und jeder Handlung beobachtet und gehemmt. Einmal sagte ich ihr auf den Kopf zu: „Wissen Sie, ich habe Sie eigentlich für einen Spitzel gehalten“, weil ich ihre Reaktion darauf sehen wollte. Sie antwortete: „Ehrlichkeit gegen Ehrlichkeit, man hat mich tatsächlich beauftragt, Sie zu beob-

achten und darüber zu berichten. Ich war NN (Nacht und Nebel)[5]-Häftling und sollte in ein verschärftes Straflager kommen, da erklärte ich mich einverstanden. Aber Sie können beruhigt sein, ich werde nie etwas berichten, was Ihnen schaden könnte, denn ich könnte es nie verantworten, die Mutter eines Kindes ins Unglück zu bringen, und außerdem habe ich Sie sehr lieb." Dabei legte sie den Arm um meinen Hals und küßte mich - und ich kannte den Text der Aussagen, die sie bei der politischen Leitung gegen mich gemacht hatte.

Die Zeit drängte. Die Freunde bemühten sich, ein Netz verläßlicher Vertrauenspersonen zu schaffen, aber sie waren zu wenig skeptisch und gerieten an einen zweiten Spitzel, eine jugoslawische Prostituierte, die auch das wieder verriet. Es gab Untersuchungen und Verhöre, wieder versuchte man, mich hineinzuziehen, wieder konnte man mir nichts nachweisen, denn meine Leute schwiegen eisern. Aber wieder war mein Name gefallen und es wurde immer unbehaglicher für mich. Ich sah, daß ich mich nicht würde halten können, früher oder später mußte ich ja doch hereinfallen, und wenn es nur bei einer Kleinigkeit war, und zudem fühlte ich mich immer mehr krank, um Jahre gealtert und nahe einem nervösen Zusammenbruch.

Hätte man mir einmal gesagt, ich würde die Hebel in Bewegung setzen, um in das KZ Dachau hinein zu kommen, weil mir das als die einzige Rettung erschien, so hätte ich den, der das sagte, für einen Verrückten gehalten. Tatsächlich aber war es so. Ich hatte dort Freunde, alte Wiener Sozialdemokraten, die die wichtigsten Posten im Revier besetzt hatten. Der Reviercapo, der Küchenchef, der Apotheker, das alles waren österreichische Genossen, und ich ließ sie durch jeden, der nach Dachau ging, anflehen, sie möchten mich dorthin holen. Man hatte inzwischen in Dachau selbst ein kleines Revier für die Frauen, die aus den 3 Frauen-Außenkommandos kamen, errichtet. Typhuskranke, Tuberkulose, Patientinnen, bei denen eine Operation erforderlich war, sie alle wurden dort untergebracht. In der äußersten Ecke des Lagers, neben der Desinfektionsbaracke, waren ein paar Räume mit Zentralheizung und einem Badezimmer, die wurden von den Männern für uns mit ungeahntem Komfort ausgestattet. Es war eine richtige, nette kleine Fünfzimmerwohnung, wie eine Oase in der Wüste. Dorthin mich verkriechen zu können schien mir die einzige Rettung; für die Sicherheit, die dieser Winkel mir zu bieten schien, nahm ich sogar den elektrischen Draht wieder in Kauf. Und schließlich fielen ja hier auch die Bombenangriffe fort.

Ich bat, mich als Ärztin dorthin zu versetzen - vergeblich. Schließlich meldete ich mich krank, ich war es ja auch, und es war kein Arzt weit und breit, der mir das Gegenteil beweisen konnte. Ich legte mich zu Bett und bat, mich

---

[5] „Nacht- und Nebel-Erlaß" hieß die Verfügung vom Dezember 1941, nach der Widerstandskämpfer und Verdächtige aus den besetzten Gebieten inhaftiert wurden. Zur Abschreckung gehörte, daß die Angehörigen nichts über den Verbleib der Verhafteten erfahren sollten.

entweder dem Lagerarzt vorführen zu lassen, oder ihn zu bitten, nach München zu kommen. In normalen Zeiten hätte ich wohl kaum Glück gehabt, aber damals, Mitte Februar 1945, hatten die Leute im Grunde genommen den gleichen Wunsch wie ich - sie wollten in Ruhe gelassen werden. Ich war ihnen unbequem und es schien ihnen am besten, mich einfach abzuschieben. Zwar hatte der Kommandant mir noch an einem Abend voll Wut versichert: „Und wenn Sie sich auf den Kopf stellen, Sie kommen nicht nach Dachau", aber - hatten meine österreichischen Freunde für mich gearbeitet oder hatte der Lagerarzt mich als Ärztin unter seine Fittiche genommen, oder hatte mein blonder Schutzengel noch einmal bei Bach interveniert, ich weiß es nicht. Jedenfalls erschien am nächsten Tag der SDG mit dem Sanitätsauto und holte mich ab in das Dachauer Frauenrevier - die letzte Station meiner KZ-Laufbahn.

Die letzten Wochen

Im KZ wurde dauernd improvisiert, man hatte manchmal das Gefühl, die Leute lebten von einer Improvisation zur anderen. Der erste Ileus (Darmverschlingung) in unserem Kommando war noch in ein allgemeines Krankenhaus in München geschafft worden, aber da man grundsätzlich KZ-Häftlinge im Lager selbst behandeln wollte, wurden später solche akuten Operationsfälle einfach in Dachau eingeliefert und dort in einem Zimmer eines Männerblocks untergebracht. Das war auf die Dauer nicht recht möglich und so richtete der Lagerarzt das kleine Frauenrevier ein. Eine junge Aufseherin beaufsichtigte uns tagsüber und wir durften in einem winzigen Hof spazieren gehen, der wieder durch einen besonderen Draht vom übrigen Lager abgetrennt war. Wir hatten also sozusagen ein kleines KZ noch innerhalb des KZ und oft empfand ich dieses Beschränktsein auf den allerkleinsten Raum und auf die wenigen Menschen im Gegensatz zu Auschwitz doch sehr drückend. Aber die Trennung war nicht sehr hermetisch, wir gingen in das Männerlager zum Zahnarzt, zur Bestrahlung, und umgekehrt konnten die Ärzte, ein Pfleger, der die Schlüssel hatte, und die Essensträger zu uns kommen. Es kam auch sonst Besuch, wenn die Aufseherin nicht da war etwas mehr, wenn sie da war etwas weniger, sie nahm aber ihr Amt nicht allzu ernst. Es ging uns nichts ab, wir hatten genügend und auch besseres Essen, jede Nation, die Rot-Kreuz-Pakete erhielt, spendete ein paar für die Frauen, niemand hungerte, niemand fror. Aus der Kleiderkammer, in die man einen großen Teil der Auschwitzer jüdischen Effekten gebracht hatte, organisierten Männer Kleider und Mäntel für uns, und es begann ein fröhliches Anprobieren und Schneidern. Ich glaube nicht, daß viele Frauen in Deutschland sich um diese Zeit mit solchen Sachen beschäftigten. Um uns krachten die Bomben, kaum ein Tag verging ohne einen Angriff auf München oder den nahen Schleißheimer Flugplatz. Im Lager herrschte noch die furchtbare Fleckfieberepidemie, die allerdings auch auf den Frauenblock übergriff und ein Todesopfer unter den Frauen forderte, schon begannen die Transporte der Häftlinge aus den westlich und nördlich gelegenen evakuierten Lagern hereinzuströmen, es wurde immer voller bei den Männern. Der Lagerleitung und der Häftlinge hatte sich gleichermaßen eine unheimliche Nervosität bemächtigt. Man verschlang die Zeitungen, der Durchbruch an der Urft war gelungen, der Westwall überrannt, nun war es also wahr: Aber noch drangen die Nachrichten wie aus weiter Ferne zu uns, ebenso wie die Nachrichten über die Vorgänge im Männerlager. Wir wußten, daß die SS angefangen hatte, Häftlinge in größerer Zahl aufzuknüpfen oder sonst zu beseitigen, andere wieder zu entlassen, d.h. zur Wehrmacht zu überstellen, daß sie beriet, was im Ernstfall zu machen sei, aber all das sickerte nur gelegentlich bei uns durch, die Männer wollten es uns absichtlich nicht erzählen. Einer sagte zu mir: „Als die Mädchen vom Bordell nach Dachau kamen, da beschlossen wir, sie zu boykottieren, kein anständiger politischer Häftling ging zu ihnen hin. Aber als Ihr kamt und als wir zum ersten Mal wieder richtige Frauen in unserer Nähe wußten, da waren wir glücklich." Sie kamen zu uns, um mit uns zu plaudern und um für kurze Viertelstunden die Todesangst, in der sie schwebten, zu vergessen. Da wollten sie nicht von dem sprechen, was ihre Gedanken allein erfüllte, sie wollten uns nicht beunruhigen und wollten so tun, als gäbe es noch für uns alle ein normales Leben mit normalen Interessen, Freundschaft und Liebe.

Bei einem großen Teil der Frauen erreichten sie durch diese Atmosphäre der Fürsorge und des Verschweigens tatsächlich ein unglaubliches Maß von Beruhigung. Diese Frauen und Mädchen hatten das Gefühl, bei ihren männlichen Kameraden in guter Hut zu sein. Als ich wieder einmal sehr deprimiert war, fragte mich eine ältere Holländerin, warum? Ich erwiderte ihr, daß ich nicht glauben könnte, die SS würde uns am Leben lassen, und ich sähe keine Möglichkeit, sich zu wehren oder zu entkommen. Sie meinte, das sei Unsinn, „so etwas könne es doch nicht geben, man könne doch nicht so viele Tausend Menschen einfach umbringen." Es war erstaunlich, daß sie noch immer nicht wußte, was nicht „man", aber wohl die SS könnte. „Es werde sicher ganz friedlich zugehen, die Amerikaner würden kommen, man würde ihnen das Lager übergeben und das Rote-Kreuz würde uns nach Hause führen." Es klang ganz einfach, sie hielt das für das Selbstverständlichste der Welt, und als es dann tatsächlich etwa so ruhig vor sich ging, sagte sie nach der Befreiung ganz naiv zu mir: „Sehen Sie, wozu haben Sie sich so geängstigt!", und ahnte auch nachher gar nicht recht, welcher Kelch an ihr vorbeigegangen war und daß nur der Mut und die Tatkraft unserer männlichen Mithäftlinge die Katastrophe von uns abgewendet hatten. Wohl ihr, denn sie hat sich in jenen Tagen viel erspart und es war ja auch gar nicht nötig, daß sie wußte, was eintreten könnte. Die meisten Häftlinge und schon gar wir Frauen waren ja ohnehin zur vollsten Passivität verurteilt. Und Dank den Männern, die sich für unsere Rettung opferten.

Es war ein merkwürdiges Idyll. Diese 25 Frauen, die nach langer Zeit wieder Frauen sein konnten, bildeten eine einander freundschaftlich verbundene Gemeinschaft, weit weniger nervös und hysteriegeladen, als Frauen in Gruppen sonst sind, denn jede hatte einen Mann, der besonders für sie sorgte und dem sie mehr oder minder eng verbunden war. Sie ruhten sich aus von den physischen und psychischen Strapazen der vergangenen Jahre, wer wirklich krank war, wurde gut gepflegt, die anderen erholten sich bloß und sie alle freuten sich wieder an den Dingen, an denen sie sich früher, im privaten Leben gefreut hatten, lachten und scherzten. Und sie schwebten in einer Todesgefahr wie vielleicht nie zuvor.
Ich selbst konnte den Gedanken an diese Gefahr nie völlig beiseite schieben, aber auch ich konnte mich dieser freundlichen Atmosphäre nicht völlig entziehen. Ich nähte mir einen himmelblauen Luftanzug für das Sonnenbad, studierte in einem Band Neurologie und las wieder einmal Goethes Wahlverwandtschaften und seine frühen Gedichte. Erst allerdings war ich total erschöpft auf mein Bett gesunken und hatte fast nur geschlafen. Langsam konnte ich auch wieder essen. Mein Puls wurde wieder normal. In der ersten Zeit beherrschte mich noch die Unruhe, ob es bei dieser Lösung meiner Angelegenheit bleiben oder ob doch noch eine Strafverfügung aus Berlin auf mein Haupt herniedersausen würde. Ich erfuhr dann, daß man in Dachau selbst noch beschlossen hatte, mich mit den 3 Frauen, die den Streik begonnen hatten, und mit noch einigen anderen arbeitsunfähigen Kranken nach Belsen zu überstellen, aber die Aufseherin beruhigte mich gleichzeitig: „Es wird nichts mehr aus diesem Transport, die Bahnen sind verstopft, wir kommen nicht mehr durch." So blieben wir also da und meine kleine Affäre ging zu meinem Glück restlos unter in dem Wirbel der Ereignisse, die Leute hatten nun doch anderes im Kopf, als sich um unsere Bestrafung zu kümmern. Mich hätte schließlich auch Belsen nicht mehr geschreckt, die 4 Wochen hätte ich dort auch noch überstanden. Nebenbei ahnte ich nicht, wie Belsen war. In Auschwitz hatte man uns gesagt, es sei ein „wesentlich besseres Lager", in dem man jüdische Staatsangehörige neutraler Staaten, vor allem Südamerikas, untergebracht habe. Schwangere Frauen, die vor der Entbindung standen, sollten aus unserem Münchner Kommando ebenfalls nach Belsen gebracht werden, „weil dort sehr gut für sie vorgesorgt sei". Da uns Auschwitz immer als der Gipfelpunkt des überhaupt möglichen Grauens erschienen war, wollten wir nur zu gerne glauben, daß es woanders doch wenigstens etwas besser sei, und es gab Sanitätspersonal, das sich freiwillig nach Belsen meldete. Ich bin nicht einmal sicher, daß die SS-Leute, die uns dieses Märchen von Belsen erzählten, nicht selbst daran glaubten. So wie sie in Berlin und überhaupt allen Außenstehenden versicherten, in Auschwitz sei alles in Ordnung, die Häftlingsbaracken würden ständig ausgebaut, es stünden viele Tausende von Krankenbetten zur Verfügung, Rasenflächen mit Blumenbeeten würden angelegt und eine Häftlingskapelle gäbe wöchentlich Konzerte, genau so renommierte wahrscheinlich die Lagerleitung von Belsen,

und manche von der SS in Auschwitz meinten wohl, nur sie könnten so lügen und vielleicht stimmte es dort doch und die Blumenbeete, die es ja in den meisten Lagern wirklich gab, wären dort wirklich das bestimmende Merkmal des KZ. Und wir Häftlinge strichen zwar 90% von dem, was man uns vorerzählte, aber die restlichen 10% hielten wir doch nicht für unmöglich und so fielen wir immer wieder herein.

Eines Tages kam dann Herr Bach noch einmal in unser Revier, er machte damals auch wieder der jungen Aufseherin, die bei uns Dienst hatte, den Hof. Als er mich sah, tat er erstaunt und fragte: „Ach, Sie sind hier, was fehlt Ihnen denn? Sie sind wohl nervenkrank?“ Ich bejahte. Dann fuhr er fort: „Eines sage ich Ihnen, dieses Mal sind Sie noch davongekommen, aber ich rate Ihnen gut, ich will Ihren Namen nicht mehr hören, ein zweites Mal lasse ich Sie nicht laufen. Warum haben Sie denn überhaupt so einen Unsinn gemacht? Gerade jetzt hatten Sie die besten Aussichten, entlassen zu werden!“ Natürlich, gerade jetzt, und jetzt konnte es „bedauerlicherweise“ wegen dieser Geschichte nicht geschehen. Ich sagte: „Nein, Herr Vernehmungsführer, ich weiß genau, wer jetzt noch entlassen wird und wer nicht und ich weiß, daß Leute meines Schlages vor Kriegsende nicht entlassen werden, und nachher werden wir ja jedenfalls frei.“ „Sie irren sich“, erwiderte er schneidend, „ Leute Ihres Schlages und mit Ihrer Einstellung werden 10 Jahre nach Kriegsende auch noch im KZ sitzen.“ Nun konnte ich mich eines leisen Lächelns doch nicht erwehren. „Herr Vernehmungsführer, das riskiere ich,“ antwortete ich ganz bescheiden. Die alliierten Truppen standen damals schon am Rhein. Er sah mich an, biß sich auf die Lippen, machte kehrt und ging. Das war mein letztes Zusammentreffen mit diesem Herrn. Da ich aber doch noch recht nervös war, so fragte ich nun wieder unsere Aufseherin, ob er mich wohl wirklich hier in Ruhe lassen würde. „Sie können unbesorgt sein, Bach tut Ihnen nichts.“ Ich war skeptisch, denn offenbar war doch seine Liebschaft mit der schönen Blondine schon zu Ende. „Warum glauben Sie das?“, forschte ich weiter. „Sie imponieren ihm“, war die Antwort, die mich erstaunte, denn ich hatte eigentlich gemeint, daß er mich, wie alle Frauen, nicht ganz ernst nahm.

In dem Maße, als ich mich wieder unwichtig und beruhigt fühlte, lebte ich auf, der ungeheueren Spannung des bevorstehenden Endes entgegen. Ende März kam ein Erlaß der Lagerleitung heraus, der mit einem Schlag alle bisher im Lager gestatteten Zeitungen verbot und bestimmte, daß sich kein Häftling mehr unbeaufsichtigt in einem Raum mit einem Radioapparat aufhalten durfte. Wir strahlten und natürlich bekamen die Männer durch ihre Verbindungen doch alle Nachrichten. Unsere Sorge war, ob es jetzt endlich in einem gehen oder ob der Rhein noch einmal ein etwas länger dauerndes Hindernis bilden würde. Als der Übergang bei Remagen gemeldet wurde, jubelten wir. Ich war auch hier wieder die einzige mit dem deutschen Winkel unter Holländerinnen und Polinnen. Es ist ein merkwürdiges Gefühl, jubeln zu müssen, wenn der Krieg in das eigene Land kommt. Meiner Heimat Wien näherten sich die Russen, in Düsseldorf war die Familie meines Gatten zu Hause. Ich beneidete meine Mithäftlinge, in deren Freudenbecher kein bitterer Wermutstropfen fiel.

In dieser Zeit sah ich nicht viele SS-Leute. Einmal nachts wurde eine große Waffensuche in den Häftlingsbaracken veranstaltet, man befürchtete offenbar einen Aufstand im Lager und wußte von der Verbindung der Männer mit der Außenwelt. Eine Unzahl von Gerüchten zirkulierten im Lager und sickerten teilweise zu uns durch. Sie konzentrierten sich wieder um die drei Hauptmöglichkeiten: Vernichtung, Evakuierung, Übergabe. Die Dänen und Norweger waren in großen weißen Autobussen vom Schwedischen Roten-Kreuz abgeholt worden, es schien uns kaum glaublich, daß sie wirklich losfuhren, und viele knüpften ihre Hoffnungen an dieses Ereignis, das wohl nur durch die Bemühung der Nazis um schwedische Vermittlung zustande kam[6]. Wir hörten von einer Konferenz führender Lagerfunktionäre in Dachau, nachdem die Verbindung nach Berlin unterbrochen war. Einer hatte den Vorschlag zur Vernichtung gemacht, angeblich sei er mit 18 zu 7 Stimmen abgelehnt worden. Aber die 7 hätten wohl genügt, ihn in die Tat umzusetzen, und es war nicht anzunehmen, daß sie sich als Demokraten der Mehrheit fügen würden. Martin Weiss war Lagerkommandant geworden[7], das hatte beruhigt, denn er galt als der Mann, der 1942 die Verhältnisse dort verbessert hatte. Eine Lagerpolizei aus „verläßlichen" Häftlingen, d.h. aus solchen, auf die die Lagerleitung sich mit mehr oder minder Recht meinte verlassen zu können, wurde aufgestellt. Die Häftlinge schufen inzwischen ihren eigenen Apparat zur Übernahme der Macht im Lager. Da, ein neuer Schlag, Himmler war nach München gekommen, um die Verteidigung der Stadt zu übernehmen[8], wir waren in Reichweite seiner Macht. Die Männer brachten uns eine Spitzhacke, mit der wollten die 10 Freunde, die den Schutz unserer Frauenbaracke übernommen hatten, eine Mauer zu einem Keller durchbrechen, unter dessen dicker Betondecke wir sicher sein sollten. Wäre das Revier, wie beabsichtigt, durch Flammenwerfer vernichtet worden, so wären wir wahrscheinlich in diesem Keller erstickt.

Ich unterhielt mich öfters mit einem Wiener Ingenieur, der das Tor unseres Hofes bewachte, über unsere Chancen: „Mein Gott," sagte er ganz richtig, „es wird halt darauf ankommen, ob die feigen Hunde siegen oder die mutigen."

---

[6] Ab März 1945 hatte das Internationale Rote Kreuz die Erlaubnis, Lebensmittelpakete direkt an KL-Häftlinge in Deutschland zu verteilen. In bescheidenem Umfang konnten die LKWs auf der Rückfahrt in die Schweiz auch schon zur Repatriierung Gefangener verwendet werden. Die Aktion des schwedischen Roten Kreuzes zugunsten der Dänen und Norweger fand parallel statt.

[7] Martin Gottfried Weiss war 1942/43 Kommandant des Konzentrationslagers Dachau. 1944/45 war er Chef der Amtsgruppe D im SS-Wirtschaftsverwaltungshauptamt. Letzter Kommandant des Lagers Dachau war Eduard Weiter.

[8] Das war ein Gerücht; Himmler befand sich am Kriegsende in Norddeutschland.

Wien war befreit, die neue österreichische Regierung gebildet, die Angloamerikaner hatten sich mit den russischen Truppen vereinigt - wie viele Tage noch?

Ich sprach manchmal mit der Aufseherin über das Ende des Krieges. Es war ein junges, derbes, aber ganz hübsches und frisches Ding, ein typisches Produkt des BdM[9], ihr Vater ein Münchner Kaufmann und anscheinend recht vorsichtiger Herr. „Wissen Sie, von Politik verstehe ich nicht viel," sagte sie zu mir, „aber wie wir einmal mit unseren Fahrrädern in der Nähe der Münchner Wohnung des Führers anhielten und er gerade herauskam, ein paar Worte mit uns sprach und jeder einzelnen von uns die Hand schüttelte und uns ansah mit seinen blitzenden Augen, das war herrlich!" Sie war zusammen mit einer Freundin Aufseherin geworden, weil sie ein Inserat im Völkischen Beobachter gelesen hatte: „Gesunde Frauen und Mädchen zur Beaufsichtigung ausländischer Arbeitskräfte gesucht." Da hatten die beiden gemeint, das könne nicht so anstrengend sein und wäre jedenfalls besser, als eine Dienstverpflichtung in einer Fabrik. Sie hatten sich gemeldet, waren untersucht worden und man hatte ihnen gesagt, sie müßten Uniform tragen und einen Ausbildungskurs in Mecklenburg machen. Es stellte sich heraus, daß Mecklenburg das KZ Ravensbrück war und die Uniform eine SS-Uniform. Sie waren nicht sehr begeistert, machten sich aber nichts daraus. Nur setzte der Vater alles in Bewegung, sie von den schrecklichen Preußen in Ravensbrück weg wenigstens in seine Nähe zu den heimischen Greueln nach Dachau zu bringen.

Ihr Weg zu unserem Frauenblock führte sie an den Fleckfieberleichen vorbei, die im Männer-Revier auf der Erde lagen, es begegneten ihr die Kranken, die in die Ambulanz wankten und krochen, die lebenden Skelette, und sie war entsetzt. Sie bekam Kontakt mit Häftlingen. „Wissen Sie", sagte sie zu mir, „mir hat man gesagt, es sei zwar schlimm in Dachau, doch es wären nur Verbrecher und asoziale Elemente dort. Aber wenn ich Euch so sehe, Ihr seid doch alle ganz nett, sogar die Polen, ganz nette, feine Leute." Sie staunte ehrlich. Ich fragte sie - damals kämpfte man noch vor dem Westwall - was sie meinte, wie es wohl mit dem Krieg weiter gehen würde?" „Der Führer hat uns versprochen, er hat noch eine neue Waffe, die muß jetzt wohl bald kommen." Es war interessant zu sehen, wie lange sie sich dabei beruhigte. Es hielt solange an, als die Alliierten lediglich Gebiete in Deutschland eingenommen hatten, die sie nicht persönlich kannte. Dann plötzlich, als Frankfurt am Main erreicht war, merkte sie auf. Da war sie gewesen, in der nächsten kleinen Stadt lebte eine Großtante von ihr. Da hatte sie einmal ihre Ferien verlebt. Sie konnte sich das Haus der alten Frau am Hauptplatz vorstellen, dem Rathaus gegenüber. Von dessen Turm würde nun also die amerikanische Flagge wehen, und wenn die Großtante aus dem Fenster sah, erblickte sie

---

[9] Der Bund Deutscher Mädel (BDM) war die Organisation der weiblichen Hitlerjugend.

den amerikanischen Posten davor. Nun war es also Realität für sie geworden - der Feind war im Reich. Bis dahin war es eine Angelegenheit der großen Politik, der Männer, die der Führer schon in Ordnung bringen würde. Nun ging es sie selbst an. „Nein," sagte sie mit Tränen in den Augen, „nein, das hätte der Führer nicht machen dürfen." „Was hätte er nicht machen dürfen?" „Sagen, daß er noch was hat, wenn es gar nicht wahr ist und er hat gar nichts. Denn jetzt müßte er es doch schon anwenden." Warum eigentlich gerade jetzt? Hätte ihre Großtante in Stalingrad oder in Rom, in Posen oder Aachen gewohnt, so wäre sie jeweils entsprechend früher drauf gekommen, aber so hatte es bis Frankfurt am Main vorgehalten. „Und was meinen Sie jetzt?", fragte ich sie weiter. Sie war schnell getröstet. „Ach, mein Gott, zur Abwechslung einmal ein amerikanischer Offizier wär' auch nicht schlecht!" Ich wußte nicht, sollte ich mich über sie entsetzen oder sollte ich lachen und mich freuen über ihren gesunden Instinkt, den auch der BdM nicht unterkriegen konnte. Da hatte man diesen Kindern jahrelang in der Schule und in den Jugendorganisationen, in Zeitungen, Theater und Film erzählt von der Ehre des deutschen Weibes, Gefährtin des deutschen Helden zu sein, da hatten sie geschwärmt für die Mannen des Führers und ihre Uniformen. Sie hatten sich dazu hergegeben, Henkerdienste für ihn zu tun und sie haßten den schnöden Yankee, der sein herrliches Werk bedrohte, und während noch das eine Auge naß war von der letzten Träne um ihn, sagten sie sich schon mit Recht, daß diese Amerikaner hübsche, fröhliche Burschen wären, mit denen man ebensogut tanzen und flirten konnte wie mit den SS-Offizieren und daß sie persönlich gar keinen Grund hatten, es nicht zu tun, denn all die Geschichten von Deutschtum und Heroismus waren an ihrem Ohr vorbeigerauscht als etwas, was überhaupt nicht zu ihrem Leben gehörte. Es hat wahrscheinlich noch nie in Deutschland so wenig wirklich politisch motivierte Menschen gegeben wie unter dem Nationalsozialismus.
Nun also schwenkte dieses Mädel radikal um. Sie nahm Verbindung mit englischen Kriegsgefangenen im Lager auf - es waren 7 Offiziere da, die wohl für das Secret Service gearbeitet hatten -, verliebte sich in den einen, verriet den genauen Evakuierungsplan mit der vorgesehenen Marschroute und noch verschiedene andere Details, machte sich erbötig, einigen Funktionären zur Flucht zu verhelfen. Ihr Vater schrieb an einen holländischen Häftling, zu dem sie besonderes Vertrauen hatte, einen Brief, in dem er versicherte, seine Tochter sei völlig unschuldig und er möge sie doch um Gottes willen unter seinen Schutz nehmen. Als wir zum ersten Mal Kanonendonner von der sich nähernden Front hörten, umarmte sie mich und rief: „Sie kommen, sie kommen! ..." Ganz zuletzt bat sie ihren holländischen Freund, wir sollten ihr Häftlingskleider geben und sie bei uns verstecken. Er schlug es uns vor, und ich war wenig entzückt von dieser Idee, ich fand es ein bißchen zu viel des Guten für dieses Umschwenken in letzter Stunde. Gewiß war es bei ihr nicht nur reiner Opportunismus. Sie hatte ja wirklich schon die ganze Zeit über ein bißchen ein schlechtes Gewissen gehabt und es nur abgeschoben, nun brach

es sich Bahn, und mit dem Impuls ihrer 20 Jahre trug sie ihm Rechnung und wollte das Versäumte nachholen und es gut machen.
Wir hatten unter uns eine Patientin, eine slowakische Jüdin, eine Schizophrene im fortgeschrittenen Stadium dieser Krankheit, mit deutlichem Zerfall der Persönlichkeit und beginnender Verblödung. Man hatte ihr, auch wieder so ein Widersinn, wie er nur im KZ möglich war, in unserer Baracke ein Einzelzimmer mit Fließwasser gegeben - wie beneidete ich sie darum - und dort stand sie den ganzen Tag am vergitterten Fenster und sang die ersten Zeilen eines jüdischen Liebesliedes. Jedesmal, wenn der Lagerarzt zur Inspektion kam, zuckte er die Achseln. „Was soll ich mit der machen?", seufzte er. Schließlich beschloß er, man solle eine Cardiazolschockkur bei ihr versuchen, obwohl es in diesem Stadium ihrer Krankheit schon kaum mehr einen Sinn hatte und schade um das Cardiazol war, das die Fleckfieberpatienten dringend benötigten. Dreimal wurde sie geschockt, dann ließ man sie abholen und umbringen. Wir hatten anderes erlebt und andere Sorgen, als daß wir uns gerade darüber noch hätten besonders aufregen können. Aber als die Aufseherin dies erfuhr, fing sie bitterlich zu weinen an und stieß nur immer hervor: „Das ist ja schrecklich, das ist ja schrecklich!" Sie konnte nicht verstehen, daß wir nicht mehr erschüttert waren. Schließlich tat sie mir beinahe leid und ich strich ihr leicht über den Kopf. „Sie sind ein armes dummes Mädel," sagte ich zu ihr und sie sah mich dankbar an. Das hinderte sie aber nicht, als ich sie am nächsten Morgen bat, mich zur Diathermie zu führen, im Vollbewußtsein ihrer Position und Autorität es abzuschlagen mit der Begründung: „Nein, dort unterhalten Sie sich doch nur mit dem französischen Arzt, und ich kann Sie nicht verstehen, daß paßt mir nicht."
Aber ich war ihr nicht weiter böse, hätte ihr bestimmt nie etwas getan und wünschte ihr weiter nichts Schlechtes, nur die Häftlingskleider waren mir etwas zu gut für sie. Doch es kam nicht mehr dazu.
Zunächst kamen noch nicht die Amerikaner, sondern die Flüchtlingstransporte aus den evakuierten Lagern in großen Massen. Zu vielen Tausenden kamen sie, für die kein Raum und kein Essen da war, völlig erschöpft von tagelangen Märschen, praktisch ohne jede Nahrung, in Lumpen, mit Holzschuhen oder barfuß, die Füße von Blasen und eiternden Wunden bedeckt. Sie lagerten zum Teil im Freien, erbrachen die Suppe, die man ihnen brachte und starben in Massen. Ich war von Auschwitz her viel gewohnt, aber ich habe auch dort kaum je etwas gesehen wie diese Häftlinge, die man gänzlich sinnlos noch von einem Lager ins andere getrieben hatte. Auch ein paar hundert Frauen kamen, die in dem ehemaligen Bordell untergebracht wurden, nachdem man dessen Insassinnen schon früher in mein altes Münchener Kommando evakuiert hatte. Es ging wild zu in diesen Tagen, keiner wußte, ob er am nächsten Tag noch leben würde, und die Ankunft dieser gesunden Frauen - bei uns waren doch kranke - erregte die Männer sehr.
Da hieß es „Evakuierung", alle Männer sollten weg bis auf die Kranken. Es waren immerhin 7000 nicht transportfähige Kranke im Revier. Nein, nicht

alle Männer, nur die Deutschen und die Russen. Ich hatte einen guten Freund, Arzt, Offizier der Roten Armee, der aus einem Stalag[10] geflüchtet und dann nach Dachau gebracht worden war. Er war, wie ich, ein großer Verehrer der französischen Sprache. Wir saßen zusammen auf dem Rand der Badewanne in unserem Revier, lauschten dem Kanonendonner, lasen in einem Gedichtband von Baudelaire und waren einander sehr nahe. Nun sollte er gehen. In ein neues Lager im Oetztal sollten diese Menschen noch verschleppt werden, wohl als Geiseln. Ich kannte das Gebiet vom Skifahren und zeichnete ihm einen Lageplan auf, wie er über die Berge in das benachbarte Gschnitztal zu befreundeten Bauern entkommen könnte. Die Transporte wurden zum Abmarsch auf dem Appellplatz aufgestellt, aber die Hälfte der Leute lief wieder davon und versteckte sich in den Blocks. Die Lagerdisziplin war schon ziemlich zusammengebrochen und auch ein Teil der SS zeigte keinen Eifer mehr. Auch mein Freund entkam, konnte sich verstecken und mir Nachricht geben, daß er in Sicherheit war. Die Häftlingsfunktionäre und ein Teil der SS sabotierten die Evakuierung, sie wäre vollzählig auch kaum mehr möglich gewesen. Immerhin, etwa 8000 Menschen wurden noch auf den später so genannten Todesmarsch gehetzt, von denen die meisten umkamen. Der Rest blieb im Lager.

Wir Frauen erfuhren das alles nur unvollständig und bruchstückweise. Ich hatte in diesen Tagen wieder sehr viel Arbeit, denn 250 Frauen, die aus Sachsen in 14 Tagen zu Fuß nach Dachau marschiert waren, sahen fürchterlich aus und mußten verbunden werden.

Da, am Sonntag, den 29. April wehte morgens die weiße Fahne von den Türmen und die SS war aus dem Lager verschwunden, ein internationales Häftlingskomitee hatte die Leitung des Lagers übernommen. Unsere Aufseherin stürzte noch für einen Augenblick zu uns herein, umarmte weinend die Frauen und rannte davon. Sie wußte wohl, daß eine Abteilung ausgesuchter SS zur Vernichtung des Lagers bereitstand.

Da, um 5 Uhr nachmittags, ich saß im ehemaligen Bordell und machte einen Fußverband nach dem anderen, hörte ich Schießen und lautes triumphierendes Geschrei. Mit einem Wiener Genossen, der gerade in der Nähe war, lief ich zum Appellplatz – das Tor des Jourhauses stand offen und die ersten amerikanischen Soldaten kamen herein, von unbeschreiblichem Jubel der Häftlinge begrüßt. Also doch! Wir waren gerettet.

Erst später erfuhr ich, wie alles zugegangen war[11], wobei ich die Tatsachen noch immer nicht genau kenne. Sie sind wohl von anderen genauer und authentischer geschildert worden. Der Kommandant soll sich der Vernichtung der verbleibenden Häftlinge widersetzt haben und deswegen von seinem

---

[10] Kriegsgefangenen-Mannschaftsstammlager. Die sowjetischen Kriegsgefangenen wurden deutscherseits völkerrechtswidrig behandelt.

[11] Vgl. Barbara Distel, Der 29. April 1945. Die Befreiung des Konzentrationslagers Dachau, in: Dachauer Hefte 1 (1985), S. 3–11.

Untergebenen Ruppert angeschossen worden sein. Als dieser dann den teuflischen Plan doch ausführen wollte, handelten die politischen Häftlinge. Es bestand strenge Lagersperre, die Kommandos rückten nicht mehr aus. Nur ein paar Russen schoben noch den „Moorexpress", die großen, schweren Wagen, die von den Häftlingen gezogen wurden, zu den Magazinen, um die wichtigsten Lebensmittel zu holen. Da tarnten sich 40 Häftlinge, in erster Linie deutsche politische Häftlinge, Spanienkämpfer, als solche Russen und schwindelten sich mit hinaus. Sie hatten schon früher Verbindung mit dem Dachauer Volkssturm aufgenommen, in dem ein ehemaliger KZ-Häftling eine Widerstandsgruppe gegründet hatte. Es kam zum Aufstand in der Stadt Dachau, die Freiheitskämpfer besetzten das Rathaus und es kostete die SS einen Tag, um die Revolte niederzuschlagen und „Ruhe und Ordnung" wieder herzustellen. Fast alle diese Vierzig kostete es das Leben, aber es war der letzte Tag gewesen, der der SS noch für ihr Vernichtungswerk zur Verfügung stand. Zwei von diesen mutigen Männern, die aus der Gegend stammten und jeden Weg und Steg kannten, hatten sich durchgeschlagen zu den Truppen der achten amerikanischen Armee und hatten dort die Nachricht gegeben von den 30000 vom Tod bedrohten Menschen im KZ Dachau. Die Amerikaner, die wohl ursprünglich nur die Absicht gehabt hatten, in einer Zangenbewegung auf München vorzustoßen, schickten eine Panzer-Vorausabteilung direkt in das Lager, sie kamen früher, als die SS erwartet hatte. Als sie sich näherte, schossen noch ein paar wahnsinnige SS-Männer von den Türmen, auf denen sie die weiße Flagge gehißt hatten, aber dieser Widerstand war rasch erstickt und hatte nur die Folge, daß alle, auch die, die nun mit erhobenen Händen davonliefen, niedergeknallt wurden. Ein paar Tage noch lagen die Leichen der erschossenen SS-Männer um das Lager herum, dann war der Spuk endgültig verschwunden. Langsam erwachten wir zu dem Bewußtsein, daß wir frei waren, wirklich frei. Aber manche brauchten lange, bis sie es nicht nur wußten, sondern auch fühlten. Die paar Wochen, die wir dann noch im Lager auf die Heimfahrt warteten, waren für manche ein Glück, wie das Durchschleusen der Brückenarbeiter ein Schutz gegen die Caissonkrankheit ist. Zunächst waren wir glücklich und stumpf zugleich, aber es war eben doch wahr - wir waren frei.

Das Ende

Ein Teil der Häftlinge verließ das Lager am Tag nach dem Einmarsch der amerikanischen Truppen, ohne Erlaubnis, zu Fuß, in „organisierten" Fahrzeugen, irgendwie, nur fort, heim. Es waren dies einerseits die undiszipliniertesten, andererseits vielleicht auch diejenigen, denen das Lager den relativ geringsten Schaden angetan hatte. Sie brannten darauf, wieder mit dem wirklichen Leben zu beginnen, zu ihren Familien, zu ihrer Arbeit zurückzukommen. Nichts hielt sie, nichts hemmte sie. Viele kümmerten sich dann auch, in

ihrer Heimat glücklich angelangt, sehr anständig und voll Energie um die Rückführung der noch im Lager Verbliebenen, die nicht ohne weiteres und so einfach zu bewerkstelligen war, sie gründeten die ersten Komitees, aus denen die KZler-Vereine hervorgingen, sie berichteten als erste der aufhorchenden Welt von den ungeahnten Dingen, die in den KZ geschehen waren. Manche allerdings brachte der rasche Entschluß heimzufahren, koste es was es wolle, auch in schwierige Situationen, besonders diejenigen, die über die Landesgrenzen mußten und die ohne Papiere, ohne Lebensmittelmarken und manche auch ohne Geld wochenlang herumirrten und nicht weiter kamen, teils unterstützt von der Bevölkerung, teils aber auch abgelehnt von mißtrauischen Menschen, die schlechte Erfahrungen mit unechten oder kriminellen Häftlingen gemacht hatten.
Ihre Schwierigkeiten in dieser ersten Zeit wurden uns immer wieder von unseren Funktionären vor Augen gehalten, wenn wir in den Wochen nach der Übernahme des Lagers durch die amerikanische Militärregierung ungeduldig zu werden begannen, weil sich die Heimreise immer wieder hinausschob[12].
Ein Teil der Häftlinge blieb zur Stelle, weil sie diese Schwierigkeiten fürchteten, ein sehr großer Teil blieb, weil sie krank und völlig transportunfähig waren, ein anderer aus Disziplin. Aber bei vielen aus allen diesen Gruppen spielten auch und manchmal sogar überwiegend andere Motive mit, die sie zum Ausharren veranlaßten. Einerseits der beinahe kindisch erscheinende Wunsch, alte Rechnungen an Ort und Stelle zu begleichen und endlich das Lager so einzurichten, wie man es immer gewollt und nie gekonnt hatte, andererseits eine leise Scheu vor der Rückkehr in das heiß ersehnte Leben.
Eine meiner größten Freuden war in den ersten Tagen, daß ich mir nun endlich in der Ambulanz unseres Frauenblocks ein eigenes Zimmer einrichten und dort mit meinen Freunden ein Glas Wein trinken konnte, daß ich nicht mehr den dummen Oberpfleger fragen mußte, wenn ich aus dem Hof herausgehen wollte und ähnliche Dinge. Als die 5 britischen Offiziere, die sich gleich in einem schönen SS-Haus im weiteren Lagerbereich eingerichtet hatten, mich dann einmal zu einem Abendessen mit mehreren Gängen und verschiedenen Weinen einluden und ich zum ersten Mal wieder in einem Clubsessel saß und, ein Glas Gin vor mir, eine Zigarette rauchte, da hatte ich das Gefühl, ein solches Maximum an komfortabler Lebensführung wieder erreicht zu haben, und ich war so angeregt und heiter, daß mir gar nicht zum Bewußtsein kam, daß ich das KZ noch gar nicht verlassen hatte. Es dauerte Tage, bis ich mich zum ersten Mal um einen Passierschein zum Verlassen des Lagers bewarb, noch länger, bis ich Freunde bat, mich einmal nach München mitzunehmen. Und als ich zum ersten Mal auf der sonnenbeschienenen

---

12 Vgl. Wolfgang Benz, Zwischen Befreiung und Heimkehr. Das Dachauer Internationale Häftlingskomitee und die Verwaltung des Lagers im Mai und Juni 1945, in: Dachauer Hefte 1 (1985), S. 39-61.

Landstraße auf das freundliche Städtchen Dachau zuschritt, zusammen mit einem Freund, nicht in einer Gruppe, ohne Aufseherin, da staunte ich nur über eines - daß es mir so selbstverständlich war, daß es mir aber gar nicht einfiel draußen zu bleiben, sondern daß ich abends ebenso selbstverständlich „heim“ ging, ins KZ.

Die Amerikaner standen, so weit sie nicht schon andere deutsche KZ kennengelernt hatten, so wie die Engländer in Belsen fassungslos vor dem Bild, das sich ihnen bot. Die Leichen, die Kranken, die Halbverhungerten, die wilden Burschen, die sich auf alle Vorräte im Lager und in seiner Umgebung stürzten, die Gruppen der verschiedenen Nationen, mit ihren aus dem Boden gestampften Organisationen, ihren 1000 Sonderwünschen, ihrem Zusammenhalt und ihren gegenseitigen Fehden, diese wilde, erlöste, ausgemergelte und hungrige Masse, die besonnenen Funktionäre, das alles zusammen muß ein tolles Bild geboten haben. Mit einer in Anbetracht der Umstände erstaunlichen Geschwindigkeit und Energie wurde von der Amerikanischen Militärregierung in Zusammenarbeit mit dem Internationalen Häftlingskomitee eine große organisatorische Leistung vollbracht. Die Ernährung der Häftlinge wurde gesichert, Kleider und Schuhe wurden verteilt, der Rücktransport wurde in die Wege geleitet. Über das Lagergebiet von Dachau wurde Typhusquarantäne verhängt, Desinfektion in großem Maßstab durchgeführt, in den ehemaligen SS-Baracken ein Feldlazarett für 7000 Kranke eingerichtet, in dem deutsche kriegsgefangene Ärzte und Pflegerinnen arbeiteten. Die Sorge für die Kranken war eines der wichtigsten Probleme, denn die Fleckfieberepidemie wütete weiter und hatte alle Gruppen der neugekommenen Häftlinge aus den evakuierten Lagern erfaßt, die nach ihren Hungermärschen völlig entkräftet in das Lager gekommen waren und, da sie kaum mehr Widerstandskraft besaßen, in großer Zahl hinweggerafft wurden. Die Sorge für die meisten übernahmen die amerikanischen Truppenärzte, aber so weit der alte Häftlingskrankenbau noch weiter funktionierte und auch neu organisiert wurde, kam auch ein alter Streit, der all die Jahre hindurch unterirdisch geschwelt hatte, zur Austragung. Es war dies ein interessantes Problem, daß ich in anderer Form auch in Auschwitz kennengelernt hatte, nur war es dort zum Unterschied von Dachau mit der Zeit zu Gunsten der Ärzte entschieden worden: das der Autonomie der Fachleute.

Solange die KZ nur zur Vernichtung der Häftlinge da waren, mußten die gefangenen Ärzte auf dem Feld und im Moor arbeiten, während der Sanitätsdienst von Drogisten, Heilgehilfen oder irgendwelchen anderen Häftlingen, die Lust und Talent dazu hatten, versehen wurde. In Dachau soll ein Automechaniker 400 Blinddarmoperationen gemacht haben. Vielfach waren es die besten Typen, die sich zu dieser Arbeit meldeten, und sie haben in Anbetracht ihrer geringen Ausbildung, meist hatten sie nur irgend einen Arbeitersamariterkurs hinter sich, mit gutem Willen und Aufopferung ungeheuer viel für ihre kranken Kameraden geleistet, aus dem Nichts ein Revier aufgebaut und waren dabei ständig schwerster Infektionsgefahr ausgesetzt gewesen. Als

1942 die SS begann, die KZ für die Rüstung zu kommerzialisieren, war ihr Grundsatz: Abschieben, d.h. Vergasen der endgültig Arbeitsunfähigen, aber doch möglichst rasch wirksame ärztliche Hilfe für die Heilbaren. So holte der Kommandant Weiss in Dachau, der diese Reform durchführte, die Ärzte aus den Arbeitskommandos in die Häftlingsreviere und entfesselte damit einen erbitterten Kampf zwischen ihnen und den „Oberpflegern", die auch Blockleiter waren. Diese zum Teil klugen und tüchtigen, zum Teil etwas übertrieben selbstbewußten Menschen waren mit Recht stolz auf ihre bisherigen Leistungen und nicht bereit, sich nun den Ärzten unterzuordnen: die Ärzte waren mit Recht nicht bereit, sich von Laien dreinreden zu lassen. Es gab gewisse Ärzte, die nicht viel taugten, aber vielen wurde mit größtem Sadismus das Leben so erschwert, sie wurden so knapp gehalten mit Essen, Kleidern, Schlafplätzen und dadurch in ihrer Leistungsfähigkeit so behindert, bis man zuletzt von ihnen sagen konnte „die Intellektuellen hätten versagt". Ich hatte im Dachauer Frauenrevier vom Lagerarzt die Erlaubnis erhalten, als Ärztin arbeiten zu dürfen, und machte gemeinsam und im besten Einverständnis mit einem russischen Kollegen Dienst. Dabei bekam ich noch einen Teil dieser unmöglichen Situation zu verkosten. Der Oberpfleger entschied, wer so gesund war, daß er entlassen werden konnte, er beurteilte, ob es nötig wäre, einen Spezialisten zuzuziehen, wobei die chirurgischen Behandlungsmethoden seine Sympathie hatten, die internen nicht, er äußerte sich darüber, ob die Prognose gut wäre oder nicht, und Diagnosen atypischer oder abortiver Krankheitsbilder waren von vorneherein falsch, weil er eben nur die typischen Erscheinungsformen kannte. Uns Ärzte brachte diese Einstellung der Leute zum Weißglühen und es gehörte viel Beherrschung dazu, sie aus der Entwicklung des Häftlingskrankenbaus einerseits und aus dem verständlichen Mißtrauen dieser selbstbewußten Arbeiter, die die Akademiker zu 90% nur als Faschisten kennengelernt hatten, andererseits, zu verstehen und zu verzeihen. Da aber nun verhältnismäßig viele Oberpfleger Deutsche und Österreicher und andererseits viele ausländische Ärzte alles eher als Faschisten, sondern aktive Widerstandskämpfer waren, so waren diese letzteren begreiflicherweise schwer empört darüber. Nun endlich konnten sie sich von dieser Tyrannei befreien, endlich, für ein paar Wochen wenigstens, den Betrieb so führen, wie sie es sich immer vorgestellt hatten, und sie bekamen richtig Freude an ihrem Revier, obwohl es sich doch schon gar nicht mehr recht lohnte.

Aber auch andere alte Konflikte wurden beglichen. Die österreichischen Häftlinge waren bei der Konstituierung des Internationalen Komitees nicht zugegen gewesen, sie wurden aber doch sehr bald zur Teilnahme aufgefordert. Die Deutschen erst einen Tag später, nachdem sich ein Teil der ausländischen Kameraden nachdrücklichst dafür eingesetzt hatte. Aber nicht alle hatten sich dafür eingesetzt und es bedurfte dieses Nachdrucks. Dachau war zu dieser Zeit praktisch ein ausländisches Lager. Die größte Zahl der deutschen und österreichischen Häftlinge war zuletzt noch auf den Todesmarsch geschickt worden, die noch verbliebenen waren eine kleine, unbedeutende Gruppe. Aber es waren Männer unter ihnen, die seit 1933 eingesperrt waren, weil sie ihre antifaschistische Haltung schon damals unter Beweis gestellt hatten. Sie verhielten sich still und würdig und drängten sich nicht vor. Mancher deutsche Capo wurde von seinen ehemaligen Mithäftlingen angezeigt und zwecks Untersuchung in den Bunker gebracht, den einen traf es mit Recht, den anderen mit Unrecht, denn was die Anzeiger als unerträgliche Bedrückung durch ihn empfunden hatten, war manchmal doch mehr der Ausdruck seiner unendlich schwierigen Zwischenstellung gewesen. Vielen Angehörigen der anderen Nationen war es nun unendlich wichtig, jetzt auch einmal Häftlingsfunktionär zu sein, und manche machten sich unnötig wichtig. An der Türe zur Bibliothek wurde ein Anschlag befestigt, in dem die Entlehnungszeiten bekannt gegeben wurden. Erst auf Englisch, dann in allen anderen europäischen Sprachen. Die vorletzte war albanisch, denn es gab auch 5 albanische Häftlinge in Dachau, die letzte Deutsch. Es war eine Kleinigkeit, eine ein bißchen kleine Kleinigkeit, aber sie war so begreiflich, daß es anders nur erstaunlich großzügig gewesen wäre. Und was das Wesentliche war und was diese Maßnahme von den vorhergegangenen umgekehrten Maßnahmen unterschied - fast die ganze Bibliothek bestand aus guten deutschen Büchern und kein Mensch dachte daran, sie zu entfernen.

Trotzdem, was sich in Dachau nach der Befreiung abspielte, war keine internationale Verbrüderung derer, die das Leid gemeinsam ertragen hatten, was einen der amerikanischen Offiziere zu dem betrübten Ausspruch veranlaßte: „Ich fürchte, wir Amerikaner haben diesen Krieg für Europa ganz umsonst geführt, ihr seid ja ganz die gleichen geblieben!“ Es herrschte die Tendenz vor, sich auf seine nationale Gruppe zurückzuziehen und in ihr die wiedergewonnene Freiheit zu genießen. Jede solche Gruppe suchte sich ein neues Quartier innerhalb des Quarantänebereichs, in den Häusern und Baracken der SS, sie gaben Zeitungen heraus und hielten manchmal kleine Feiern ab. Die prunkvollste Massenkundgebung veranstalteten die Polen unter der Leitung ihrer Offiziere und Pfarrer, den künstlerisch begabtesten bunten Abend mit Grotesktänzern, die man niemals für Laien gehalten hätte, und mit packenden Deklamationen eines hochkultivierten jungen Dichters, die Russen. Die Deutschen hielten eine ernste, etwas schwerfällige Weihestunde zum Gedenken der Toten und die Österreicher machten ein Kabarett mit witziger Conférence eines Berufsschauspielers.

Unter Tage wurde in großem Maßstab organisiert, denn jeder wollte mit heimnehmen, was er konnte, keiner wußte, ob er da noch etwas vorfinden würde. Die Amerikaner sahen es allerdings nicht sehr gerne, denn sie fürchteten die Verbreitung der Infektion im ganzen Land. Es war unglaublich, welche Warenmengen die SS in Dachau aufgestapelt hatte. Es gab Kleider, Stoffe, Leintücher, Geschirr, Porzellan, eine ganze Halle von der Größe einer Reitschule ausschließlich voll Parfümeriewaren wie Toilettenwasser und

Hautcreme, es gab Weine, Champagner, etc. Diese Leute wären noch für viele Kriegsjahre versorgt gewesen.
Eine Unzahl von Reportern besichtigte das Lager. Ich mochte es nicht sehr gerne, wenn ich den einen Pfleger zum 10. Mal sagen hörte: „Und hier sehen Sie die Fußeisen, mit denen die Irrsinnigen über Nacht angeschlossen wurden", aber die Männer der Presse waren jedesmal ehrlich erschüttert und nahmen warmen und lebendigen Anteil an den Opfern des Systems. Sie versuchten zu verstehen, was hier vorgegangen war, um der Welt davon berichten zu können, obwohl wahrscheinlich niemand, der es nicht selbst erlebt hat, es jemals wird wirklich verstehen können.
Die Beamten des CIC[13] nahmen Protokolle auf und ließen sich alle Details berichten. Auch zu mir kam einer dieser Herren und fragte mich, ob ich bereit sei, eine Darstellung der Mißhandlungen zu geben, die ich im KZ erlitten hätte, und dies mit meiner Unterschrift zu bestätigen. Ich bejahte, fügte jedoch gleich hinzu, ich wüßte ihm zwar viel Grauenhaftes zu erzählen, aber mißhandelt sei ich selbst eigentlich nicht worden. Er sah mich erstaunt und zweifelnd an, so als überlegte er, ob ich vielleicht Gründe hätte, die SS zu decken oder ob ich am Ende kein richtiger Häftling sei, so daß ich mich direkt etwas beschämt fühlte. Aber dann bedankte er sich höflich und ging, ohne etwas aufzuschreiben. Ich hätte es richtiger gefunden, wenn er notiert hätte: „So und so viele Häftlinge geben an, mißhandelt worden zu sein, so viele, daß sie ohne Mißhandlung durchgekommen sind." Die Zahl der ersteren wäre immer noch groß genug gewesen, um ein grauen-erregendes Bild des schrecklichen Geschehens zu geben, und vielleicht wäre dieses ein kleines bißchen lebensnäher ausgefallen.
Die etwa 350 Österreicher hatten ein nettes Haus zugewiesen bekommen, da es aber zu klein war, entstand dahinter noch der sogenannte Negerkraal, ein viereckiger Rasenplatz, um den herum man ganz primitive Straßenarbeiterbaracken der OT[14] aufgestellt hatte, und in einer derselben bezog ich mit noch 5 anderen Österreicherinnen nun mein letztes KZ-Quartier. Wir führten dort ein fröhliches Leben, etwa wie in einem Pfadfindercamp.
Natürlich fieberten wir trotzdem unserer endlichen Abreise entgegen und die 7 Wochen, die ich nach der Befreiung noch in Dachau verlebte, erschienen mir unendlich lang. „Ihr könnt nicht fahren, bevor nicht in Österreich die Demarkationslinien festgelegt sind!" Wir sahen das nicht recht ein, warum eigentlich nicht? Wenn ich in einem Dorf daheim bin, so bin ich dort daheim, ganz gleich ob es sich nachher herausstellt, daß es in der britischen oder russischen Zone liegt. „Wollt Ihr lieber, daß die Russen allein in Wien bleiben, oder wollt Ihr, daß die Angloamerikaner hinkommen?" Die meisten vermie-

---

[13] Counter Intelligence Corps, Spezialeinheiten der Abwehr der US Army.
[14] Die Organisation Todt, abgekürzt OT, war eine nach ihrem Leiter benannte staatliche Bauorganisation, die 1938 für den Bau militärischer Anlagen eingerichtet wurde und während des Zweiten Weltkrieges kriegswichtige Bauvorhaben, u. a. den „Westwall", ausführte.

den eine direkte Antwort. Wir wollten zunächst nicht viel, wir sehnten uns heim und dachten mit Wehmut an den Abschied von den Lagergefährten. Wir machten Pläne für die Zukunft und fürchteten ein wenig ihr Scheitern wie ihre Verwirklichung.

Und schließlich kam der Tag, an dem die Leiterin einer österreichischen Selbsthilfeaktion zu mir sagte: „Ich habe noch einen Platz im Autobus frei, Sie können mitfahren, noch vor den anderen Kärntner Dachauern. In 3 Tagen sind Sie bei Ihrem Kind." Ich konnte ihr nicht danken, ich brachte kein Wort heraus.

Ein kurzer Abschied und dann bestieg ich den Autobus, der mich zurückbringen sollte in das Leben, aus dem ich so lange ausgestoßen gewesen war. Würde ich es bleiben?

Renate Jäckle

„Pflicht zur Gesundheit“ und „Ausmerze“

Medizin im Dienst des Regimes

Das Deutsche Ärzteblatt, das allen Ärztinnen und Ärzten in der Bundesrepublik aufgrund ihrer Zwangsmitgliedschaft in den öffentlich-rechtlichen Landesärztekammern automatisch zugeschickt wird, veröffentlichte im Mai 1985 einen Kommentar zum „8. Mai 1945“. Darin wurde zuerst einmal an die „vielen kriegsgefangenen Ärzte“ und die „vielen gefallenen Ärzte“ gedacht, die „ein Beispiel aufopfernder ärztlicher Pflichterfüllung gegeben“ hätten. Es folgte die Erinnerung an die „namenlose Mehrheit der Ärzte, die auch im Dritten Reich Humanität geübt und ihre Patienten, Zivilisten oder Soldaten, nach allen Regeln der ärztlichen Kunst betreut haben, ohne Fehl und Tadel“. Dann erinnerte der Kommentar kurz an die „rund 350 Medizinverbrecher des Tausendjährigen Reiches“, die das Ansehen der deutschen Medizin befleckt hätten, und sprach nebelhaft von „Greueltaten, die immer unvorstellbarer werden, je weniger von uns Heutigen in der damaligen Zeit gelebt oder diese vor nun vierzig Jahren beendete schlimme Zeit bewußt miterlebt haben[1].“
Der Kommentar stand exemplarisch dafür, wie in der Medizin - ebenso wie in anderen gesellschaftlichen Bereichen auch - immer wieder versucht wird, den Nationalsozialismus und seine Verbrechen auf die Taten einiger Einzeltäter zu reduzieren. Damit wird gleichzeitig, und das ist der Sinn, der „namenlosen Mehrheit“ des deutschen Volkes (und in diesem Fall der deutschen Ärzteschaft) ein „Persilschein“, eine Unbedenklichkeitserklärung ausgestellt. Bei diesen Unbedenklichkeitserklärungen fehlen regelmäßig die Millionen Opfer des Nationalsozialismus. So auch in dem Kommentar im Deutschen Ärzteblatt im Mai 1985:
Es fehlten die hunderttausende von Frauen, Männern und Kindern, die zwangssterilisiert wurden, und die (bis heute in Zahlen ebenfalls kaum exakt anzugebenden) einhunderttausend bis zweihunderttausend Menschen, die im Zuge der sogenannten Euthanasie umgebracht worden sind. Es fehlte auch ein wenigstens kurzes Erinnern an rund zehntausend Kolleginnen und Kollegen, die nach 1933 Deutschland verlassen mußten, in den Selbstmord getrie-

---

Überarbeitete und ergänzte Zusammenfassung des Kapitels „Praktisches Wirken und wissenschaftliche Forschung“ aus: Renate Jäckle, Die Ärzte und die Politik. 1930 bis heute. München 1988.

[1] Deutsches Ärzteblatt 82 (1985), 1381.

ben oder schließlich mit Millionen anderen Menschen in den Konzentrationslagern ermordet wurden. Und es fehlte die Frage, was die Tatsache, daß nahezu jeder fünfte Arzt aus Praxis, Klinik, Gesundheitsdienst oder Universität gedrängt worden und durch mehr oder weniger stramme Mitläufer ersetzt worden ist, für die „Alltagsmedizin" im Dritten Reich bedeutet haben mag. Diese Frage, erweitert durch die Überlegung, inwieweit eine humane Medizin in einer menschenverachtenden Gesellschaft überhaupt möglich ist, diese Frage ist bis heute allenfalls ansatzweise beantwortbar, nicht zuletzt deshalb, weil es darüber bisher kaum Untersuchungen gibt. Im folgenden soll daher versucht werden, exemplarisch an ein paar Punkten aufzuzeigen, daß die Verrohung innerhalb der Medizin nicht erst in den Konzentrationslagern begonnen haben kann.

Die Bedeutung, die die Nationalsozialisten der Ärzteschaft beimaßen, wurde nach der sogenannten Machtergreifung sehr schnell deutlich: Bereits am 5. April 1933 empfing der Reichskanzler Adolf Hitler persönlich die langjährigen Vertreter der deutschen Ärzteschaft unter Führung des Spitzenfunktionärs Geheimrat Stauder. Der Reichskanzler erläuterte den Repräsentanten der deutschen Ärzte ausführlich seine Absichten, das Volk und namentlich die intellektuellen Schichten von „fremdstämmigem Einfluß und rassenfremder Durchsetzung" zu reinigen. Die beiden in der Ärzteschaft weit verbreiteten Standesblätter, das Deutsche Ärzteblatt und die Ärztlichen Mitteilungen, veröffentlichten umgehend auf ihren ersten Seiten, was Hitler den ärztlichen Spitzenfunktionären gesagt hatte:

„Durch baldige Ausmerzung der Überzahl jüdischer Intellektueller aus dem Kultur- und Geistesleben Deutschlands muß man dem natürlichen Anspruch Deutschlands auf arteigene geistige Führung gerecht werden. Die Förderung der geistigen Berufe hängt ab von deren Mitarbeit an dem Aufbau eines autoritären, gereinigten deutschen Staatswesen. Die rassenhygienische Reinigungsarbeit, die jetzt geleistet wird, wirkt sich vielleicht erst in Jahrhunderten aus. Es handelt sich heute darum, ein festes Fundament für die künftige völkische Entwicklung aufzurichten. Die deutsche Ärzteschaft ist dazu berufen, an diesem Werke durch wissenschaftliche Forschung, durch weitgehende Aufklärung des Volkes und durch ihr praktisches Wirken mitzuarbeiten[2]."

Der nationalsozialistische Staat hofierte die von „jüdisch-marxistischen Elementen" gesäuberte Ärzteschaft, da er bei seinen rassistischen, biologistischen und sozialdarwinistischen Plänen auf möglichst freiwilliges Mitwirken von zahlreichen Ärzten angewiesen war. Die Nationalsozialisten suchten sich wohl aus den Theorien und Ideologien das heraus, was ihnen in ihr Konzept einer an der Leistung des Einzelnen orientierten Billigmedizin paßte. Mit einer „Neuen Deutschen Heilkunde" sollte versucht werden, naturheilkundliche und lebensreformerisch-gesundheitserzieherische Ansätze mit einer vom humanitären, sozialen, „jüdisch-marxistischen" Anspruch gesäuberten

[2] Deutsches Ärzteblatt 62 (1933), 153-154.

„Schulmedizin" zu verbinden. Dabei gab es natürlich Widersprüche und Interessengegensätze verschiedener Richtungen und „Schulen" - innerhalb der Ärzteschaft und auch innerhalb der NS-Organisationen. Dennoch kann man generell festhalten, daß Krankheit immer offener zum Verschulden des Einzelnen erklärt und soziale Errungenschaften aus der Weimarer Republik immer weiter zurückgedrängt wurden.

Für eine Mehrheit der Ärzteschaft hatte der drohend heraufziehende - für den, der wollte, erkennbare - Faschismus keine unmittelbare Gefahr bedeutet. Im Gegenteil: Bereits Anfang der dreißiger Jahre wurden auf Ärztekongressen und in ärztlichen Standesblättern offen und in unbarmherziger Herrenmenschen-Sprache im Zusammenhang mit dem § 218 und dem „Kampf gegen den Volkstod", der „erbgesunden Familie" und der „Sterilisation Minderwertiger" die größten Ungeheuerlichkeiten gesagt. Nachdem die Schleusen einmal geöffnet waren, konnte so gut wie alles gesagt, gefordert und „wissenschaftlich" begründet werden. Führende Repräsentanten der Ärzteschaft bereiteten vor 1933 mit ihrer Sprache, ihren Vorschlägen und Forderungen maßgeblich einer Medizin mit den Weg, die schließlich von Staats wegen die Menschen in leistungsfähige Starke und untüchtige Schwache, in „Lebenswerte" und „Lebensunwerte" einteilen und die „Pflicht zur Gesundheit" fordern sollte.

Nach 1933 verlangten zahlreiche populärmedizinische Abhandlungen diese von vorneherein alle chronisch Kranken, Behinderten, Alten ausgrenzende „Pflicht zur Gesundheit". In einem vom Reichsarzt der Hitlerjugend herausgegebenen Gesundheitsbuch hieß es: „Jeder Deutsche hat die Pflicht, so zu leben, daß er gesund und arbeitsfähig bleibt. Krankheit ist ein Versagen. Wer krankheitshalber häufig am Arbeitsplatz fehlt, ist ein schlechter Arbeiter. Der Kranke ist nicht zu bemitleiden. Der Arzt ist nicht der barmherzige Samariter, sondern Mitkämpfer des Kranken, der selbst den Willen zur Gesundheit haben muß, der um seine Gesundheit kämpft und sich in diesem Kampf völlig einsetzen muß. Die Gesundheit wird ihm nicht geschenkt, auch nicht von Gott und der Natur, sondern er muß sich das, was er durch seine schlechte Lebensführung verloren hat, selbst wieder erkämpfen[3]."

Ein Repräsentant dieser „Neuen Deutschen Heilkunde" war der Mediziner Karl Kötschau, der 1942 im *Deutschen Ärzteblatt* einen großen Aufsatz über den „neuen deutschen Arzt", der „in erster Linie Gesundheitsführer, Erzieher des deutschen Menschen zu gesunder Lebensführung" sei, veröffentlichte. Darin hieß es: „Um es ganz deutlich zu machen: wir sind am Studium der Pathologie und Klinik z. B. des Wolfsrachens, eines Erbleidens, nicht sonderlich interessiert und noch weniger an einer kosmetisch glänzenden operativ-phänotypischen Beseitigung des genotypisch unbeeinflußbaren Krankheitsbildes. Man mag den Wolfsrachen operieren, gewiß, aber diesen Kranken

[3] Projektgruppe Volk und Gesundheit. Volk und Gesundheit. Heilen und Vernichten im Nationalsozialismus. Tübingen 1982, S. 27.

nicht eine größere Bedeutung und Beachtung schenken als den für unser Volk ungleich wichtigeren und wertvolleren Auslesefähigen. Insbesondere gilt es zu überlegen, welches die Folgen sind, wenn jeder Wolfsrachen so glänzend wegoperiert wird, daß einer Einheirat in gesunde Sippen nichts mehr im Wege steht. ... Aufgabe der neuen deutschen Heilkunde ist es, eine Pathologie, Klinik und Therapie der Auslesefähigen zu schaffen, d.h. der Menschen, deren Anlagen und Eigenkräfte zu den höchsten Leistungen befähigen, zu jenen Leistungen, von deren Erhaltung auch der Fortbestand unserer hochwertigen Rasse und Erbmasse abhängt[4]."

1938 hatte Kötschau geschrieben: „Der Schwächling ist nicht dazu da, geschont zu werden. Er soll kämpfen, um zu zeigen, was in ihm steckt, und um die schwachen Kräfte so stark wie irgend möglich zu machen ... Ist es nicht ein Gewinn für alle, wenn Sieche, die unter oft unsäglichen Leiden ihre letzten Lebensmonate verbringen müssen, bei einem letzten Versuch, ihr Lebensschicksal zu wenden, etwa vorzeitig zugrunde gehen? ... Für einen rettungslos verlorenen Siechen eine schöne Lösung und Erlösung. Ich denke an den Krebskranken, den Tuberkulösen, den Rheumakranken und andere chronische Leiden. ... Der Invalidisierte oder zu Invalidisierende ist, soweit er die Altersgrenze noch nicht erreicht hat, auf Leistungsfähigkeit und Gesundheit zu trainieren, auch wenn dadurch der ungünstige Ausgang seiner Krankheit beschleunigt werden sollte. Mit anderen Worten: Es wird eine Entscheidung darüber herbeigeführt, entweder Leistungsfähigkeit oder natürliche Ausmerze[5]."

Der erste Reichsärzteführer Wagner umriß am 1. Juli 1933 den Aufgabenkatalog für die deutsche Ärzteschaft ziemlich detailliert: „Vor allem werden wir darauf dringen, daß sich gerade die Sozialversicherung in hervorragendem Maße in den Dienst der bevölkerungspolitischen und rassehygienischen Aufgaben des Staates stellt, indem sie den individuellen Gesundheitsschutz des Einzelnen zwar nicht vernachlässigt, vor allem anderen aber die Pflege des Volkskörpers, die Erhaltung des leiblich und geistig Wertvollen und die Förderung des Lebenswerten und Lebenstüchtigen als ihre vornehmste Aufgabe betrachtet. Die Leistungen und Aufwendungen für das Unzulängliche und Belastende dürfen nicht länger in einem unerträglichen Mißverhältnis zu dem stehen, was Staat, Wirtschaft und Versicherung den Leistungsfähigen, Arbeitsfreudigen und Arbeitswilligen gewähren können. Eigennutz und Selbstsucht dürfen die Versicherungseinrichtungen nicht schädigen, übertriebene Krankheitsbereitschaft und Begehrlichkeit sind durch zweckvolle Gestaltung der Versicherung, durch erzieherische Arbeit und durch strenge

---

[4] Deutsches Ärzteblatt 72 (1942), 60–65.

[5] Zitiert nach: Wuttke, W.: Heilpraktiker im Nationalsozialismus. In: Nachtschatten im weißen Land. Betrachtungen zu alten und neuen Heilsystemen. Verlagsgesellschaft Gesundheit, Berlin 1982, S. 128.

und charakterfeste ärztliche Pflichterfüllung auszurotten[6]." In der Zeitschrift *Ziel und Weg* des *Nationalsozialistischen Deutschen Ärztebundes* formulierte Wagner: „Der Begriff der neuen deutschen Heilkunde schließt in sich, daß der Arzt sich nicht darauf beschränkt, dem Entstehen von Krankheiten vorzubeugen und Leiden zu lindern oder zu heilen, sondern daß er zum Gesundheitsführer der Nation wird[7]."

Neue Aufgaben erwuchsen der Ärzteschaft beispielsweise in Zusammenhang mit der „Arbeitsdienstpflicht", um die sich Ärzte „weniger in lauter Begeisterung" und mit „auffallenden Einzeltaten als im stillen, unbeirrten Dienen" kümmern wollten, wie es Dr. K. Gebhardt, Privatdozent und Oberarzt an der Chirurgischen Klinik in München, den Kollegen ebenfalls am 1. Juli 1933 im *Deutschen Ärzteblatt* ans Herz legte. Gebhardt, späterer Oberster Kliniker beim Reichsarzt SS und Leibarzt Himmlers, betonte 1933, daß es den Erfolg der Arbeitsdienstpflicht gefährden werde, wenn diese „ohne entscheidenden ärztlichen Einfluß" aufgebaut würde. Der „Nichtarzt" nämlich verfalle „in den Fehler", nur die *„Tauglichen"* im früheren, militärischen Sinne dafür heranzuziehen. Der neue deutsche Arzt aber sollte die „Arbeitsdienstpflicht gerade zur Körperschule der Schwächlinge, also jenes zweiten Drittels zwischen gesund und krank, ausbauen", da „Schwächlinge" an der „Grenze zur Anpassungsfähigkeit" stünden[8].

Am 8. Juni 1933 stellten die ärztlichen Spitzenverbände in Berlin ein eigenes *Aufklärungsamt für Bevölkerungspolitik und Rassenpflege* mit einer großen öffentlichen Veranstaltung vor. Aufgabe des Amtes war es einer Selbstdarstellung zufolge, „für den Gedanken der Rassenpflege in der Ärzteschaft und in der Bevölkerung zu werben. In uneigennütziger Weise setzt die Ärzteschaft hiermit Kräfte und Mittel für das Ziel ein, das deutsche Volk vor einem *biologischen* Verfall zu bewahren." Von der allgemeinen Hygiene und Seuchenbekämpfung führe der Weg des öffentlichen Gesundheitsdienstes zur Rassenhygiene. „Gerade die Ärzteschaft ist berufen, im Staate an den Aufgaben der Bevölkerungspolitik und Rassenpflege mitzuarbeiten; ihre richtungsweisende Tätigkeit auf diesen Gebieten verbürgt auch gleichzeitig den rechten Einsatz der ärztlichen Kräfte, die ja als Eheberater, Gutachter und Forscher in Rassenfragen große Aufgaben zu erfüllen haben[9]."

Der erste Leiter des Aufklärungsamtes, Dr. Walter Groß, warnte bei der Eröffnung davor, daß „ein Volk, dessen rassische Substanz zerstört" wäre, „für ewig dahin" sei und „zwangsläufig den Weg ins Nichts" gehe[10]. Anschließend sprach Professor Staemmler aus Chemnitz, der schon vor 1933 für die Ausmerzung von „Ballastexistenzen" plädiert hatte, die Ehe zwischen „Ariern" und Juden mit

[6] Deutsches Ärzteblatt 63 (1933), 5.
[7] Ziel und Weg 6 (1933), 1.
[8] Deutsches Ärzteblatt 63 (1933), 37.
[9] Deutsches Ärzteblatt 62 (1933), 255–256.
[10] Deutsches Ärzteblatt 62 (1933), 256.

dem Tode bestraft sehen sowie jüdische Kassenärzte ausgeschaltet wissen wollte. Die sozialistische jüdische Ärztin Käte Frankenthal, die im März 1933 emigrieren mußte, und ihr sozialdemokratischer jüdischer Kollege Julius Moses, der 1942 74jährig im KZ Theresienstadt ums Leben gekommen ist, hatten darüber bereits 1932 warnend geschrieben, allerdings nicht im *Deutschen Ärzteblatt*, sondern Käte Frankenthal in einem Aufsatz „Ärzteschaft und Faschismus" in der Zeitschrift *Der sozialistische Arzt*[11] und Julius Moses in einem Beitrag „Seltsame Ärzte" in der Zeitschrift *Arbeiterwohlfahrt*[12]. Beide Zeitschriften waren nur von einer Minderheit der Ärzteschaft gelesen worden.
Einer der „führenden nationalsozialistischen Rassenpropheten", wie Julius Moses Staemmler genannt hatte, machte im Juni 1933 deutlich, was Hauptaufgaben der Medizin im Nationalsozialismus sein sollten: „Der Kampf ums Dasein als Grundprinzip des Lebens in der Natur" habe die Aufgabe, „Auslese zu halten zwischen dem Schwachen und dem Starken, Raum zu schaffen für das Starke". Das deutsche Volk werde durch den „rassischen Niedergang" bedroht. Dieser entstehe zum einen durch „Vermischung des Hochrassentums mit fremden Rassen und zweitens durch das Auftreten von Erbkrankheiten, die sich im Volke ausbreiten ... Besonders spielen dabei Geisteskranke, Schwachsinnige, Kriminelle, Trinker, Epileptische usw. eine Rolle. Deshalb muß das Ziel sein, die Erbkranken möglichst zurückzuhalten, und soweit es geht, völlig von der Fortpflanzung auszuschalten. Das erspart dem Staat hunderte von Millionen Mark, die für die Versorgung der Minderwertigen ausgegeben werden, und schafft so für das Vollwertige neuen Lebensraum."
Das letzte Ziel war also: „a) Bekämpfung des Geburtenrückganges. Deutschland muß wieder ein wachsendes Volk werden; b) Bekämpfung des Rassenniederganges durch Ausscheidung des Fremdrassigen und erblich Minderwertigen[13]."
Der ideologische Grundstein zu dem „festen Fundament völkischer Entwicklung", wie es der Reichskanzler vor den Repräsentanten der Ärzteschaft im April 1933 formuliert hatte, war in den Jahren vor 1933 errichtet worden. Im Feldzug gegen körperlich und geistig „Minderwertige", die „leistungsunfähig" und damit für den neuen Staat zu teuer waren, gegen „Asoziale" und „Psychopathen", die womöglich den neuen Staat gefährden konnten, weil sie nicht bereit waren, „jederzeit" für ihn einzutreten, gegen „rassisch Minderwertige", die man systematisch zum Sündenbock gestempelt hatte, arbeiteten Juristen und Ärzte Hand in Hand.
Rechtzeitig zum Deutschen Juristentag, der Anfang Oktober 1933 in Leipzig stattfand, veröffentlichte das Preußische Justizministerium eine Denkschrift, die sich mit der Umgestaltung des Strafrechts befaßte und „die Fragen, die am

---

11 K. Frankenthal: Ärzteschaft und Faschismus. In: Der sozialistische Arzt 8 (1932), 101-107.
12 J. Moses: Seltsame Ärzte. In: Arbeiterwohlfahrt 7 (1932), 664-667.
13 Deutsches Ärzteblatt 62 (1933), 255-257.

dringendsten einer Lösung harren" abhandelte, wie es der Jurist Dr. Gerhard Prost aus Berlin für die deutsche Ärzteschaft formulierte. Die „Umwertung aller Werte" habe „sämtliche Gebiete unseres kulturellen Lebens ergriffen." Auch „im Hause des Rechts" sei „vieles gestürzt, aber auch vieles bereits durch neues ersetzt worden." Für die Ärzteschaft sei besonders wichtig, „daß im neuen Strafrecht mit der bisherigen, das Wesen des ärztlichen Berufes in sein Gegenteil verkehrenden Auffassung gebrochen werden soll, nach der der ärztliche Eingriff als Körperverletzung gilt, deren Strafbarkeit lediglich durch die Einwilligung des Patienten ausgeschlossen wird." In der Denkschrift heißt es vielmehr: „Daß die zu Heilzwecken erfolgenden Eingriffe und Behandlungen eines gewissenhaften Arztes Körperverletzungen selbst dann nicht sind, wenn sie gegen den Willen des Kranken vorgenommen werden, sollte heute selbstverständlich sein."

Nachdem solchermaßen die wichtigste Voraussetzung im Arzt-Patienten-Verhältnis, die Selbstbestimmung des Patienten über den eigenen Körper, per juristischer „Denkschrift" für die Ärzteschaft beiseite geräumt war, leitete der Kommentator zum nächsten Punkt über: „Die ureigenste Aufgabe des Arztes ist, zu heilen und zu helfen. Ist es aber auch Aufgabe des Arztes, den Kranken unter allen Umständen am Leben zu erhalten, selbst dann, wenn nach menschlichem Ermessen eine Heilung nicht mehr zu erwarten ist? Die Frage der Euthanasie, den Ärzten nur zu gut bekannt, birgt die schwersten menschlichen Konflikte in sich." Das geltende Recht erkenne die Euthanasie nicht an, die Denkschrift dagegen wolle, „ähnlich wie in dem schon vorliegenden Sterilisierungsgesetz den Eingriff des Arztes zulassen, allerdings nur unter größten Vorsichtsmaßregeln. Die Tötung auf Verlangen soll nur dann straflos sein, wenn der Täter (so!) ein staatlich zugelassener Arzt ist, der Patient unheilbar krank ist, und dies durch das Gutachten zweier beamteter Ärzte festgestellt ist."

Der nächste Schritt war folgerichtig und naheliegend: „Im Zusammenhang mit der Zulässigkeit der Sterbehilfe steht das Problem der Freigabe der Vernichtung lebensunwerten Lebens. Gedacht ist hier vor allem an unheilbar Geisteskranke. Die Denkschrift behandelt diese Frage nicht besonders, sondern überläßt ihre Beantwortung einer besonderen staatlichen Regelung. Eine eindeutige Stellungnahme des Gesetzgebers wird sich aber auch hier nicht umgehen lassen. Sie ist jetzt sogar um so notwendiger, als die Tendenz vor allem des neuen Strafrechts dahin geht, den Staat zu Eingriffen in die Persönlichkeitsrechte des einzelnen im Interesse des Wohles der Gesamtheit zu ermächtigen. Infolgedessen dürfen auf diesem Gebiete keinerlei Zweifelsfragen ungeklärt bleiben." Abschließend wies der Jurist die Ärzte noch darauf hin, „daß die Denkschrift sogar in Erwägung zieht, ob nicht auch geisteskranke Verbrecher, die ein todeswürdiges Verbrechen begangen haben, zu töten sind[14]."

---

[14] Deutsches Ärzteblatt 63 (1933), 773–775.

Diese juristische Denkschrift zeigt, wie eng Juristen und Mediziner zusammenarbeiteten. Der ehemalige Richter am Bundesverfassungsgericht, Martin Hirsch, hat in einem Vorwort zu Ingo Müllers Buch „Furchtbare Juristen. Die unbewältigte Vergangenheit unserer Justiz" „auf einen eigentümlichen Kontrast von Figuren, Worten und Taten" hingewiesen: „Nur wenige der Akteure sind als unmenschliche Charaktere greifbar, von denen der Pesthauch der Barbarei ausgeht. Die meisten waren Wort- und Verfahrensfunktionäre, die die Imperative des Schreckens so penibel erfüllten wie die Reinigung einer Waffe. Die grausame Seite ihrer Taten, den Vollzug ihrer Urteile, überließen sie den kleinen Schergen und konnten sich am Ende auch auf deren Kosten entlasten[15]." Hier wird ein Unterschied zwischen Juristen und Ärzten deutlich: Ärzte beteiligten sich aktiv an der „grausamen Seite der Taten", sie führten Gesetze im Bereich der Medizin gewissenhaft und pflichtbewußt aus, sie machten sich sozusagen, im Gegensatz zu den juristischen Schreibtischtätern, die Finger blutig.

Am 14. Juli 1933 wurde das „Gesetz zur Verhütung erbkranken Nachwuchses" verkündet, das - wie alles andere vorher und sehr vieles später noch, postwendend, am 29. Juli 1933, im Standesblatt veröffentlicht - am 1. Januar 1934 in Kraft trat. Der Paragraph 1 lautete:

„(1) Wer erbkrank ist, kann durch chirurgischen Eingriff unfruchtbar gemacht (sterilisiert) werden, wenn nach den Erfahrungen der ärztlichen Wissenschaft mit großer Wahrscheinlichkeit zu erwarten ist, daß seine Nachkommen an schweren körperlichen oder geistigen Erbschäden leiden werden.

(2) Erbkrank im Sinne dieses Gesetzes ist, wer an einer der folgenden Krankheiten leidet:

1. angeborenem Schwachsinn,
2. Schizophrenie,
3. zirkulärem (manisch-depressivem) Irresein,
4. erblicher Fallsucht,
5. erblichem Veitstanz (Huntingtonsche Chorea),
6. erblicher Blindheit,
7. erblicher Taubheit,
8. schwerer erblicher körperlicher Mißbildung.

(3) Ferner kann unfruchtbar gemacht werden, wer an schwerem Alkoholismus leidet."

Das Gesetz war bei der Anwendung an zahlreichen Stellen auf die Mitarbeit von deutschen Ärzten angewiesen: Jedem Antrag auf Sterilisation war eine „Bescheinigung eines für das Deutsche Reich approbierten Arztes beizufügen, daß der Unfruchtbarzumachende über das Wesen und die Folgen der Unfruchtbarmachung aufgeklärt worden ist" (§ 2). Antragsberechtigt war außer demjenigen, „der unfruchtbar gemacht werden soll" (wenn dieser

---

[15] M. Hirsch: Vorwort. In: I. Müller: Furchtbare Juristen. Die unbewältigte Vergangenheit unserer Justiz. München 1987, S. 9.

„nicht geschäftsunfähig oder wegen Geistesschwäche entmündigt oder noch nicht achtzehn Jahre alt war"), der gesetzliche Vertreter (§ 2). Oder ein beamteter Arzt und, „für die Insassen einer Kranken-, Heil- oder Pflegeanstalt oder einer Strafanstalt der Anstaltsleiter" (§ 3). Der Antrag mußte bei einem der neu eingerichteten Erbgesundheitsgerichte gestellt werden, hierzu bedurfte es eines ärztlichen Gutachtens (§ 4). Das Erbgesundheitsgericht, das einem Amtsgericht angegliedert war, bestand aus einem Amtsrichter als Vorsitzendem, einem beamteten Arzt und einem weiteren für das Deutsche Reich approbierten Arzt, der mit der Erbgesundheitslehre besonders vertraut war (§ 6). Das Erbgesundheitsgericht konnte Zeugen und Sachverständige vernehmen sowie das persönliche Erscheinen und die ärztliche Untersuchung des „Unfruchtbarzumachenden" anordnen und ihn bei unentschuldigtem Ausbleiben vorführen lassen (§ 7).

Paragraph 12 lautete: „(1) Hat das Gericht die Unfruchtbarmachung endgültig beschlossen, so ist es auch gegen den Willen des Unfruchtbarzumachenden auszuführen, sofern nicht dieser allein den Antrag gestellt hat. Der beamtete Arzt hat bei der Polizeibehörde die erforderlichen Maßnahmen zu beantragen. Soweit andere Maßnahmen nicht ausreichen, ist die Anwendung unmittelbaren Zwanges zulässig[16]."

In der „Verordnung zur Ausführung des Gesetzes zur Verhütung erbkranken Nachwuchses" vom 5. Dezember 1933 war genau aufgeführt, wer als „beamteter Arzt im Sinne des Gesetzes" galt: Der örtlich zuständige Amtsarzt (Kreisarzt, Bezirksarzt usw.) und sein Stellvertreter oder der Gerichtsarzt und sein Stellvertreter. „Strafanstalten im Sinne des Gesetzes" waren Anstalten, in denen Strafgefangene untergebracht oder in denen mit Freiheitsentziehung verbundene Maßregeln der Sicherung vollzogen werden. Als Pflegeanstalten gelten auch Fürsorgeerziehungsanstalten." Im Artikel 1 der Verordnung hieß es: „Die Unfruchtbarmachung setzt voraus, daß die Krankheit durch einen für das Deutsche Reich approbierten Arzt einwandfrei festgestellt ist, mag sie auch nur vorübergehend aus einer verborgenen Anlage sichtbar geworden sein." – Damit war deutschen Ärzten weitgehende Entscheidungsfreiheit eingeräumt worden, was sie alles unter „vorübergehend" und „verborgenen Anlagen" verstehen wollten.

Nicht gestellt werden sollte der Antrag, „wenn der Erbkranke infolge hohen Alters oder aus anderen Gründen nicht fortpflanzungsfähig ist, oder wenn der zuständige Amtsarzt bescheinigt hat, daß der Eingriff eine Gefahr für das Leben des Erbkranken bedeuten würde, oder wenn er wegen Anstaltsbedürftigkeit in einer geschlossenen Anstalt dauernd verwahrt wird. Die Anstalt muß volle Gewähr dafür bieten, daß die Fortpflanzung unterbleibt. Ein fortpflanzungsfähiger Erbkranker, der in einer geschlossenen Anstalt verwahrt wird, darf nicht entlassen oder beurlaubt werden, bevor der Antrag gestellt und über ihn entschieden ist."

---

16 Deutsches Ärzteblatt 63 (1933), 151–152.

Und schließlich noch: „Die Unfruchtbarmachung soll nicht vor Vollendung des zehnten Lebensjahres vorgenommen werden[17]."

Im sogenannten „Großdeutschen Reich" gab es etwa 40000 bis 50000 Gehörlose bzw. hochgradig Schwerhörige, von denen etwa 20 bis 30% nach damaligen Vorstellungen unter die Bezeichnung „erbliche Taubheit" des „§ 1 Abs. 2 Nr. 7" des Erbgesundheitsgesetzes fielen. In der Chronik des Leipziger Samuel-Heinicke-Taubstummen-Instituts steht im Februar 1934: „Im Hinblick auf das Gesetz zur Unfruchtbarmachung Erbkranker sind auch für unsere Anstalt Vorbereitungen getroffen worden. Es werden Listen der Kinder angelegt, die vermutlich taub bzw. angeboren taub sind." Ende des Jahres heißt es in der Chronik: „Seit November finden in der Universitäts-Ohrenklinik an allen Kindern fortdauernd Gehörprüfungen statt ... einer der Ärzte wird stets freitags in den betreffenden Klassen hospitieren und das Nähere mit dem Klassenleiter besprechen ...". Taubstumme Kinder, die vom Gesundheitsamt an die Ohrenklinik verwiesen worden waren, mußten sich einer körperlichen Untersuchung, einer elektroakustischen Hörprüfung und einer Röntgenuntersuchung unterziehen sowie eine eingehende Befragung im Rahmen der „Sippenforschung" über sich ergehen lassen. Sämtliche Insassen des „Taubstummen-Institutes" wurden auf Erblichkeit ihres Leidens untersucht, damit sie vor der Schulentlassung zur „Unfruchtbarmachung" gemeldet werden konnten[18].

Da allerdings die Ärzte im Großdeutschen Reich im Einzelfall keineswegs sicher waren, ob nun ein Mensch unter erworbener, also nicht vererbbarer, oder angeborener und damit vielleicht vererbbarer Taubheit litt, tat sich ihnen hier ein breites Feld für mehr oder weniger wissenschaftliche Fragestellungen auf, die sich - wie beispielsweise die Reihenuntersuchungen an den Kindern des Leipziger Taubstummenheims - in medizinischen Fachzeitschriften widerspiegelten. Eine Arbeit hieß: „Hundert Erbgutachten aus der Taubstummenanstalt Leipzig"; eine andere „Ohrenärztliche Untersuchungen an taubstummen Schülern der Taubstummenanstalt Leipzig"[19].

Im Prinzip teilten sich die Ohrenärzte in zwei Lager. Während die einen, wie der Leipziger Ordinarius Wilhelm Lange (1875-1954), vor übereilten erbbiologischen Gutachten warnten, empfahlen andere auch bei einer Wahrscheinlichkeitsdiagnose die unbedingte Sterilisation. 1938 gab der Arzt H. Weber in einer Arbeit über „Erfahrungen bei Begutachtung von Taubstummheit für Erbgesundheitsgerichte" zu: „... daß wir leider heute einen typischen Organ-

[17] A. Gütt, E. Rüdin, F. Ruttke: Gesetz zur Verhütung erbkranken Nachwuchses vom 14. Juli 1933. München 1934, S. 63f.

[18] Zitiert nach: H. Schwann, J. Wilke: Zur Frage der Zwangssterilisierung bei ererbter Taubheit. In: A. Thom, H. Spaar: Medizin im Faschismus. Symposium über das Schicksal der Medizin in der Zeit des Faschismus in Deutschland 1933 bis 1945. Protokoll. Berlin (Ost) 1985, S. 164.

[19] Ebenda.

befund, durch den sich die erbliche Taubheit grundsätzlich von allen Formen erworbener Taubheit unterscheidet, noch nicht kennen[20]."
Sterilisiert wurden die Kinder, weil sie dem neuen Staat zu teuer waren. Bereits am 21. Dezember 1931 war der Arzt und Wirtschaftsfachmann Struve im Preußischen Gemeindeausschuß bei seiner Kostenhochrechnung für alle Minderwertigen und Leistungsunfähigen, die „Geisteskranken, Epileptiker, Idioten usw." bereits bei rund 500000000 Reichsmark angelangt, um dann fortzufahren: „Dazu kommen erblich Blinde und Taubstumme. Die Kosten für ihre Ausbildung, nach dem Beschulungsgesetz untergebracht, sind bei den ersteren 8,89, bei den letzteren 6,84 Reichsmark täglich. Also, es kostet bei achtjähriger Schulzeit ein Taubstummer 19972 Reichsmark, ein Blinder 25959 Reichsmark. Dazu kommen die Kosten für die Berufsausbildung für mindestens vier Jahre. Und wenn ein Volksschüler 120 bis 150 Reichsmark erfordert, ein Hilfsschüler 250 Reichsmark, ein Anstaltskind aber 900 Reichsmark und mehr – liegt noch Sinn und Segen in solchen Zahlen?" – Das *Deutsche Ärzteblatt* war 1931 stolz darauf gewesen, „daß ein Arzt in diesem Gremium zum ersten Male diese bedeutsamen Gedankengänge entwickeln konnte[21]."
Am 2. November 1933 wurde in München, in der Theatinerstraße 21, die *Staatsmedizinische Akademie* feierlich vor zahlreichen Ehrengästen eröffnet. Mit einer weiteren Akademie in Berlin-Charlottenburg existierten damit zwei Schulungsstätten für die zukünftigen beamteten oder nebenamtlich tätigen „Ärzte im Dienste des nationalsozialistischen Staates", wie es Ministerialrat Dr. med. L. Conti (der spätere Nachfolger Wagners als Reichsärzteführer) formulierte. An den beiden Staatsmedizinischen Akademien, die sich besonders an Amts-, Schul-, Kommunal- und Fürsorgeärzte wandten, werde „die weltanschauliche Rückkehr zu den Grundlagen des Staates, zu Blut und Boden" Ärzten, die in den Staatsdienst wollten, „eingeprägt".
Der Leiter der Staatsakademie, Ministerialdirektor Dr. med. Walter Schultze, bezeichnete die Akademie, neben der Schwesteranstalt in Berlin, als „die einzige wissenschaftliche Stätte in Deutschland, an welcher ausnahmslos alle in öffentlichem Dienst befindlichen Ärzte künftig in ihrer neuen rassenbiologischen und bevölkerungspolitischen Aufgabe vorgebildet werden[22]." Ab Juli 1934, nach Verabschiedung des Gesetzes „über die Vereinheitlichung des Gesundheitswesens" wurde ein Netz staatlicher Gesundheitsämter aufgebaut, in denen zahlreiche beamtete Ärzte die Aufsicht über alle Fürsorgeeinrichtungen übernahmen und sich der rassenhygienischen „Volksaufartung" (das heißt, der Einschränkung der Fürsorgeleistungen für chronisch Kranke und Behinderte sowie der Erfassung der sogenannten erb- und anlagebedingten Leiden) widmeten[23].

---

[20] Ebenda, S. 165.
[21] Deutsches Ärzteblatt 61 (1932), 119–121.
[22] Deutsches Ärzteblatt 62 (1933), 392–395.
[23] A. Thom, H. Spaar (wie 18), S. 16.

Dementsprechend sahen die Vorlesungen in den beiden staatsmedizinischen Akademien aus. Der erste Lehrgang vom 2. November 1933 bis 10. Februar 1934 in München, der einen Kursbeitrag von 100 Reichsmark erforderlich machte, befaßte sich mit folgenden Themenbereichen: „Rassenhygiene und Bevölkerungspolitik", beispielsweise anhand einer Vorlesung „Erbfragen bei Geisteskranken und psychopathisch Minderwertigen" von Professor Ernst Rüdin (Mitkommentator des „Erbgesundheitsgesetzes"). Eine andere der achtzehn Vorlesungen alleine zu dem Thema „Rassenhygiene und Bevölkerungspolitik" beschäftigte sich mit der „Technik der Sterilisierung". Weitere Hauptthemenbereiche waren neben der „allgemeinen Sozialhygiene" (beispielsweise mit einer Vorlesung „Einrichtung, Betrieb und Überwachung von Arbeitsdienstlager, Arbeitsdienstpflicht") die „spezielle Gesundheitsfürsorge und soziale Pathologie". Hier gab es für junge Ärzte Vorlesungen über „Krüppelfürsorge", „Taubstummenfürsorge" oder „Blindenfürsorge", aber auch „die kriminalpolitischen Probleme des Strafrechts vom rassenhygienischen Standpunkt aus (Stufenstrafvollzug, Entlassenenfürsorge, Sicherungsverwahrung)." Einen weiteren Themenschwerpunkt bildete der „Luft- und Gasschutz". Die jungen Ärzte konnten in dem Lehrgang auch zahlreiche Besichtigungen machen, unter anderem: Krematorien und Friedhöfe, die Anstalt Geisach bei Tölz für kranke Kinder, Heil- und Pflegeanstalten Eglfing-Haar, Psychiatrische Klinik, Polizeidirektion (Erkennungsdienst), Strafvollstreckungs-Gefängnis Stadelheim (mit psychiatrischer Abteilung), Krüppelheim Niederaschau, Taubstummenanstalt, Blindenanstalt, Asyl für männliche Obdachlose[24].

Der erste Lehrgang der Münchner *Staatsmedizinischen Akademie* wurde am 2. November 1933 im Rahmen eines Festaktes mit einem „grundlegenden Vortrag" des Präsidenten der Akademie, Dr. med. Walter Schultze, eröffnet. Der neue Präsident sagte in einer sehr langen Rede, die allen deutschen Ärzten über das Ärzteblatt bekanntgemacht wurde, unter anderem der „durch unverantwortliche, meist fremdstämmige Ärzte ‚kultivierten' Abtreibungsseuche schärfsten Kampf an". Dann leitete der Präsident zur „dauernden Absonderung unsozialer und rassisch minderwertiger Personen" über, und er dachte dabei, „neben den leichteren, aber doch unbedingt sicher erblich Geisteskranken, auf welche die Sterilisierung keine Anwendung finden soll, und neben den schweren Trinkern und verschieden gearteten Süchtigen in erster Linie an einen gewissen Teil der dem weitverzweigten Krankheitsbild der Psychopathie angehörenden, absolut unsozialen Elemente, aus denen sich erfahrungsgemäß das Heer der stets rückfälligen Gewohnheitsverbrecher zusammensetzt." – Mit anderen Worten: alle diejenigen, die, aus welchen Gründen auch immer, nicht in das saubere, deutsche Menschenbild des neuen Staates paßten.

Der Arzt spielte den Juristen den Ball zu: „Wir brauchen eine *deutsche*

---

[24] Deutsches Ärzteblatt 63 (1933), 396–397.

Rechtssprechung, die nicht in erster Linie die Bestrafung des Verbrechers, sondern den Schutz des Volksganzen, der Rasse zum Ziel hat und die eine dauernde Unschädlichmachung krankhafter oder minderwertiger Veranlagter und die Verhinderung der Erzeugung neuer Elender unbedingt gewährleistet." Ein Mittel sei „die Asylierung. Sie könnte in Arbeitshäusern, Arbeitskolonien usw. erfolgen und hat ihren Anfang teilweise schon in unseren heutigen Konzentrationslagern gefunden." Beinahe nahtlos leitete der Arzt zum nächsten, naheliegenden Problem, das zu lösen war, über: „... die ‚Judenfrage' muß auch noch in anderer Beziehung im Sinne rassenhygienischer Forderungen beantwortet und behandelt werden." Die Eheschließung zwischen Juden und Deutschen sei „ein für allemal durch Gesetz unmöglich zu machen, ja auch der außereheliche Geschlechtsverkehr zwischen den Trägern beider Rassen unter schwere Strafe zu stellen[25]."

1935, rechtzeitig zur Abschlußkundgebung des „Reichsparteitages" in Nürnberg, wurden die „Nürnberger Gesetze" erlassen: Das „Reichsflaggengesetz", das als „Reichs- und Nationalflagge" die Hakenkreuzfahne vorschrieb, das „Reichsbürgergesetz", das „Nicht-Deutschblütigen" staatsbürgerliche Rechte absprach und „das Gesetz zum Schutz des deutschen Blutes und der deutschen Ehre." Dieses Gesetz, ein weiterer Schritt in der dann immer unbarmherziger durchgezogenen Verfolgung jüdischer Menschen, verbot die Eheschließung zwischen „Juden und Staatsangehörigen deutschen oder artverwandten Blutes" sowie den „außerehelichen Verkehr" zwischen ihnen. Außerdem durften Juden keine nichtjüdischen Haushaltshilfen (oder, im Falle von Ärzten, Sprechstundengehilfinnen), die jünger als 45 Jahre waren, beschäftigen. Damit war ein weites Feld für Denunziationen aller Art geschaffen.

Die Nürnberger Gesetze gaben den Anthropologen reichlich Gelegenheit zur Gutachtertätigkeit. Die Gutachten wurden vom „Reichssippenamt", einer Behörde des Innenministeriums, bei dazu ermächtigten Instituten und Forschern angefordert. Der Direktor des Kaiser-Wilhelm-Instituts für Anthropologie in Berlin, Professor Dr. med. E. Fischer, dankte deshalb vor der Berliner theologischen Fakultät 1935 dem Führer, daß er durch die Nürnberger Gesetze den Erbforschern ermöglicht habe, „ihre Forschungsergebnisse dem Volksganzen praktisch dienstbar zu machen[26]". Spätestens ab 1939 wurden Gutachten über die „Rassen"zugehörigkeit „de-facto Todesurteile über Personen, bei denen lediglich die Vollzugsweise des Urteils relativ unbestimmt blieb (der direkte Weg in die Gaskammer oder die ‚Vernichtung durch Arbeit')", wie es der Medizinhistoriker Achim Thom (Leipzig) formuliert[27].

[Am 25. Juli 1938 erschien die „Vierte Verordnung zum Reichsbürgergesetz",

---

25 Deutsches Ärzteblatt 63 (1933), 556-557.

26 B. Müller-Hill: Tödliche Wissenschaft. Die Aussonderung von Juden, Zigeunern und Geisteskranken 1933-1945. Reinbek 1984, S. 37-38.

27 A. Thom, H. Spaar (wie 18), S. 19.

mit der die Approbation aller zu diesem Zeitpunkt noch im Deutschen Reich lebenden jüdischen Ärztinnen und Ärzte für den 30. September 1938 für erloschen erklärt wurde. Anschließend konnten nur noch wenige jüdische Ärzte als „Krankenbehandler" jüdischer Menschen tätig sein. Die ärztliche Betreuung der Juden wurde immer problematischer. In einem Schreiben des Vorstandes der Israelitischen Kultusgemeinde München an den „Herrn Oberbürgermeister der Hauptstadt der Bewegung" heißt es am 19. April 1939: „Soweit nicht unsere Unterstützungsempfänger noch Mitglieder einer Krankenkasse sind, erhalten sie zur Behandlung durch einen der zugelassenen zehn jüdischen Krankenbehandler den in der Anlage 3 beigefügten Krankenschein. Die geschilderte Überalterung bedingt eine erhöhte Inanspruchnahme der Krankenbehandler, wobei als überaus erschwerend der Mangel an Fachärzten zu verzeichnen ist. Insbesondere fehlen ein Facharzt für Hals-Nasen-Ohrenkrankheiten, ein Frauenarzt, ein Chirurg und ein Augenarzt. Wir sind also gehalten, unsere Hilfsbedürftigen arischen Fachärzten zuzuweisen, die wir nach der „Adgo" honorieren müssen. Dazu kommt, daß sowohl die von diesen Fachärzten wie auch von unseren Krankenbehandlern verordneten Medikamente mit dem vollen Satz für Privat-Patienten zu bezahlen sind. Wir bitten deshalb, die Zulassung unserer Hilfsbedürftigen zu dem Krankenschein-System des Städtischen Wohlfahrtsamtes in einer noch näher zu vereinbarenden Form wieder zuzulassen. Als einziges jüdisches Krankenhaus steht uns das Israelitische Krankenhaus Hermann-Schmidt-Straße 5 mit ca. 40 Betten zur Verfügung. Diese Bettenzahl hat sich als in keiner Weise ausreichend erwiesen. Das Heim ist ständig voll belegt, sodaß wir wiederholt gezwungen waren, ernstlich erkrankte Patienten ohne die genügende Pflege und ohne hinreichende ärztliche Aufsicht zu versorgen. Erschwert wird diese Versorgung im Hause durch den großen Mangel an geeignetem Pflegepersonal, ein Mangel, der in absehbarer Zeit auch zu einer Schließung des Krankenheimes zu führen droht, falls uns nicht die bereits von der Ärztekammer erbetene Beschäftigung katholischer Schwestern genehmigt wird."]

Ein nächster, wenn auch nicht mehr öffentlich diskutierbarer Schritt bei der „Ausmerzung minderwertiger Belastung" war die „Euthanasie", der offiziell rund einhunderttausend Menschen zum Opfer fielen. Der Auftakt, ein „Führererlaß", demzufolge „die Befugnisse namentlich zu bestimmender Ärzte so zu erweitern" seien, „daß nach menschlichem Ermessen unheilbaren Kranken bei kritischster Beurteilung ihres Krankheitszustandes der Gnadentod gewährt werden kann", war auf den Beginn des Krieges am 1. September 1939 rückdatiert worden. Der neue Staat konnte nun endgültig keine unnützen Esser mehr brauchen. Außerdem benötigte er jetzt seine Krankenhausbetten für verwundete Soldaten und Zivilisten, die möglichst schnell wieder zusammengeflickt werden mußten, damit das Massenmorden im Feld weitergehen konnte.

Ebenso wie bei der Diskussion um die Sterilisation „Minderwertiger" hatten auch bei der Euthanasie die ideologischen Vorarbeiten lange vor 1933 eingesetzt. Bereits in der Weimarer Republik hatten Juristen und Mediziner Argumente zusammengetragen, die ihrer Meinung nach für eine aktive Tötung schwer Behinderter, vor allem geistig Kranker sprachen. Zusammenfassend läßt sich festhalten, was der Leipziger Medizinhistoriker Achim Thom so formuliert hat: „Jede nähere Beschäftigung mit solchen bereits vor 1933 vorliegenden Befürwortungen der massenhaften Tötung von Patienten läßt eine erschreckende Gleichgültigkeit der ‚wissenschaftlichen' Argumentation gegenüber dem fundamentalen Wert des menschlichen Lebens und dem Schicksal des einzelnen erkennen, die kaum einer rationalen Erklärung zugänglich ist und ihre tiefere Wurzel in den ‚biologischen' Beurteilungskriterien der Individuen hat, die in den genannten Fällen nur noch als ‚Ballastexistenzen' eingeordnet worden sind[28]." Bereits vor 1933 war es in der Sprache vieler Ärzte und Juristen selbstverständlich geworden, daß Kranke und Behinderte, denen das Siegel der Unheilbarkeit und der Belastung der Volksgemeinschaft aufgedrückt worden war, ihr Recht auf Leben verwirkt hatten.

Nach 1933, unter der zunehmenden Verrohung der Gesellschaft, wurde die Hemmschwelle zur aktiven Tötung kranker Menschen von Ärzten überschritten und von noch viel mehr Ärzten stillschweigend hingenommen, auch wenn manche von ihnen der Euthanasie innerlich ablehnend gegenüberstanden. Mit dem Massenmord an hunderttausend und mehr Kranken, Schwachen, Behinderten, Wehrlosen wurde der ärztliche Auftrag zur Lebenserhaltung in sein direktes, todbringendes Gegenteil pervertiert. Aus dem Arzt wurde der Henker. Im Gegensatz zum „Erbgesundheitsgesetz", das selbstverständlich diskutiert und kommentiert werden konnte, waren die „Herrenmenschen" nun mit der gezielten Ermordung der „Minderwertigen" an Grenzen gelangt. Im nationalsozialistischen Deutschland wurden deutliche Stimmen laut, die dagegen protestierten, so daß die „Aktion T 4" (nach der Adresse Tiergartenstraße 4 in Berlin) 1941, nachdem rund siebzigtausend Menschen ermordet worden waren, offiziell wieder abgesagt wurde. Die Gesamtzahl der Ermordeten aber ist nicht bekannt, da auch nach Ende der „Aktion T 4" das Morden „dezentralisiert" in den Heil- und Pflegeanstalten weiterging.

Am 9. Mai 1944 wurden aus dem Kinderheim St. Josefspflege in Mulfingen im Hohenlohekreis 39 Kinder im Alter zwischen sechs und 19 Jahren nach Auschwitz deportiert. Bis auf vier starben sie dort an Hunger und Seuchen oder wurden, weil sie „Zigeuner" waren, ermordet wie insgesamt rund eine halbe Million Sinti und Roma. Am 18. Mai 1984 hat Hildegard Lagrenne in der Evangelischen Akademie in Bad Boll berichtet: „In unserer Familie gibt es keinen, der nicht im KZ war. Alle meine Familienangehörigen mütterlicherseits sind in Auschwitz ermordet worden. Von Auschwitz bis Natzweiler im Elsaß gab es kein Lager, in dem keine Sintis waren. Auschwitz war die

---

[28] A. Thom, H. Spaar (wie 18), S. 21.

schlimmste Stätte der Vernichtung, die es je gegeben hat. Dort sind zuletzt noch meine Schwiegereltern und meine Schwägerin mit ihren vier Kindern geblieben. Am 1. August 1944 wurden alle zu einem Transport gesammelt, „zur Außenarbeit", wie es hieß. In derselben Nacht wurden sie alle, 3000 Sintis, vergast. Man sagt, daß eine halbe Million Sinti und Roma in den Lagern ermordet worden sind, ohne diejenigen, die in den Wäldern erschossen wurden. Die gesamte Familie meines Mannes, die Familie Lagrenne, ist damals erschossen worden im Wald bei Kolmar[29]."

Bei der systematischen Erfassung der Sinti und Roma hatte ein Mediziner die „Vorarbeiten" geleistet. Der Psychologe und Psychiater, Oberarzt in der Kinderabteilung der Universitätsnervenklinik Tübingen, hatte kurz nach der „Machtübernahme" einen Forschungsauftrag vom *Reichsgesundheitsamt* erhalten, in Südwestdeutschland erbwissenschaftliche Untersuchungen im Zusammenhang mit „Zigeunermischlingen usw." anzustellen. Die Ergebnisse veröffentlichte Ritter 1937 unter dem Titel „Ein Menschenschlag - ärztliche und erbgesundheitliche Untersuchungen über die durch zehn Geschlechterfolgen erforschten Nachkommen von Vagabunden, Gaunern und Räubern." Das Buch endete: „Weder Rad noch Galgen, noch Schwert, weder Rute noch Brandmarkung, weder Verschubung noch Landesverweisung, weder Zucht- noch Arbeitshäuser, weder Kinderheime noch Erziehungsanstalten, weder Kirche noch Schule haben diesen Menschenschlag zu ändern vermocht. Denn alle diese Maßnahmen konnten nicht rechtzeitig verhindern, daß diese Glieder des Gaunerschlages sich miteinander fortpflanzten, und daß sie damit ihr geprägtes Erbgut immer wieder durch die Jahrhunderte an die folgenden Geschlechter weitergaben[30]."

1938 wurde Ritter in das *Reichsgesundheitsamt* nach Berlin-Dahlem berufen, wo er die „Rassenhygienische und bevölkerungsbiologische Forschungsstelle" aufbaute. Dabei wurde er von der *Deutschen Forschungsgemeinschaft* (DFG) unterstützt - für ein Projekt „Arbeiten zur Asozialenforschung und zur Bastardbiologie (Zigeuner, Juden)" erhielt er eine „Sachbeihilfe" von 15000 Reichsmark[31]. Ritter und seine Mitarbeiter spürten systematisch die im Deutschen Reich lebenden „Zigeuner" auf, registrierten sie und beurteilten sie „gutachterlich". Die Bewertung („Z" für Zigeuner, „ZM" für Zigeunermischling etc.) entschied über das weitere Schicksal der so „Begutachteten", die bei Kriegsbeginn nach Polen deportiert wurden. Alleine im Konzentrationslager Auschwitz wurden 20943 „Zigeuner"[32] registriert, die meisten von ihnen starben an Hunger und Seuchen oder wurden ermordet - darunter auch die Kinder aus der St. Josefspflege in Mulfingen.

---

[29] Evangelische Akademie Bad Boll: Das Vermächtnis der Opfer des Nationalsozialismus. Tagung vom 18. bis 20. Mai 1984 in Bad Boll. Protokolldienst 32/84, S. 26.

[30] J. Meister: Schicksale der „Zigeunerkinder" aus der St. Josefspflege in Mulfingen. Sonderdruck aus Württembergisch-Franken, Jahrbuch 1984, Sigmaringen 1985, S. 9f.

[31] B. Müller-Hill (wie 26), S. 16.

[32] Ebenda, S. 63.

Ein nach Kriegsende gegen Ritter angestrebtes Verfahren wurde 1950 eingestellt, da Ritter sagte, er habe 1941 - also vor der Vernichtung der „Zigeuner" - seine Forschungen beendet, folglich könne er für das, was später geschehen sei, nicht belangt werden. Dabei hatte Ritter noch 1944 an die DFG geschrieben: „Aus dem Zigeunerarchiv werden in angespanntester Arbeit nach wie vor zahllose amtliche Anfragen unter erbpflegerischen Gesichtspunkten beantwortet[33]."

In den Konzentrationslagern begannen im Frühjahr 1941 die experimentellen Vorarbeiten für Massensterilisationen, um möglichst viele Menschen möglichst einfach und unauffällig unfruchtbar zu machen. Im Nürnberger Ärzteprozeß wurde ein „Bericht über die Versuche betr. Röntgenkastration" vorgelegt, den der Angeklagte Viktor Brack (Oberdienstleiter in der Kanzlei des Führers) zur Vorbereitung des „Sterilisationsprogramms mit Röntgenstrahlen" verfaßt und dem Reichsführer-SS, Heinrich Himmler, im März 1941 vorgelegt hatte. Ein Jahr später, am 23.6.1942, erinnerte Brack Himmler an sein Sterilisierungsprogramm: „... Bei etwa 10 Millionen europäischer Juden sind nach meinem Gefühl mindestens 2-3 Millionen sehr gut arbeitsfähige Männer und Frauen enthalten. Ich stehe in Anbetracht der außerordentlichen Schwierigkeiten, die uns die Arbeiterfrage bereitet, auf dem Standpunkt, diese 2-3 Millionen auf jeden Fall heranzuziehen und zu erhalten. Allerdings geht das nur, wenn man sie gleichzeitig fortpflanzungsunfähig macht. Ich habe Ihnen vor etwa einem Jahr bereits berichtet, daß Beauftragte von mir die notwendigen Versuche für diesen Zweck abschließend bearbeitet haben. Ich möchte diese Tatsache nochmals in Erinnerung bringen. Eine Sterilisation, wie sie normalerweise bei Erbkranken durchgeführt wird, kommt in diesem Fall nicht in Frage, da sie zu zeitraubend und kostspielig ist. Eine Röntgenkastration jedoch ist nicht nur relativ billig, sondern läßt sich bei vielen Tausenden in kürzester Zeit durchführen. Ich glaube, daß es auch im Augenblick schon unerheblich geworden ist, ob die Betroffenen dann nach einigen Wochen bzw. Monaten an den Auswirkungen merken, daß sie kastriert sind[34]."

Die Experimente in den Konzentrationslagern basierten nicht auf sinnvollen Fragestellungen, wie immer wieder zu lesen ist. Bereits der Ansatz zu diesen Experimenten war inhuman. KZ-Medizin war keineswegs die Folge „der" naturwissenschaftlich orientierten Medizin, wie immer wieder zu hören ist. Die KZ-Medizin war grauenvoller Teilaspekt und entsetzensvoller Höhepunkt einer „Medizin ohne Menschlichkeit" in einer verbrecherischen Diktatur. Im Alltag, im Krieg und in den Konzentrationslagern wurde die Arbeitskapazität der Menschen bis zum Letzten ausgepreßt und die Menschen dann weggeworfen. In den Konzentrationslagern hieß es mit nicht zu überbieten-

---

33 Ebenda, S. 63.

34 A. Mitscherlich, F. Mielke: Medizin ohne Menschlichkeit. Dokumente des Nürnberger Ärzteprozeßes. Frankfurt 1960, S. 242.

der Deutlichkeit: „Vernichtung durch Arbeit". Ohne die Berücksichtigung massiver wirtschaftlicher Interessen der führenden Elite ist die „Medizin ohne Menschlichkeit" des nationalsozialistischen Regimes überhaupt nicht „erklärbar" - es bleibt auch so noch genug übrig, was sich dem menschlichen Fassungsvermögen letztlich entzieht.

Die entsetzlichen Menschenexperimente in den Konzentrationslagern waren der letzte Schritt von Ärzten, für die es „Menschen" und „Untermenschen" gab. Diese Ärzte waren zu „Menschen", zu ihresgleichen also, freundlich und betreuten sie auch ärztlich gut. Mit „Untermenschen" aber machten sie, was sie wollten. An ihnen ließen sie die eigene Unterdrückung, den Sadismus, den Haß auf alles „Minderwertige" aus, der ihnen jahrzehntelang eingehämmert worden war und den sie selbst geschürt hatten - in der festen, ebenfalls jahrzehntelang eingehämmerten und mitgetragenen Überzeugung, daß sie selbst auf der Seite der „Herrenmenschen" stünden.

Die KZ-Medizin war grauenvoller Teilaspekt einer Medizin, die auch in ihrem alltäglichen Handeln immer mehr von Begriffen wie „Auslese", „Leistungsfähigkeit" und „Ausmerze" geprägt worden war und schließlich die „Pflicht zur Gesundheit" gefordert hatte. Die ideologischen Wurzeln reichen weit in die Weimarer Republik: Anerkannte und viel gelesene Ärzte wie der Chirurg Erwin Liek hatten lange vor 1933 der sozialen Gesetzgebung „sittliche Verwilderung", die zu einer „Bevorzugung des Unsozialen, des Faulen, des Untüchtigen auf Kosten des Sozialen, des Fleißigen, des Tüchtigen" führe, attestiert. In seinem Bestseller „Der Arzt und seine Sendung" schrieb Liek 1926: „Man sehe alle diese Dinge einmal nicht als Arzt sondern als Biologe, denke nicht an den einzelnen Kranken, die einzelne Familie, sondern an ein ganzes Volk. Ist es von einem solchen biologischen Standpunkt aus wirklich wünschenswert, daß wir z. B. jeden, auch den denkbar schlecht veranlagten Säugling, mühsam hochziehen? Ist es klug, daß wir Idioten und Epileptiker in Musteranstalten pflegen, während gesunde, arbeitsfreudige Volksgenossen weder Obdach noch Nahrung haben. Was wir treiben, ist ganz bewußte negative Auslese, ist Förderung der Lebensschwachen und Lebensuntüchtigen zu Ungunsten der gut Veranlagten[35]." Solch eine Einstellung gegenüber einem Großteil der Bevölkerung, der „Masse", über der der Arzt als Herr über Leben und Tod stand, machte es möglich, daß Patienten zu „Material" wurden, mit dem man nach Belieben verfahren konnte. Das menschliche Mitgefühl für „Minderwertiges", „Schwaches" oder „rassisch Fremdes" hatten viele Ärzte bereits vor 1933 verloren.

Mit der immer wieder zu hörenden Floskel, von ein paar Hundert verbrecherischen Elementen einmal abgesehen, habe die namenlose Mehrheit der deutschen Ärzteschaft unter dem nationalsozialistischen Regime Humanität geübt und ihre Pflicht getan, wird, wie in anderen gesellschaftlichen Bereichen auch, zwischen einem verbrecherischen „Auschwitz" und einem ande-

[35] E. Liek: Der Arzt und seine Sendung. München 1931.

ren, letztlich ganz normalen Nationalsozialismus unterschieden. Ralph Giordano weist derartige Versuche, das „Dritte Reich" zu nivellieren und für die Zeit zwischen der Machtergreifung von 1933 und dem Beginn des fabrikmäßigen Massenmordes 1941 eine quasi verbrechensfreie Zeit zu schaffen, zurück: „Der kriminelle Charakter des Nationalsozialismus begann nicht erst mit seinem Vernichtungsapparat! Das Verbrechen begann bereits mit den Maßnahmen, die die demokratischen Freiheiten aufhoben, die erste Republik zerstörten, und es setzte sich fort über Verhaftungen, Folterungen und Ermordungen politischer Gegner von gestern, die Errichtung von Konzentrationslagern, die Bücherverbrennungen, den Boykott jüdischer Geschäfte schon im April 1933, alles Geschehnisse, von denen jedermann in Deutschland gewußt hat ... Jedermann wußte von der Proklamation der Nürnberger Rassengesetze; ... von der sogenannten „Reichskristallnacht", dem bis dahin schrecklichsten Pogrom gegen die Juden im Reich. Und jedermann wußte von der Deportation dieser Juden ab 1940/41, denn das geschah unter freiem Himmel, am hellichten Tag und über ganz Deutschland verstreut." Der Nationalsozialismus, so Giordano, war verbrecherisch von seiner „Peripherie bis zu seinem Zentrum"[36].

Die Alltagsgeschichte der Medizin im Dritten Reich ist bis heute nicht geschrieben worden. Eines erscheint angesichts vieler Bestrebungen, einen Großteil der NS-Zeit als „ganz normal" darzustellen, vordringlich: Wer versucht, über eine „ganz normale" Medizin im Dritten Reich zu reden, sollte das nur tun, wenn er in jedem Satz, in jedem Gedanken die Hunderttausende und schließlich Millionen, für die es keine normale Medizin mehr gab, mitzubedenken. Es mag sein, daß es für den Durchschnittsdeutschen, der weder rassisch, noch politisch, noch kräfte- oder altersmäßig irgendwie auffällig war, der also in die gesunde, tatkräftige Volksgemeinschaft gepaßt hat, eine Alltagsmedizin gab, die „human" war. Es gab sicher auch Ärztinnen und Ärzte, die sich, trotz allem, bemüht haben, nach den Regeln der ärztlichen Kunst zu handeln, soweit das eben möglich war. Die immer brutaleren Übergriffe auf alle „Minderwertigen" und die Auswirkungen des massenmörderischen Krieges müssen aber auch in der Alltagsmedizin für sehr viele Menschen zu erkennbaren Veränderungen geführt haben.

Die Pervertierung der Medizin im Nationalsozialismus hat nicht erst mit der Euthanasie oder in den Konzentrationslagern begonnen, sondern sehr viel früher. Ein entscheidender Faktor war die Diffamierung und Ausgrenzung immer weiterer Menschengruppen zum Wohle des übergeordneten Ganzen und die immer offenere Forderung nach einer „Pflicht zur Gesundheit". Eine Medizin, die derartige Forderungen unterstützt, mußte unbarmherzig und unter den entsprechenden politischen Voraussetzungen unmenschlich und barbarisch werden.

---

36 R. Giordano: Die zweite Schuld oder von der Last Deutscher zu sein. Hamburg 1987, S. 32-33.

Abraham Wajnryb

Medizin im Ghetto Wilna

Das Krankenhaus als Obdach

Das Krankenhaus war das Nervenzentrum des Ghettos, in dem sich das Leben wie in einem Spiegel reflektierte. Ich kam in das Hospital in den ersten Tagen nach dem deutschen Einfall in die Sowjetunion so, wie viele Juden dorthin gelangt waren. Es zog uns an, weil das Krankenhaus für uns ein Obdach war, eine Zufluchtsstätte, die von der militärischen oder zivilen Gewalt, von einer guten oder schlechten, von der deutschen, der sowjetischen oder jeder anderen respektiert werden würde. Ich kam als Arzt wie alle Ärzte, die meisten Krankenschwestern und die alle möglichen Aufgaben versehenden Arbeiter, als ob wir alle zu einer Familie gehörten. Andere kamen, weil sie es für besser hielten, eine Krankheit vorzutäuschen als der Ungewißheit im Ghetto ausgesetzt zu sein. Sie kamen in langen Schlangen, Männer,

Abraham Wajnryb wurde am 7.10. 1912 in Kielce/Polen geboren. Nach Abschluß des Medizinstudiums in Warschau im Jahr 1936 und Absolvierung seines Militärdienstes arbeitete er im städtischen jüdischen Krankenhaus von Warschau. Im Dezember 1938 betreute er freiwillig die Insassen des jüdischen Flüchtlingslagers Zbonszyn im Niemandsland zwischen Deutschland und Polen, die wegen ihrer polnischen Staatsangehörigkeit aus Deutschland ausgewiesen, aber in Polen nicht eingelassen worden waren.

Nach Warschau zurückgekehrt, heiratete er die Ärztin Dr. Gelman aus Wilna, von der er bei Kriegsbeginn getrennt wurde und die er im Januar 1940 in Wilna wiedertraf. Nach Einmarsch der deutschen Wehrmacht in der Sowjetunion und der Besetzung Wilnas durch die Deutschen, wurden die Wajnrybs im September 1941 in das dortige Ghetto gezwungen. Abraham Wajnryb wurde zum Leiter der Abteilung für Infektionskrankheiten des Ghettokrankenhauses ernannt. Mit der Liquidierung des Ghettos im September 1943 - von den ursprünglich 80000 Bewohnern des Ghettos waren zu diesem Zeitpunkt nur noch etwa 15000 Menschen am Leben - wurde Abraham Wajnryb in das Konzentrationslager Kivioli in Estland deportiert. Von dort kam er etwa ein Jahr später in das Konzentrationslager Stutthof bei Danzig und von dort schließlich nach Schömberg, einem Außenlager des im Elsass gelegenen Konzentrationslagers Natzweiler. Nach der Befreiung kehrte er nach Polen zurück, wo er seine Frau wiederfand, die aus einem Transportzug in das Vernichtungslager Majdanek geflohen war und mit falschen Papieren überlebt hatte. 1946 verließ das Ehepaar Polen und emigrierte schließlich, nachdem es nicht gelang nach Israel einzuwandern, nach Australien. Seinen „Erinnerungen eines Arztes“, die er mehr als 40 Jahre nach der Befreiung in hebräischer Sprache niederschrieb und die 1979 in Israel erschienen, ist dieser Auszug entnommen.

B. D.

Frauen und Kinder. Sie kamen zum „Hekdesch"[1], der dem Hospital verliehene Name, der früher selbst den Gesündesten schreckte. Zu ihm kamen sie jetzt wie zu einem heiligen Ort, einer Stätte der Zuflucht.

Ich wußte, daß meine Aussichten, ein am Krankenhaus praktizierender Arzt zu bleiben, gering waren, oder, um es genau zu sagen, daß diese Aussicht nicht bestand. Ich war jung, hatte sehr wenig Erfahrung mit stationärer Behandlung und war in Wilna ein Fremder.

Ich kam aus Warschau, sprach kaum Jiddisch, hatte einen fremden Akzent und gehörte zu den polnischen Flüchtlingen. Da jedoch meine Frau auch Ärztin war, die Universität Wilna absolviert hatte und ihre Eltern beide als niedergelassene Ärzte in der Stadt praktizierten, wurde ich als Wilnaer adoptiert.

In der zweiten Woche unter deutscher Besatzung wurde eine offizielle Liste des Krankenhauspersonals herausgegeben. Sie stammte aus dem Gesundheitsamt der Stadt. Ich wußte, wie auch andere Beschäftigte des Hospitals, daß viele Patienten Krankheiten nur vortäuschten. Darunter befanden sich alte Leute, im jüdischen Wilna wohl bekannt und geschätzt, die sich im Krankenhaus sicher fühlten. Menschen, auf die die deutsche Polizei Jagd machte, und später sogar solche, die von der Ghettopolizei gesucht wurden. Das Krankenhaus diente auch als Unterschlupf für Menschen, die Verbindung mit dem Untergrund hielten.

Gens[2] machte sich, wie er mir einmal sagte, Sorgen darüber, daß das im Hospital herrschende Durcheinander über das Ghetto hinaus bekannt werden und damit das Ghetto insgesamt gefährden würde. Er gab zu, daß er im Unterleibstyphus die Hauptgefahr sah. Überhaupt war er von ansteckenden Krankheiten wie besessen. Um die Wahrheit zu sagen, auf der Isolierstation lagen schon einige Typhuspatienten, deren Zahl ständig wuchs. Während der ersten Wochen, bevor er zum absoluten Herrscher über das Ghetto geworden war, kam Gens einmal ins Krankenhaus, setzte eine dringende Sitzung aller Ärzte an und präsentierte ein Ultimatum. Sollte sich keiner der Stationschefs bereit erklären, „Ordnung zu schaffen"[3], werde er, Gens, die Typhuspatienten an die Gestapo ausliefern, alle anderen Patienten nach Hause schicken und das Krankenhaus schließen. Er berief sich darauf, daß im Ghetto die Gerüchte über eine große Zahl von Typhusfällen im Hospital weit verbreitet seien, daß man diese Gerüchte nicht unterdrücken könne und, sollten sie, wahr oder nicht, über das Ghetto hinausgehen, sich das gesamte Ghetto mit allen Einwohnern in tödlicher Gefahr finden werde. Niemand meldete sich freiwillig.

---

[1] „Hekdesch" bedeutet wörtlich eine religiöse Gabe oder ein Opfer und bezeichnet heute im erweiterten Sinn eine Zufluchtsstätte für die Kranken, Notleidenden und Alten.

[2] Jakob Gens, Vorsitzender des Judenrates.

[3] Das hieß: 1. keine Typhusfälle sollten erkennbar sein und 2. nur wirklich Kranke ins Hospital aufgenommen werden.

Am nächsten Tag kam Gens mit einer zweiten Forderung: Ich solle die Verantwortung über das gesamte Hospital übernehmen, sonst werde er die fünf Stationschefs der Polizei ausliefern. Über die Forderung war nicht zu verhandeln. Die fünf Stationsärzte kamen ohne Zögern überein, mir die Verantwortung aufzuhalsen, und ich stimmte zu, ohne gefragt worden zu sein.
In einer entwickelten Gesellschaft kann man das Gesundheitswesen grob in drei Bereiche einteilen, von denen jeder seine besondere Bedeutung und Ausrichtung hat und von den anderen unterscheidbar ist. Alle haben ein gemeinsames Ziel: ein hohes Maß an körperlicher und geistiger Gesundheit zu erhalten.
Beim ersten Bereich handelt es sich um den der Vorsorge. Das gilt für alle Gemeinschaften, noch mehr unter Ghettobedingungen, wo Vorsorge zweifellos die beste und oft die einzige Art der Krankheitsbekämpfung war. Die Vorsorgemaßnahmen führten zu guten Resultaten. Die allgemeine Erkrankungsziffer und die Sterblichkeit bei ansteckenden und anderen Krankheiten waren unter den schwierigsten Ghettobedingungen nicht höher als der Durchschnitt im Wilna der Vorkriegszeit.
Ich verbrachte gewöhnlich viel Zeit im Hospital. Am späten Abend blieb ich im Krankenhaus zurück und wartete auf die neuesten Nachrichten aus London. Das Radio war irgendwo in einer der Toiletten versteckt. Ich kannte das Versteck nicht, stellte keine Fragen und versuchte nicht, es zu finden. Die Nachrichten überbrachte mir Tana Rybak, der zwanzigjährige Sohn des Hausmeisters, ein Einzelgänger, der sich geheimnisvoll verhielt. Woher er kam, warum er sich so betrug und was seine Aufgabe im Hospital war, wußte niemand. Die, die ich fragte, wenn ich den Mut dazu aufbrachte, wollten die Antwort nicht wissen. In den Nachtstunden arbeitete ich an einer Statistik, die die letzten zehn Jahre des Krankenhauses umfaßte. Im Keller des Hospitals befand sich ein Archiv mit Bergen von Notizen, Unterlagen und anderem Material, das nach Auswertung verlangte. Hier hatte ich die Gelegenheit, diese grundlegenden und verläßlichen Daten aus der Vorkriegszeit mit denen des Ghettos zu vergleichen. Was mich besonders interessierte, waren Informationen über die Bettenbelegung, speziell in den Isolierstationen.
Der zweite Bereich umfaßt die ambulante Behandlung, die in der Klinik selbst durchgeführt oder von ihr veranlaßt und beaufsichtigt wurde. Dieser Dienst sicherte allen Hilfesuchenden medizinische Versorgung zu und bestand aus den Sprechstunden in der Klinik, den Hausbesuchen durch Ärzte oder Krankenschwestern, der Pflege und Verabreichung von Medikamenten zu jeder Tages- und Nachtzeit. Was den Glauben in uns inspirierte, um diese Art Dienst zu organisieren, ist schwer zu erklären. Was half uns, dieses Maß an Energie aufzubringen, die Entschlossenheit, diesen Grad der Versorgung aufrechtzuerhalten trotz der ständigen Probleme und des stetig wachsenden Mangels an Mitteln?
In den Nachtstunden verglich ich die Arbeit in der Klinik des Ghettos mit dem durchschnittlichen Ergebnis in den Wilnaer Kliniken, deren Arbeit ich

aus meinem Jahr im Gesundheitsamt der Stadt während der sowjetischen Besatzung kannte, und war von dem im Ghetto erreichten beeindruckt und ermutigt.

Der dritte Bereich war das Krankenhaus selbst, der Schwerpunkt meiner Tätigkeit. Unter normalen Umständen nimmt ein Hospital solche Patienten auf, die einer besonderen Pflege bedürfen, die zu Hause nicht durchführbar ist. In unserem Krankenhaus verfügten wir über Fachärzte aller Spezialisierungen und über einen gut ausgerüsteten Operationssaal. Unter den Bedingungen des Ghettos wuchs der Aufnahmebedarf im Verhältnis zu den abnehmenden Möglichkeiten der Behandlung zu Hause.

Der gemeinsame Nenner dieser drei Bereiche medizinischer Versorgung war die Aufrechterhaltung eines hohen Gesundheitsniveaus. Darüber hinaus befand sich das Krankenhaus jedoch in einer besonders ernsten und gefährdeten Situation, die mit der des Vorsorgebereichs und des Ambulatoriums nicht verglichen werden kann. Diese beiden Dienste wurden jeder deutschen Kommission oder Delegation vorgezeigt, die im Ghetto irgendetwas untersuchten oder inspizierten. Diese Bereiche wurden mit größter Sorgfalt im Zustand ständiger Bereitschaft gehalten, um die Zustimmung und das Wohlgefallen der deutschen Ärzte zu finden, die dann Meldung erstatten konnten: „Alles in Ordnung". Im Gegensatz dazu konnte das Hospital nur eine gerade noch annehmbare Fassade präsentieren, hinter der sich eine Vielzahl verbotener und illegaler Untergrundaktivitäten verbarg. Das Wort „Untergrund" mag übertrieben und vielleicht wichtigtuerisch klingen („Auch wir gehörten zum Untergrund"), trifft aber zu. Wenn wir davon ausgehen, daß Widerstand alle Aktivitäten umfaßt, die auf die Erhaltung der Werte zielen, die der Feind zerstören will, kann man ohne Übertreibung das Krankenhaus als die Bastion des Widerstands im Ghetto bezeichnen. Es gab Aktivitäten, die in den Augen der Deutschen legitim und erlaubt waren, weil sie harmlos erschienen, z.B. Vorsorgemaßnahmen und die nicht-stationäre Behandlung von Patienten, aber es gab auch andere, die, hätten die Deutschen davon gewußt, nie toleriert worden wären. So wurde aus einem Zufluchtsort, dem „Hekdesch", eine Fluchtburg.

Das Ultimatum im Krankenhaus

Wir kehren zum Ultimatum von Gens zurück, Anfang Dezember 1941, in dem er mir befahl, die Verantwortung für den Betrieb des Hospitals zu übernehmen. Einige Tage später änderte Gens seine Befehle. Die Verwaltung des Krankenhauses sollte nun offiziell in die Hände von Dr. Sedlis übergehen, der bis zum Kriegsausbruch 1939 an der Spitze der Verwaltung gestanden hatte. Er war für die allgemeinen Verwaltungsaufgaben zuständig, während ich weiterhin für das Krankenhaus, ganz besonders für ansteckende Krankheiten, verantwortlich bleiben sollte. „Ansteckende Krankheiten" waren in diesem Zusammenhang nicht nur eine medizinische Kategorie, sondern standen für alles, was „verboten" war. Dieses Zugeständnis sollte mir die Arbeit erleichtern, was auch geschah, konfrontierte mich aber gelegentlich mit neuen und oft schwierigen Problemen.

Dr. Sedlis konnte über Veränderungen entscheiden, ohne mich zu konsultieren. Seine Entscheidungen führten manchmal zu Verstimmungen unter den Angestellten. Von einem Mann mit überragenden medizinischen Kenntnissen und Erfahrung in der Leitung des Hospitals, doppelt so alt wie ich und mit einem guten Ruf als Arzt unter den Wilnaer Juden Kompromisse und Zurückhaltung zu erwarten, wäre bei jedem Wilnaer Arzt als Anmaßung gewertet worden und um so mehr bei mir. Trotzdem haben wir mehr als anderthalb Jahre zusammengearbeitet. Die Arbeit war schwierig und gefährlich, aber ebenso gut und nützlich. Er war Facharzt für Gynäkologie und Geburtshilfe und ein hervorragender Administrator. Ich habe keinen anderen Arzt in Wilna gekannt, und ich kannte sie alle, der so geeignet gewesen wäre, Tag und Nacht, während vieler Monate unter dem Druck der Deutschen und den verzweifelten Bedingungen im Ghetto das Hospital zu leiten.

Das zweite Zugeständnis war die Ernennung von Dr. Salit-Alexandrowicz. Sie sollte mir sowohl in der Behandlung der ansteckenden Krankheiten wie in der Organisation der Isolierstation zur Hand gehen. Sie verfügte über große Erfahrungen in der Medizin, und ohne ihre Hilfe wäre ich verwirrt und verängstigt gewesen. Sie hatte sich für diese Arbeit freiwillig gemeldet, und es war allein ihr Verdienst, daß wir ein Jahr später, an einem Pessach-Tag 1943, Gens und den Judenrat über die Schließung der Abteilung für ansteckende Krankheiten unterrichten konnten; der letzte Typhuspatient war geheilt entlassen worden. Sie half durch ihren ärztlichen Rat, durch ihre Entschlossenheit, jede ansteckende Krankheit aus dem Ghetto zu verbannen, ein fast aussichtsloses Unterfangen, und ihre Leistung sucht ihresgleichen.

Einige Monate, nachdem Gens seine Forderungen gestellt hatte (Januar/Februar 1942), richtete ich zwei Fragen an ihn: was hatte erstens eine so drastische und eilige Maßnahme wie die völlige Reorganisation des Hospitals erforderlich gemacht, und zweitens, warum hatte er mich dazu bestimmt, diese Neuordnung durchzuführen?

Zur ersten Frage meinte Gens, daß die größte Gefahr für das Ghetto im Ausbruch einer Typhusepidemie liege, die die sofortige Auflösung des Ghettos zur Folge hätte. Die meisten Bewohner des Ghettos gingen täglich in außerhalb liegende, unter der Aufsicht der Deutschen stehende Fabriken und andere Unternehmen zur Arbeit. In diesen deutschen Kreisen hatte auch nur der Anschein einer ansteckenden Krankheit sofortige Rückwirkungen. Die Gefahr bestand also wirklich, nicht nur für den Kranken, sondern auch für die gesamte Gruppe und sogar für das ganze Ghetto. Einmal ging in unserem Ghetto das Gerücht um, daß in Nowo-Swienciany, einem kleinen Dorf in der Nähe von Wilna, Unterleibstyphus ausgebrochen war. Die Gerüchte drangen bis zur SS am Ort durch, und die Dorfklinik mit Patienten, Ärzten, Krankenschwestern und allen Angestellten wurde niedergebrannt. Wer zu fliehen versuchte, wurde erschossen.

Bei der zweiten Frage, warum Gens mich ausgewählt hatte, verhielt es sich so: Etwa zwei Monate vor dem Eindringen der Wehrmacht, in den Monaten März bis Mai 1941, war in Wilna eine ernsthafte Unterleibstyphusepidemie aufgetreten. Um die Epidemie einzudämmen, wurde ein Komitee geformt, das aus fünf Mitgliedern bestand: der in Kaunas amtierende Direktor des Gesundheitswesens in Litauen; Usas, Leiter des Gesundheitsamts der Stadt Wilna; Sztachelski, der Stellvertreter von Usas, und ich, Leiter der Abteilung für Tageskliniken und Krankenhäuser im Gesundheitsamt. Das Komitee wurde von dem Russen Ragosin geleitet, einem aus Moskau für diesen Zweck delegierten Oberst und Professor für Epidemiologie an der Medizinischen Akademie in Moskau. Meine Aufgabe in diesem Gremium ergab sich aus meiner Stellung. Die Kliniken und Hospitäler standen unter meiner Aufsicht, und so fiel es mir zu, die Zahl der Kliniken zu erhöhen, ihre Leistung zu überwachen und ihre Ausstattung den Erfordernissen der Epidemie anzupassen. Ich mußte auch dafür sorgen, daß alle Patienten, für die eine Einweisung nötig war, in einem Krankenhaus unterkamen. Die sowjetische Verwaltung stellte mir dafür alle Ärzte der Stadt und der Umgebung sowie alle brauchbaren Gebäude zur Verfügung. So verband sich für Gens die Bekämpfung der Epidemie mit meinem Namen, und so verfiel er auf mich.

Das Krankenhaus als Zufluchtsort

Nach der Errichtung des Ghettos fand im Hospital eine wesentliche Veränderung statt. Anstelle eines Obdachs für Kranke, Notleidende und Alte wurde es zu einem Zufluchtsort für Verfolgte. Dr. Sedlis bewies großes Talent bei der Führung deutscher Beamter, die unangemeldet im Hospital erschienen. Dank seiner hervorragenden Deutschkenntnisse spielte er eher den Zeremonienmeister als den unter dem scharfen Blick der SS eingeschüchterten Begleiter. Er wußte, wie man Winkel vermied, die besser verborgen bleiben sollten, steuerte die Deutschen meisterhaft durch die Korridore und stellte ihnen nur das zur Schau, was den Anschein des Harmlosen und Legalen hatte.

Was die Deutschen nicht sehen sollten, befand sich zum großen Teil im Keller. Sedlis hatte besondere Anweisungen gegeben, den Keller verschlossen zu halten und Unbefugten Zutritt zu verwehren. Hier, unter unseren Füßen, entfalteten sich die komplizierten Aktivitäten des Untergrunds, deren Umfang und Geheimhaltung sich auf alle Aspekte der Arbeit im Hospital auswirkten. Die Dinge, die dort vor sich gingen, blieben allen verborgen, die nicht das Vertrauen des Untergrunds besaßen, und kein Fremder konnte sich Zutritt verschaffen. Als das Ghetto im November 1941 von der Außenwelt abgeschlossen wurde, betrug die Zahl der stationär behandelten Patienten laut

Akten mehr als dreihundert. Etwa die selbe Anzahl dürfte sich darüber hinaus unregistriert im Hospital befunden haben. Möglicherweise hatten sie ihre Gründe, nicht in den Akten erscheinen zu wollen, wahrscheinlich aber zog man es in der Registratur vor, sie nicht einzuschreiben. Während der ersten Wochen der Zwangsghettoisierung wußten viele nicht, ob man ihnen eine Unterkunft zugewiesen hatte oder wo sich diese Unterkunft befand. Andere wollten es nicht wissen, jedenfalls fanden die einen und die anderen Unterschlupf im Hospital.

Diese Menschen, die ohne krank zu sein den Keller des Krankenhauses zeitweise zu ihrem Versteck machten, stammten aus allen Gruppen der Bevölkerung, ihnen fehlte ein „Schein", sie gehörten zu den politisch „Unerwünschten" oder zur Unterwelt.

Das Ghetto war von der Außenwelt abgeschlossen, verriegelt und bewacht. Der einzige offizielle Zugang war durch ein in die Ghettomauer eingelassenes Tor in der Rudnicka Straße. Vor dem Tor stand eine SS-Wache, drinnen Ghettopolizei. Die Mauern hatten Löcher, durch die Lebensmittel von draußen hereingeschmuggelt wurden. Durch diese Öffnungen krochen die Jungen, um ihren Familien Essen zu bringen. Viele kehrten nicht zurück. Später wurden ihre Leichen in das Ghetto zurückgebracht, stumme Zeugen des ihnen Zugefügten.

Die Vorderfront des Hospitals grenzte an die „arische" Seite. Die Fenster waren an dieser Stelle von innen vernagelt und von außen mit Holz abgedeckt. Zwischen die Latten hindurch auf die andere Seite zu schauen, hatte die SS strengstens verboten; einige taten es trotzdem. Bevor das Ghetto völlig abgeschlossen wurde, hatte es an der Gebäudefront einen Eingang gegeben, der dann auf deutschen Befehl mit Latten und Zement zugemauert worden war. Die Arbeiter, die den Auftrag bekommen hatten, hinterließen eine geschickt verborgene Öffnung, die für Uneingeweihte unsichtbar blieb, aber für die Zwecke des Untergrundes ausreichte. Damals wußte ich noch nicht, wer sich die Vorrichtung ausgedacht hatte, wer sie getarnt und trotzdem einsatzbereit hielt. In der Dunkelheit sah ich oft Figuren auftauchen und wieder verschwinden und erst nach einiger Zeit wurde mir klar, daß die Eingangshalle mit der verborgenen Öffnung, die auf die „arische" Seite führte, nicht zum Schmuggeln von Lebensmitteln diente, sondern von Waffen.

Der Hausmeister Rybak und sein Sohn Tana

Es begann mit Gerüchten, bruchstückhaften Informationen und scheinbar unzusammenhängenden Ereignissen. Es war nicht mehr zu übersehen, der Untergrund im Hospital hatte Gestalt angenommen. Wir wußten, daß das geschehen würde, daß früher oder später die verschiedenen Gruppen potentieller Mitstreiter zusammenfinden und eine aktive, zentralisierte Bewegung mit gemeinsamem Vorsatz und Ziel formen würden.

Tana, der Sohn des Hausmeisters Rybak, war es, der mir darin Einblick verschaffte. Ich wußte nicht, woher die Familie Rybak stammte, und niemand konnte sich erinnern, wie lange sie schon im Hospital arbeitete. Ich nahm an, daß sie aus Litauen nach Wilna gekommen war, nach dem Anschluß der Stadt an Litauen. Die ganze Familie wohnte im Hospital. Die Mutter verließ die Wohnung nur selten. Ich sah sie gewöhnlich einmal in der Woche, wenn die saure Milch aus den Geschäften in der Stadt eintraf. Aus dieser Milch, die bei der arischen Bevölkerung der Stadt als ungenießbar galt, wußte Frau Rybak Käse zu machen. Einmal in der Woche kochten sie und Dr. Salit-Alexandrowicz diese Brühe, die man Milch nannte, und der Gestank füllte den Hof. Der Käse war keine Delikatesse, aber als Nahrung annehmbar und diente als Ersatz für die Proteine, die uns überall fehlten.

Der Vater, der Hausmeister des Hospitals, war ein findiger Mann, der sich bei allen Arbeiten auskannte, die anfielen. Er wußte, wie man das städtische Stromnetz anzapfte, um mehr als die erbärmliche Zuteilung an Elektrizität für das Krankenhaus zu bekommen. Es gab keinen Abwasserkanal im Ghetto, den er nicht ausgekundschaftet hätte, und er kannte sich folglich in diesem unterirdischen Netzwerk gut aus. Er wußte auch, wie man die Möglichkeiten des Hospitals ganz ausschöpfte. Immer fand er irgendwo noch ein Bett und eine Ecke in den schon völlig mit Patienten überfüllten Stationen, in der man es aufstellen konnte.

An einem der letzten Tage des Ghettos kam Rybak zu mir und fragte, warum ich das Krankenhaus und das Ghetto nicht verlasse. Er wußte bereits, daß Dr. Sedlis und mit ihm viele andere nach „Keilis" aufgebrochen waren, ein kleines Lager in einem anderen Stadtteil nicht weit vom Ghetto entfernt. Es handelte sich um eine Fabrik, in der man Pelze zu Uniformen verarbeitete und in die Kürschner gebracht wurden, um für die Organisation Todt[4] Zwangsarbeit zu leisten. Im Ghetto herrschte die Meinung, daß Keilis immun sei und das Lager wegen seiner Bedeutung für die Rüstungsanstrengungen nicht liquidiert werden würde.

Rybak wußte auch, daß meine Frau und ich über die Möglichkeiten verfügten, in einer „Melina"[5] außerhalb des Ghettos unterzutauchen, und ich mich geweigert hatte, das Hospital zu verlassen. Rybak hörte mit an, daß ich Patienten und dem Personal gegenüber meine Absicht erklärte, mit meiner Frau im Krankenhaus zu bleiben, und daß wir alle gemeinsam aus dem Ghetto herauskämen. Heute, vierzig Jahre später, scheint mir meine Erklärung:

---

[4] Ein von Fritz Todt geleitetes Bauunternehmen, das nach seiner Ernennung zum Rüstungsminister in die Rüstungsindustrie integriert wurde und Zwangsarbeiter aus den Lagern einsetzte.

[5] Das Wort stammt aus der Sprache der Unterwelt und kann ungefähr mit „Versteck" übersetzt werden. Während des Krieges und besonders in den Ghettos wurde der Ausdruck für einen zeitweisen Unterschlupf gebraucht, z. B. einen Dachboden, Schrank oder Keller, in dem man verschwinden konnte.

„Euer Schicksal ist mein Schicksal"[6] etwas melodramatisch, aber damals sah ich darin meine Pflicht. Der Unterschlupf, den man uns angeboten hatte, galt als „100%" sicher. Grisha Jaszunski[7] und seine Frau, Freunde aus Warschau, drängten uns, mit ihnen zu gehen. Sie verließen das Ghetto und entkamen so dem sicheren Tod. Rybak, der Lotse im Kanalsystem, wartete auf meine Entscheidung. Seine einfachen Worte und seine Sorge rührten mich, aber, wie gesagt, ich lehnte ab und entschied mich, die Patienten nicht zu verlassen. Während der letzten Wochen in Wilna (September 1943) war uns bewußt, daß alles auf die Liquidierung des Ghettos hindeutete. Ob uns eine Woche blieb oder noch eine zweite, war unwesentlich - das Urteil war gesprochen. Trotz allem kam die Liquidierung als großer Schock, und die meisten waren wie versteinert.
Rybaks Sohn Tana tauchte auf und verschwand, ohne daß jemand wußte, was er eigentlich tat. Er war noch ein Junge, und ich schenkte ihm, obwohl er offenbar irgendeiner geheimen Mission nachging, nur wenig Beachtung, da seine Aktivitäten den Betrieb des Hospitals nicht gefährdeten. Eines Abends, im Ghetto erwartete man besorgt eine „Aktion"[8], die unmittelbar bevorzustehen schien, sah ich Tana mit einem Fremden in der Eingangshalle sprechen. Diesmal war die Neugierde stärker, und ich kehrte zurück, um zu beobachten, was vor sich ging. Ich sah, wie der Fremde durch die Öffnung nach draußen kroch und wie Tana ihm dabei half. Mir war nicht klar, ob Tana mich bemerkt hatte. Ich fragte ihn nicht. Da ich es für besser hielt, nichts zu wissen, eigentlich eine ängstliche Haltung, mußte ich überflüssige Fragen vermeiden. Später spielte Tana auf den Vorfall an, als ob er mich zu einer Frage herausfordern wollte, da er von mir aber keine Ermutigung erhielt, gab er es auf. Danach liefen wir uns kaum noch über den Weg.

Meine Frau wollte das Ghetto ohne mich nicht verlassen

Ich erinnere mich nicht mehr, wann die Männer von den Frauen getrennt wurden. Als man die Eisenbahnwagen in Kivioli öffnete und wir schließlich in endlosen Kolonnen durch das Tor im Drahtzaun in das Lager gelangten, bemerkte ich, daß meine Frau nicht dabei war. In diesem Augenblick fühlte ich mich irgendwie erleichtert. Ich wußte, daß sie alleine bessere Überlebens-

---

[6] Wie im Buch Ruth, in dem es heißt (1, 16): „. . . wo du hingehst, da will ich auch hingehen; wo du bleibst, da bleibe ich auch . . .".

[7] Ein Anwalt und Journalist aus Warschau und einer der Leiter des „Bund". Seine Frau und er waren Mitglieder der F. P. O., der vereinigten Partisanenorganisation im Wilnaer Ghetto. Während der Vorbereitungen für den bewaffneten Aufstand verließ er das Ghetto und tauchte auf der arischen Seite unter.

[8] Eine „Aktion" bestand aus dem plötzlichen Einfall der SS in das Ghetto und der Verschleppung einer bestimmten Anzahl von Juden in ein Todeslager. Für das Ghetto Wilna war Ponary der Ort der Vernichtung. Die Aktionen fanden meist an jüdischen Feiertagen statt.

chancen hatte. Im Ghetto lernte ich ihre Standhaftigkeit, ihre Kraft und Zuversicht kennen, und doch hatte sie meinetwegen zweimal die Möglichkeit ausgeschlagen, in die Freiheit zu gelangen.

Vor dem Bau der Ghettomauern hatte meine Frau mich überzeugen können, im Haus von Dr. Muszynska, einer polnischen Ärztin, die die chirurgische Abteilung für Kinder am St.-Jakobs-Hospital in Wilna leitete, Unterschlupf zu suchen. An diesem Krankenhaus hatte meine Frau ihre Ausbildung zum Facharzt erhalten, die durch die deutsche Invasion unterbrochen und nie fortgesetzt wurde. Dr. Muszynska erwartete uns in ihrer Wohnung gemeinsam mit dem Dekan der katholischen Fakultät der Universität Wilna. Nachdem wir uns vorgestellt, eine Weile allgemein und dann über den Zwang zur Vorsicht in diesen gefährlichen Zeiten gesprochen hatten, gab uns der Dekan eine Reihe von Dokumenten: Geburts- und Taufscheine, eine Heiratsurkunde sowie Universitätsdiplome. Meine Dokumente waren echt - sie gehörten einem polnischen Arzt und seiner Familie, die man Anfang 1941 nach Sibirien verbannt hatte -, die meiner Frau zum Teil gefälscht, um sie meinen anzupassen. Der Dekan erklärte uns den Inhalt der Dokumente, gab uns ein Handbuch des christlichen Glaubens mit den Fragen und Antworten des Katechismus und sagte: „Mit diesen Dingen in Ihrem Besitz verhalten Sie sich klug und verlieren Sie nicht die Hoffnung". Dann fügte er hinzu: „Diese Dokumente verpflichten Sie nicht, Ihre Einstellung zum katholischen Glauben zu ändern, weder jetzt noch später. Es gibt einen Unterschied zwischen einem Akt der Menschlichkeit und Missionieren". Wir übernachteten in der Wohnung von Dr. Muszynska und kehrten am nächsten Tag in das Ghetto zurück.

Ich erklärte meiner Frau, daß ich im Ghetto bleiben wollte. Meine Gründe hatte sie schon hundertmal gehört: Sollte das Schicksal meinen Tod bestimmt haben, so zog ich es vor, mit allen anderen Juden im Ghetto zu sterben. Käme ich durch einen glücklichen Umstand lebend aus dem Ghetto heraus, würde ich keine Ruhe mehr finden. So dachte und fühlte ich damals. Meine Worte waren aufrichtig, aber ich sah auch, daß meine Überlegungen nicht logisch waren. Heute klingen solche Worte hohl und übertrieben dramatisch, aber damals, innerhalb der Ghettomauern, erschienen sie mir nicht im geringsten übertrieben. Ich forderte meine Frau auf, das Ghetto zu verlassen, aber sie weigerte sich, ohne mich zu gehen.

Dr. Muszynska habe ich nie wiedergesehen. Der Dekan wurde zusammen mit etwa hundert seiner Studenten einige Wochen später von der Gestapo der Kollaboration mit den Partisanen beschuldigt und umgebracht.

Vielleicht hatte ich unbewußt noch ein anderes Motiv. Die Angst, mich getrennt von meinen Schicksalsgenossen alleine inmitten einer feindlichen Welt zu finden, mag der wirkliche Grund gewesen sein, der mich von der Flucht aus dem Ghetto abhielt. Die nackte Angst ist keine ohne weiteres annehmbare Begründung und hat sicher nichts mit dem Mut der Moabiterin Ruth zu tun, deren Motto „Dein Gott ist auch mein Gott" hieß. Die psychologische Notwendigkeit, die Selbstachtung zu bewahren, kann einen Mechanismus auslösen, bei dem die nackte Angst sich unter dem Mantel heroischer Selbstaufopferung verbirgt. Vielleicht war dieser Mechanismus am Werk, jedenfalls empfand ich mich, was auch immer das Motiv, als aufrichtig.

Später ergab sich noch einmal die Gelegenheit zur Flucht, im September 1943, am Vorabend der Liquidation des Ghettos. Das Ghetto war völlig umzingelt. Soldaten der SS, Ukrainer und Litauer bewachten die Zugänge, und wir konnten sie durch die Spalten sehen. Einige standen mit ihren Maschinenpistolen herum, andere gingen auf und ab, unterhielten sich und rauchten Zigaretten. Das Tor war geschlossen und verriegelt, niemand konnte herein oder hinaus. Der Hof Rudnicka Straße 6 war umstellt, die jüdische Polizei von den Straßen verschwunden. An diesem Abend erhielt ich einen für Sedlis bestimmten Brief, der vom Judenrat kam und in deutsch an den Direktor des Ghettohospitals adressiert war. Nachdem Sedlis sich zeitweise außerhalb des Ghettos befand, öffnete ich den Umschlag und las den Brief. Ich bin nicht sicher, ob Sedlis von dem, was sich zusammenbraute, wußte oder seine Abwesenheit Zufall war. Im Umschlag steckte ein Zettel mit Instruktionen in Jiddisch über die Vorbereitungen zur Evakuierung des Krankenhauses im Notfall und die Vermeidung von Panik. Man verlangte Angaben über die Zahl der Patienten, die Tragbahren brauchten, denen man beim Gehen helfen müßte, die alleine laufen konnten, über die Zahl der Kinder und ihr Alter und über viele andere Dinge, die im Brief schier endlos aufgeführt waren.

Ohne daß es angesprochen wurde, lag das Wort Ponary[9] jedem auf der Zunge, stand allen auf der Stirn. Wir wagten nicht, darüber zu sprechen, aber wußten Bescheid - der lautlose Schrecken dieses Wortes hielt uns im Bann. Der Brief war unterschrieben, die Unterschrift unleserlich. Jemand wollte unerkannt bleiben. Ich legte den Brief in ein Versteck im Keller, wo ich auch andere Unterlagen verbarg, und beschloß, daß der Brief nicht existierte, nie existiert hatte.

Trotzdem formte sich in mir allmählich das Bewußtsein: das Ende hatte begonnen. Erst dann sah ich, wie das Hospital sich mit Männern, Frauen und Kindern füllte. Sie kamen einzeln und in Familien. Einige suchten nach einem Platz, um sich hinzusetzen, sich auszuruhen und in Schweigen zu warten. Andere versuchten zu reden, stellten Fragen, auf die es keine Antwort gab, oder suchten nach Antworten auf Fragen, die niemand gestellt hatte.

Dann entdeckte ich Lea, die Frau von Jaszunski. Sie ging im Hof des Krankenhauses herum und schaute in alle Ecken, zweifellos auf der Suche nach irgendetwas. Im düsteren Licht des Hofes erkannte sie meine Frau, die an einer Mauer stand, und eilte zu ihr hinüber. Auch ich trat hinzu. Kaum standen wir zu dritt beisammen, begann Lea auch schon zu sprechen, noch atemlos vom Laufen. Das Ghetto sei von Soldaten umringt, morgen werde die SS

---

[9] Einzelheiten darüber siehe weiter unten.

mit der Liquidation beginnen; sie sei nicht sicher, die Leute im Judenrat seien nicht sicher, was „Liquidation" bedeute; vielleicht bedeutete es „Ponary", vielleicht ein Konzentrationslager oder ein Arbeitslager; vielleicht für die einen Ponary, für die anderen die Überführung in ein Lager. Am Ende werde man in der üblichen Selektion darüber entscheiden, wer lebt und wer sterben muß, der eine „nach rechts", der andere „nach links", aber immer „schnell, schnell, schnell". In weniger als einer Stunde, fügte sie noch atemlos hinzu, würden sie und ihr Mann aus dem Ghetto flüchten und in einem Kloster untertauchen. Es gäbe noch zwei weitere Plätze, und sie würde uns gerne mitnehmen.

Das war die letzte Gelegenheit zur Rettung. Ich rannte zu Dr. Salit-Alexandrowicz. Sie hatte mir beigestanden und mir in der Verwaltung geholfen, seitdem bekannt geworden war, daß Dr. Sedlis das Hospital verlassen hatte. Ich erzählte ihr, was ich gerade von Lea Jaszunski gehört hatte, und fügte hinzu, daß ich von der sich mir bietenden Gelegenheit Gebrauch machen wolle unter der Bedingung, daß jemand die Verantwortung und meinen Platz im Krankenhaus übernehme. Hunderte von kranken und hilflosen Menschen, Hunderte von Angehörigen beobachteten mich ständig, um herauszufinden, was ich wußte und was ich vorhatte. Ich war dreißig Jahre alt, aber diese verzweifelten Leute sahen in mir einen Vater und den Menschen, der ihnen den Weg weisen würde. Ich hatte nicht das Recht, sie zu verlassen, es sei denn, daß ich jemandem die Aufgabe übertrüge, sie zu führen.

Dr. Salits Antwort war einfach und kurz: Auch sie habe in diesem Moment die Chance, aus dem Ghetto zu flüchten; sie sei bereit, zu bleiben und mir zu helfen; aber nicht alleine.

Ich kehrte zu meiner Frau zurück. Sie stand noch immer in der selben dunklen Ecke und sprach mit Lea. Ich bat sie, das Ghetto ohne mich zu verlassen. Sie weigerte sich.

In den Tagen davor hatten wir oft über die Flucht aus dem Ghetto gesprochen und uns unzählige Male das „Ob", das „Wie", das „Wann" und das „Wozu" überlegt. Meine Frau glaubte, daß man handeln müsse und die Möglichkeit bestehe, den Häschern zu entkommen. Ihre Vorstellung war, aus dem Ghetto auszubrechen, sich in die Wälder durchzuschlagen, Anschluß bei den Partisanen zu finden oder Schutz unter den Bauern in einem Dorf zu suchen – alles, nur nicht im Ghetto bleiben. Mir fehlte der Willen zum Handeln, der Mut, mein Schicksal in die eigene Hand zu nehmen, und der Antrieb, mich aus diesem von Gott verlassenen und von der ganzen Welt preisgegebenen Ort wegzubewegen. Ich sah mich an dieser vergessenen, einsamen und verfluchten Stätte, dem Ghetto, Posten beziehen und bis zum Letzten ausharren.

So hatte ich ihr die letzte Chance, aus dem Ghetto zu entkommen, verdorben.

Später fand ich heraus, daß von den Frauen und Kindern, die von den Männern getrennt in ihr Verderben geführt wurden, sich vier Frauen zu retten versucht hatten, indem sie von dem schnell fahrenden Zug abgesprungen waren. Zwei Frauen gerieten unter die Räder und wurden getötet, zwei konnten sich retten, meine Frau und eine Freundin, Clara Kowarska. Clara haben wir im April 1960 in Jerusalem wiedergetroffen. Die beiden erzählten wieder und wieder, was ihnen zugestoßen war, vom Sprung aus dem Zug bis zu ihrer Befreiung.

Hätte meine Frau nicht überlebt, wäre ich an ihrem Tod mitschuldig gewesen.

Ein Zeuge aus Ponary[10]

März 1942, spät abends im Ghetto. Ich hatte gerade meine Arbeit im Krankenhaus beendet und wollte nach Hause gehen, als ich ein Kind schreien hörte. Ich vernahm Bewegung, einiges Geflüster und gedämpfte Stimmen und begab mich zum Eingang, von dem die Geräusche kamen. Das Tor war geschlossen. Zwischen den unteren Latten, die unverändert waren, ragte eine kleine Öffnung, ein Zeichen, daß etwas vor sich ging. In die Eingangshalle drang nur wenig Licht. Auf dem Boden der Halle lag neben dem Eingang ein kleines Mädchen, etwa zwölf Jahre alt, das ängstlich ihr Weinen zu unterdrücken versuchte. Tana stand neben ihr. Zwei Männer beugten sich über sie und sprachen mit dem weinenden Mädchen. Ich konnte sie nicht verstehen. Das Mädchen antwortete in jiddisch. Ihre Worte, durch Schluchzen unterbrochen, waren undeutlich, aber ich konnte ausmachen, daß sie immer dieses schreckliche Wort, das niemand laut auszusprechen wagte, wiederholte: Ponary.

In den ersten Wochen der deutschen Besatzung, in der Zeit der Aufbringung von Zwangsarbeitern (im Jiddischen die „Chapooner"- oder „Häscher"-Zeit), in der man Juden auf der Straße fing und sie zur Sklavenarbeit zwang, gingen Gerüchte um, daß es sich in Ponary um ein Arbeitslager handelte. Man hörte Geschichten, daß die deutsche Armee dort Juden zusammentreibe, möglicherweise nicht nur Juden, und sie zur Zwangsarbeit einsetze. Langsam änderten sich die Geschichten. Zweifel kamen auf an der Bestimmung jenes Ortes Ponary, aber niemand wußte Genaues. Wenn es Leute gab, die es wußten, ließen sie nichts verlauten. Hätten sie die Wahrheit gesagt, niemand hätte

[10] Ponary, ein kleiner Flecken zehn Kilometer nordöstlich von Wilna, befand sich in einem alten Wald, durch den eine Eisenbahnlinie in nördlicher Richtung lief. Durch den Wald führten keine Straßen, nur einige Wege, die der örtlichen Bevölkerung als Abkürzung in die Städte der Umgebung dienten. Die jüdische Bevölkerung des Ghettos war durch Berichte in Unruhe versetzt, daß die Wege ab und zu abgesperrt wurden und man zur gleichen Zeit Maschinengewehrfeuer hören konnte. Ponary war für die Deutschen einfach ein Ort, an dem man Juden in großer Zahl und ohne Zeugen umbringen und die Leichen an Ort und Stelle in Massengräbern verscharren konnte, und erfüllte so die gleiche Funktion wie Babi Yar in der Nähe von Kiew.

ihnen geglaubt. Später hörten die Gerüchte auf, und man begann zu wispern, daß dort Menschen umgebracht würden. Das „Arbeitslager" wurde zum „Konzentrationslager", und in kurzer Zeit nannte man Ponary das „Todeslager". Ein Mann hatte von seinem polnischen Freund gehört, daß zweimal in der Woche stundenlang Maschinengewehrfeuer aus Richtung Ponary zu vernehmen war. Ein anderer hatte auf dem Weg zur Arbeit bemerkt, daß die Wege nach Ponary in eine andere Richtung umgeleitet waren und um den Wald herumliefen. Ein dritter zeigte blutbefleckte Kleidung vor, die man auf dem polnischen Markt billig kaufen konnte und die Menschen gehört hatte, die in Ponary umgekommen waren.

Das Wort „Ponary" versetzte uns alle im Ghetto in tiefen Schrecken, keiner war dagegen gefeit. Die Gerüchte lösten Beklemmung und Angst aus, aber keiner, auch ich nicht, versuchte herauszufinden, was wirklich vor sich ging.

Ich hatte die Verbindung zwischen dem blutenden Mädchen und „Ponary" noch nicht hergestellt, als Tana mich ansprach und mir mitteilte, daß die Verletzte aus diesem gefürchteten Ort entwichen war. Ganz nüchtern fügte er hinzu, daß das blutende Mädchen sich tagsüber im Wald versteckt, es nicht gewagt hatte, bis zum Einbruch der Nacht hervorzukommen, daß es schwer verwundet war und Hilfe brauchte; er hätte die beiden Männer gerufen und sie gebeten, so schnell wie möglich zu kommen, und ob ich es für nötig hielte, die Angelegenheit der Polizei zu melden. Ich kannte die beiden Männer nicht, die gekommen waren, um das Mädchen zu befragen. Tana sprach sie nicht mit Namen an und stellte sie mir nicht vor; sie schienen meine Anwesenheit zu ignorieren. Sie überhörten, daß Tana mit mir über die Meldung an die Ghettopolizei sprach. Ich bat sie, mir dabei zu helfen, das Mädchen in mein Büro zu tragen, was sie auch taten. Im nächsten Augenblick waren sie verschwunden, als ob sie nie dagewesen wären.

Es stellte sich heraus, daß das Mädchen keine ernsthaften Verletzungen hatte, und ich entschied, mich selbst um sie zu kümmern, anstatt Hilfe herbeizurufen, um zusätzliche Fragen und Verwicklungen zu vermeiden. Die Behandlung war einfach. Sie hatte eine Schußwunde im Unterleib. Ich stoppte die Blutung und nähte die Wunde. Das Ganze dauerte etwa eine halbe Stunde. Sobald man uns alleine gelassen hatte, stellte ich ihr einige einfache Fragen: „Wie heißt du? Woher kommst du? Wo sind deine Eltern?" Sie tat so, als ob sie mich nicht hörte, als ob ich nicht da wäre. Selbst während des Nähens und Verbindens der Wunde blieb sie völlig gleichgültig. Ich konnte keinerlei Verbindung zu ihr herstellen. Hatte sie jemand zum Schweigen verpflichtet? Und wer? Die zwei Männer, die verschwunden waren? Oder Tana? Ich habe es nie herausgefunden.

Nach diesem Abend hatte ich nie wieder Gelegenheit, mit Tana zu sprechen, und nach dem nächsten Morgen habe ich auch das Mädchen nicht wiedergesehen.

Aba Kovner und das verletzte Mädchen

Ich hatte gespürt, daß die Sache mit dem verletzten Mädchen aus Ponary nicht durchsickern sollte. Ich war mir nicht sicher und wollte Aba Kovner um Rat bitten. Ich fragte Tana, ob er Kovner kannte. „Aber natürlich", antwortete er. Könnte er ihn um diese Zeit erreichen, fragte ich dann. „Sicher", gab er zurück und verschwand. Kurze Zeit später kam er mit Aba Kovner zurück.
Aba Kovner hatte ich erst kurz davor im Krankenhaus kennengelernt. Allem Anschein nach war er gekommen, um einen Patienten zu besuchen. Nachdem er schon einmal da war, hatte er mich gebeten (der wirkliche Grund seines Besuches?), die Entlassung des Patienten „um eine Woche oder zwei" herauszuzögern, wobei der Entlassungstermin später festgesetzt werden sollte. Sobald ich Tana losgeschickt hatte, Aba Kovner zu holen, fiel mir ein, warum ich Kovner Gens gegenüber vorzog. Er war ein Schomer[11], deshalb vertraute ich ihm und seinem Rat, und wie sich herausstellte, mit Recht. Aba kam und hörte sich die Geschichte des Mädchens in meiner Gegenwart an, während Tana in der halb geöffneten Tür Wache stand, damit uns niemand sah oder hörte. Die Büros und Wartezimmer des Hospitals waren leer. Das Gespräch dauerte ungefähr eine halbe Stunde, und Kovner fragte mich am Ende, ob Gens meiner Meinung nach informiert werden sollte. Ohne lange nachzudenken sagte ich Ja. Sollten wir bis zum nächsten Morgen warten, fragte er dann. Nein, antwortete ich ohne Zögern. Ob es nicht besser wäre, die ganze Sache zu vertuschen, fragte er weiter, und ich glaubte, einen warnenden Unterton zu hören. Ich war mir nicht sicher. Wie würden die beiden Männer reagieren, die mit dem Mädchen zuerst gesprochen hatten? Weder kannte ich sie noch wußte ich, wohin sie danach gegangen waren. „Überlaß das mir", sagte Aba und setzte damit meinem Zögern ein Ende. Auch hatte ich noch keine Idee, was mit dem Mädchen geschehen sollte. Ich kannte nicht einmal ihren Namen. Sie war in das Ghetto hineingekommen, aber zu wem wollte sie? Sie wollte wieder weg, aber wie konnte sie wieder hinauskommen? Aba sagte daraufhin: „Wer auch immer sie ist, ich kümmere mich jetzt um sie". „Auf alle Fälle wird Gens dich nicht im Stich lassen, Aba", fügte ich hinzu[12].

---

[11] Hebr. „Wächter" bezeichnet hier die Mitglieder der Jugendbewegung „HaSchomer Hatzair"; Plural: Schomrim.

[12] Kurze Zeit nach diesem Vorfall wurde im Ghetto ein Flugblatt verteilt, das zum bewaffneten Widerstand aufrief und damit den eigentlichen Beginn der jüdischen Widerstandsorganisation (F.P.O.) markiert. Der Bericht des jüdischen Mädchens Turak, das von Ponary entflohen war (und Hinweise aus anderen Quellen), fanden ihren Niederschlag in den eindringlichen Worten des Flugblatts: „... alle Wege der Gestapo führen nach Ponary. Ponary bedeutet den Tod. Ihr, die Ihr zögert, laßt Euch nicht täuschen. Eure Kinder, Eure Frauen und Männer - sie sind tot! Ponary ist kein Konzentrationslager. Alle dort werden erschossen. Hitler will alle Juden Europas umbringen, und die Juden Litauens sollen die ersten sein ...".

An dem Abend, an dem Gens mich aufgesucht hatte, einige Wochen vor dem Zwischenfall mit dem Mädchen aus Ponary, war es zu einem längeren Gespräch zwischen uns gekommen, in dem wir uns über Probleme unterhielten, für die es keine Lösung gab: Was war zu tun? Im Ghetto bleiben oder flüchten? Auch bei anderen Gelegenheiten hatten Gens und ich darüber gesprochen. Ich weiß nicht mehr, wie diesmal die Unterhaltung begann, aber ich erinnere mich noch an Gens' Worte: Die Lage des Krankenhauses, an der Grenze zur arischen Seite, sei nicht nur eine „geographische Situation", sondern auch eine zwischen Leben und Tod. Er wüßte, daß das Hospital als Verbindung zwischen Ghetto und Außenwelt fungiere und daß er meine Rolle dabei kenne. Dann verlangte er, von mir persönlich und ohne Zeitverlust über alle Aktivitäten des Untergrundes informiert zu werden, die mit dem Krankenhaus verbunden waren. Er warnte mich, daß diese Aktivitäten nicht nur den Untergrund und das Hospital in Gefahr brächten, sondern das gesamte Ghetto.

Selbst rückblickend ist mir nicht klar, ob diese Worte eine Warnung oder ein Befehl waren. Jedenfalls handelte es sich eher um einen Monolog als um einen Dialog, wie so oft bei Gens. Diesmal hatte er jedoch nüchtern und zusammenhängend gesprochen, hatte seine Worte ruhig und sorgfältig ausgewählt. Vielleicht meinte er es ernst und stand auf unserer Seite, vielleicht wollte er mich einschüchtern - schwer zu sagen. Tatsächlich wußte ich sehr wenig von dem, was in den wichtigen und gefährlichen Bereichen der Untergrundarbeit geschah, selbst innerhalb des Hospitals. Erstens, weil ich es nicht wissen wollte, und zweitens, weil im allgemeinen Aktivitäten des Untergrunds nur dann geheim bleiben, wenn sie unter der Oberfläche und nur mit Wissen der Mitglieder stattfinden, und ich war kein Mitglied. Meine Kenntnisse stammten aus dem Keller des Krankenhauses, und danach hat mich Gens nie gefragt.

Der Vorfall mit dem Mädchen aus Ponary war eine andere dieser Gelegenheiten, bei denen ich in eine politische Diskussion mit Gens geriet. Diese Gespräche waren eine unangenehme aber lebenswichtige Erfahrung. Meiner Überzeugung nach wußte Gens genau, wer zum Untergrund gehörte und welche Rolle Aba Kovner im Ghetto spielte. Ich wußte auch, daß er Kovner freundlich gesinnt war. Als Aba mir zustimmte, daß es besser sei, Gens zu informieren, war ich erleichtert, denn ich hielt Gens für geeignet, die Verbreitung von Panik im Ghetto zu verhindern. Wir gingen beide zu ihm, fanden ihn in der Rudnicka Straße 6 mit einem seiner Sekretäre, ich sagte ihm, daß er im Hospital gebraucht werde und die Angelegenheit dringend sei. Nach einigen Minuten kehrten wir zu dritt ins Krankenhaus zurück. Unterwegs schenkte Gens meinen Erklärungen wenig Aufmerksamkeit, hörte aber Kovner genau zu.

Es war Sperrstunde und kein Mensch auf der Straße. Tana und das Mädchen warteten immer noch auf uns in meinem Büro. Gens begann sofort Fragen zu stellen. Das Mädchen gab zuerst keine Antworten. Vielleicht verstand sie

kein litauisch, oder man hatte sie ermahnt, nichts zu sagen, jedenfalls war das Gespräch kurz. Nur Gens und Tana sprachen, in litauisch. Ich verstand nichts und weiß nicht, ob Aba etwas verstehen konnte. Nachdem Gens mit Tana gesprochen hatte, sagte er in russisch, daß alles in Ordnung sei, und fügte an mich gewandt hinzu, daß das Mädchen zur Behandlung im Krankenhaus bleibe und es äußerst wichtig sei, so zu tun, als ob nichts geschehen wäre. Ich nahm an, daß er damit eine Panik im Ghetto vermeiden wollte, die zu einem verfrühten Aufstand hätte führen können.
Die drei ließen das Mädchen und mich allein, ich legte sie auf eine Station und war dann eine Stunde lang damit beschäftigt, jede Spur ihrer Anwesenheit in meinem Büro zu verwischen. Ich hinterließ nichts, was auf ein verletztes Mädchen in diesem Zimmer gedeutet hätte. Am nächsten Morgen fand ich sie in ihrem Bett wie alle anderen Patienten; in unserem Verhalten als Patient und Arzt wies nichts darauf hin, daß wir uns bereits kannten. Wann und durch wen sie Instruktionen erhalten hatte, weiß ich nicht, aber sie legte die Umsicht und Geduld eines Erwachsenen an den Tag. Bei einem bin ich sicher: sie ist instruiert worden und hat die Instruktionen genau ausgeführt. Am Tag danach wurde sie entlassen, und ich habe nichts mehr von ihr gehört.
Zur gleichen Zeit wurden drei weitere Verletzte aufgenommen, zwei Jungen und ein Mädchen. Sie sind nicht als stationär behandelte Patienten registriert worden und haben das Krankenhaus am nächsten Tag verlassen.
Die beiden Männer, die beim Eingang gestanden hatten, blieben verschwunden, als ob es sie nie gegeben hätte. Tana sah ich kaum noch und wußte nur, daß er ständig im Hospital auftauchte und wieder verschwand, ohne daß ich sein Ziel kannte, obwohl ich mich mehr als einmal erkundigt hatte.
Nach der Vernichtung der Ghettos in den Dörfern um Wilna wurde die Notwendigkeit und Dringlichkeit der Flucht immer deutlicher. Das Hereinschmuggeln von Waffen, hauptsächlich Pistolen aller Provenienz, nahm auch zu. Im Juni 1943 fand die Ghettopolizei bei einem jüdischen Jungen, der von der Arbeit zurückkam, eine Pistole. Der Junge feuerte auf einen Polizisten und verwundete ihn. Gens erschoß den Jungen. Am Abend kam Aba Kovner ins Hospital. Das Ghetto war von einer neuen Panik ergriffen. Drängender denn je stellte man sich auf der Straße, in jedem Haus die Frage: „Was jetzt?“ Aba wollte Dr. Sedlis und mich gemeinsam sprechen. Er fragte, ob genug Platz im Krankenhaus sei, um drei oder vier Leute „für einige Tage“ unter totaler Geheimhaltung aufzunehmen. Totale Geheimhaltung bedeute, daß weder Sedlis noch ich, daß niemand außer ihm über ihre Präsenz etwas wissen dürfe. Seine Frage klang mir mehr nach einer Forderung als nach einer Bitte. Ich hatte keine Wahl und stimmte zu.
Während der langen Abende im Ghetto verbrachte ich viel Zeit im Keller des Hospitals, in dem ich eine Fülle statistischen Materials über Patienten,

Krankheiten, Hospitalisierungsprobleme und eine Menge anderer Unterlagen vorfand. Hier wurden die illegalen Patienten und Pseudo-Patienten durchgeschleust. So, wie sich Sedlis im oberen Teil des Krankenhauses auskannte, war ich mit dem Labyrinth der Korridore, der Seitengänge und Ecken im Keller vertraut. Ich führte Aba hinunter, und wir gingen eine Weile wortlos die Flure entlang und durch die dunklen Passagen. Schließlich fanden wir eine isolierte Ecke, und Aba sagte: „Das dürfte reichen". Mehr sagte er nicht. Ich händigte ihm die passenden Schlüssel aus, wir stiegen vom Keller herauf und trennten uns. Er verließ das Hospital und ich kehrte in mein Büro zurück. Ich wußte weder, wen Aba im Keller versteckte, was die Leute mit sich führten noch wann sie wieder gingen.

Milzbrand im Ghetto[13]

Ich traf Gens oft, in den schweren Zeiten der Typhusepidemie fast täglich. Seit dem Vorfall mit dem Mädchen traute ich ihm mehr und mehr. Mir wurde deutlich, daß es zwischen Gens und dem Untergrund irgendeine Verbindung gab und daß er nicht gegen ihn arbeitete. Er behauptete seine Stellung unter dem Druck von drei Seiten: dem Untergrund, der auf Widerstand drängte und die besten im Ghetto an sich zog; der großen Mehrheit, die überleben wollte und sich an dem Glauben festhielt, ja wirklich daran glaubte, daß, solange das Leben weiter gehe, auch Hoffnung bleibe, und blind dem natürlichen Überlebensinstinkt folgte, was auch immer die Kosten dafür seien; und schließlich der SS, undurchschaubar und tödlich, die wie ein lauerndes Raubtier auf den richtigen Moment wartete, ihrer Beute den letzten Schlag zu versetzen. Innerhalb dieses unheilvollen Dreiecks mußte Gens geschickt manövrieren, um die Arbeit des Untergrunds nicht zu behindern, um Panik unter den Bewohnern des Ghettos zu vermeiden und gleichzeitig den Zorn des deutschen Raubtiers nicht zu provozieren. Oft waren seine Manöver erfolgreich.

Noch zweimal mußte ich mich mit Gens auseinandersetzen, ohne zu wissen, ob wir gegeneinander oder miteinander die Probleme behandeln würden. Beide Male entschied ich mich, die Probleme ungeschminkt zu präsentieren, für die es meines Wissens und der Kenntnis der von mir um ihre Meinung gebetenen Freunde nach keinen Präzedenzfall gab. Es war schwierig, das Resultat der Gespräche vorauszusehen. Eine Konfrontation konnte Mißerfolg und große Gefahr bedeuten, eine Zusammenarbeit Unterstützung und sogar Erfolg in unseren Bemühungen.

---

[13] Milzbrand ist eine akute Infektionskrankheit der Schafe und des Viehs, die von infizierten Tieren auf Menschen übertragen werden kann; auch als „Wollsortiererkrankheit" bekannt. Die Sterblichkeit ist im allgemeinen sehr hoch, je nach der Krankheitsform: von der leichteren, dem Auftreten von Karbunkeln, bis zu der schwersten, der Lungenanthrax, die vor Einführung der Antibiotika innerhalb von 24 Stunden zum Tod führte.

Die erste Auseinandersetzung fand im Frühjahr 1942 statt, einer Zeit, an die ich mich gut erinnere. Ein Patient, den ich im Winter gepflegt hatte und der nach seiner Entlassung an seine Arbeit in eine Fabrik außerhalb des Ghettos zurückgekehrt war, brachte mir aus Dankbarkeit einen Zweig Flieder. Ich stellte den Flieder in einer Vase in meinem Zimmer auf, und er erfüllte den Raum mit seinem frischen Duft und seiner Farbe. Der Frühling war gekommen, und wir spürten ihn plötzlich im Ghetto. Am Abend kam Dr. Alyosha Perewoski zu mir ins Hospital, einer der erfahrenen Ärzte aus der Poliklinik im Ghetto.

„Hallo, Hallo", rief er und begann ohne Umschweife das Wesentliche zu berichten. Er war dringend zu einem schwerkranken Patienten nach Hause gerufen worden und vermutete Milzbrand. Ich hatte noch nie einen Fall von Milzbrand gesehen. Alyosha kannte die Symptome und wußte, daß der Patient, und mit ihm wir alle, in großer Gefahr waren. Alyosha hatte bereits Nachforschungen angestellt und herausgefunden, daß der Patient in einem der Lagerhäuser des Ghettos arbeitete, in dem gerade eine Ladung Borsten für die Herstellung von Bürsten angekommen war. Die Borsten, die aus der Mongolei stammten, erklärte Alyosha, seien wahrscheinlich infiziert, und hier sei mit großer Sicherheit der Infektionsherd zu finden. Alyosha war zu mir gekommen, weil der Kranke eine Gefahr für das gesamte Ghetto darstellte. Inzwischen hatte man ihn schon ins Krankenhaus geschickt.

Unter den Bedingungen des Ghettos konnte ein Fall von Milzbrand eine äußerst komplizierte Situation schaffen. Zuerst mußten wir eine genaue Diagnose stellen, dann mußten alle Maßnahmen von meinem Büro ausgehen und nur wenige, absolut unentbehrliche Mitwisser hinzugezogen werden. Aber wer sollte entscheiden, wer unentbehrlich war? Und dann: Sollte die Diagnose stimmen, müßte die Arbeit im Lagerhaus und in der Fabrik unbedingt unterbrochen und die Ladung Borsten sofort vernichtet werden - aber wie?

Eines nach dem anderen. Die Diagnose konnte man nur durch einen pathologischen Test bestätigen. Wir riefen sofort Dr. Gelman und weihten ihn ein. Dr. Gelman war mein Schwiegervater und verfügte als Leiter der Pathologie im Hospital über das nötige Wissen und die nötigen Mittel, den Fall zu untersuchen. Der Patient wurde hereingelassen, und Dr. Gelman begann mit den Tests. Natürlich mußten wir auch den Direktor des Krankenhauses, Dr. Sedlis, informieren. Er wurde verständigt und kam in wenigen Minuten. Jetzt waren bereits vier in das Geheimnis eingeweiht.

Während wir uns noch besprachen, kam der Bescheid: die Diagnose stimmte, wir hatten einen Fall von Milzbrand im Ghetto. Es wurde notwendig, die Zahl der Mitwisser zu erhöhen: Gens mußte eingeweiht werden. Ohne ihn hatten wir keine Chance, den Krankheitsherd innerhalb des Ghettos zu vernichten. Die Ladung Borsten verschwinden zu lassen, war unmöglich. Der Vorschlag, das Lagerhaus niederzubrennen und einen Unglücksfall vorzutäuschen, war nicht annehmbar, da die Gestapo von einem Sabotageakt ausgehen und das gesamte Ghetto bestrafen würde, in einer ihrer üblichen Strafaktionen. Wir gingen zu viert in die Wohnung von Gens, informierten ihn über die Gefährlichkeit einer Ausbreitung der Krankheit und die tödliche Gefahr, die uns seitens der Gestapo drohte.

Noch in der selben Nacht arbeiteten wir einen Plan aus. Die Gesundheitsstelle des Ghettos würde Gens offiziell davon in Kenntnis setzen, daß an den mit der letzten Lieferung eingetroffenen Borsten ein Test ausgeführt und Bazillenbefall festgestellt worden sei. Gens schlug vor, an Ort und Stelle Untersuchungsergebnisse zu fabrizieren, die zeigen sollten, daß ins Ghetto gelieferte Rohstoffe routinemäßig auf Verseuchung untersucht werden. Unser Pech war, daß der Mikroskopträger, auf dem unsere Diagnose basierte, die Milzbrandbazillen zwischen Eiterzellen zeigte. Eine Untersuchung durch Experten, z. B. SS-Ärzte, müßte sofort ergeben, daß die Bazillen aus einem menschlichen Körper stammten. Daß zu erkennen war, ob die Bazillen in den Borsten vorkamen oder nicht, spielte keine Rolle, man durfte sie nur nicht zusammen mit Zellen eines lebenden Menschen sehen.

Dr. Gelman verbrachte drei Tage damit, die Kultur zu „säubern", die Bazillen vom menschlichen Gewebe zu isolieren und sie in ein anderes Medium zu übertragen, um eine reine Kultur zu erhalten. Zusammen mit Gens ging er dann zum SS-Arzt am Ort. Was sie sagten und wie sie den Fall erklärten, weiß niemand, jedenfalls hatten sie Erfolg. Noch am selben Tag schickte die Gestapo einen Arbeitstrupp ins Ghetto, ließ die Ladung Borsten wegschaffen und verbrennen; das Lagerhaus wurde gesäubert und desinfiziert, alles mit deutscher Gründlichkeit.

Der Patient starb zwei Tage nach seiner Einlieferung. Einige Tage später kamen Gerüchte auf, daß ein zweiter Mann erkrankt war, ein Friseur aus dem Laden in der Rudnicka Straße. Es hieß, daß er in den Wald geflohen sei, daß ihn die Gestapo irgendwo geschnappt und in Ponary umgebracht habe.

Dr. Perewoski hatte als erster die schreckliche Gefahr erkannt. Die richtige Diagnose, die sofortige Hospitalisierung und die totale Geheimhaltung des Planes waren alles Schritte, die eine Katastrophe verhindern halfen. Dr. Gelman fabrizierte den „eindeutigen Beweis". Ohne seinen Sachverstand, sein schnelles Handeln und sein Beharren darauf, daß alles mit größter Genauigkeit ausgeführt wurde, wäre die Fälschung mit großer Wahrscheinlichkeit entdeckt worden. Die Konsequenzen, für uns und für das ganze Ghetto, hätten nicht lange auf sich warten lassen. Hier sollte man auch die Rolle von Gens würdigen. Nur großer Mut, der an Mißachtung seiner eigenen Sicherheit grenzte und seiner tiefen Sorge für das Leben Tausender im Ghetto entsprang, hatte diesen Mann dazu bewegen können, sich so dreist gegen die deutschen Mörder zu behaupten. Er hatte keinen Moment gezögert und Erfolg gehabt.

Bei diesem Vorfall ging vieles gut für uns aus, und vieles mußte gefälscht werden. Alles geschah mit dem Wissen von Gens. Er wußte auch, daß er eine starke Position nur bis zum Tor an der Rudnicka Straße hatte. Auf der anderen Seite war er so schwach und verletzbar wie wir alle.

Dr. Gelman und der „Nagan“[14]*, mit dem er kämpfte und gewann: Das Mikroskop*

Mein Schwiegervater war es, der mit Gens zum Hauptquartier der Gestapo ging. Er nahm an dem Gespräch mit dem deutschen Arzt teil und war bereit, wenn nötig, seine Expertise zu unterbreiten. Später, als wir in Kivioli, in Stutthof und im Lager in Dautmergen (Schömberg) waren, kehrten unsere Gedanken oft zu den Vorgängen im Ghetto zurück, und ich fragte ihn mehr als einmal, was im Büro des deutschen Arztes geschehen war. Er versuchte, das Sprechen zu vermeiden. Er liebte seine Arbeit, sein Mikroskop und die Bakterien. Auf dem Glasträger des Mikroskops sah er alle Wahrheiten, die das Auge wahrnehmen kann. Sein Mikroskop für eine Fälschung zu gebrauchen, war für ihn Verrat an seinem Freund, einem treuen Freund, so, als ob es das Mikroskop wäre, das er betrogen hätte.

Viel später sprachen wir, mein Schwiegervater, Alyosha und ich, über das, was geschehen war. Mein Schwiegervater sah den Erfolg der Aktion ganz als Verdienst von Gens. „Das war seine Mission“, sagte er. „Nur weil er absolut davon überzeugt war, daß es keinen anderen Ausweg gab, als den Stier bei den Hörnern zu packen“, sei ihm die Sache geglückt. „Wenn wir uns entscheiden, die Lager zu überstehen“, fügte mein Schwiegervater, ein geborener Optimist, hinzu, „dann werden wir leben und die Geschichte unseres Exodus erzählen“.

Das war ihm nicht vergönnt. Ungefähr vier Wochen später wurde er in Dautmergen, dem schlimmsten Lager, das ich gesehen habe, bei der Arbeit in einem Tunnel östlich des Schwarzwaldes getötet. Im deutschen Sprachgebrauch wurde er nicht „getötet“, sondern „starb“. Die Zwangsarbeit, der quälende Hunger und der Frost der Wintermonate töteten ihn, nicht die Deutschen. Er war mit seiner „Nagan“, dem Mikroskop, losgezogen, um das Ghetto zu retten. Nur wenige wußten, daß er mit seiner Fälschung Tausenden im Ghetto das Leben gerettet hatte. Mit ihm wurde einer der Helden getötet, und mit ihm ging auch das Geheimnis seines Heldentums.

---

[14] „Nagan“ war der Markenname des Revolvers, der am meisten von den Partisanen gebraucht und zu einem Symbol der aktiven Teilnahme am bewaffneten Widerstand wurde.

Das geheime Drama der Typhusepidemie

Die zweite Auseinandersetzung mit Gens verlief weniger dramatisch. Sie erstreckte sich über einen längeren Zeitraum und bestand aus vielen kleineren Problemen, die neu hinzukamen, oder alten, die in neuer Form auftraten. Die Konfrontation zog sich hin, langsam und planvoll. Erfolg hing von der Zusammenarbeit im Team ab. Es gab weder Helden noch heroische Taten. Das Heldentum lag im hartnäckigen Angehen der Schwierigkeiten und im Bewußtsein, daß es keinen anderen Weg gab.

Die Geschichte der Typhusepidemie im Ghetto begann mit der Errichtung des Ghettos im September 1941 und dauerte bis April 1943. Wenn ich Widerstand als Aufgabe definieren kann, einen Willen zum Widerstand zu schaffen, zur Opposition gegen die Vernichtungsabsicht des Gegners, so stellt unser Kampf gegen die Typhusepidemie einen Akt des Widerstandes im Ghetto dar. So gesehen konstituiert sich Widerstand nicht erst in seinem Erfolg, sondern schon in der Absicht und im Willen zur Handlung, ist im wesentlichen ohne Rücksicht auf das Resultat immer erfolgreich, denn sein Wert liegt in der moralischen Motivierung, in seiner Botschaft an die Unterdrückten, Erniedrigten und zum Tode Verurteilten, sich nicht in ihr „Schicksal" zu fügen. Wenn die Verurteilten sich widersetzen, sich aufraffen, ihr Recht, ihr Leben und ihre Würde zu verteidigen, dann tritt die wirkliche Kraft eines Volkes zu Tage und bleibt erhalten. Wie sich diese Bereitschaft zur Selbstverteidigung manifestiert, hängt von der moralischen Verfassung des Einzelnen, von den äußeren Bedingungen und auch von zufälligen Faktoren ab. Darüber hinaus ist es wesentlich, die eigene Reaktion den Handlungen des Gegners anzupassen. Es ist sinnlos, mit Menschenrechtsparolen gegen die Maschinengewehre der SS anzulaufen. Deshalb habe ich immer geglaubt, daß die passendste Antwort auf die Nazis der Nagan-Revolver war und die Partisanen in den Wäldern mit ihren Waffen das beste Mittel des Widerstandes in Händen hielten.

Aber der Nagan stellt nicht den einzigen Weg dar. Jede Handlung, die die Vernichtung verhindert oder aufschiebt, ist Widerstand. Manchmal, unter großem Druck, wird der Mut der Beteiligten dramatisch sichtbar, wie im Milzbrand-Fall. Manchmal bleibt die Spannung unsichtbar und kommt in endloser Geduld, in starken Angstzuständen und in hartnäckigem Durchhalten zum Ausdruck. So verlief auch das verborgene Drama der Typhusepidemie im Ghettohospital. Das Drama zog sich lange hin; sechzehn Monate lang traten jeden Tag neue Typhusfälle auf, begleitet von der Angst, daß jemand aus unserer Mitte zum Verräter werden könnte, weil wir alle nur Menschen waren und jeder seine Grenze hatte. So sieht der andere, der unbewaffnete Widerstand aus.

Um die Wahrheit zu sagen, ich erblickte nicht immer „Widerstand" in meiner Arbeit. Im Ghetto kannten wir hauptsächlich den physischen, bewaffneten Widerstand. Erst später erweiterte sich der Begriff. Was Widerstand ausmacht, wird mir immer weniger deutlich, je mehr Zeit seit dem Holocaust vergeht. Die Frage ist weder leicht noch einfach zu lösen. Der Widerstand gegen die Mordkampagne der Deutschen umfaßt das weite Spektrum des Kampfes eines ganzen Volkes, das sich in Todesgefahr befand. Die große Mehrheit dieses Volkes wollte sich nicht in die deutsche Umordnung der Welt, in das Ausrottungsprogramm fügen, und diese große Mehrheit hat in der einen oder anderen Front am Kampf teilgenommen.

Sicherlich werden viele meinen Ansichten nicht zustimmen, weil sie Widerstand nur im bewaffneten Kampf sehen, wie auch ich es oft tue. Wenn man die verschiedenen Formen des Widerstandes in eine Wertskala bringen kann, so steht vielleicht der Nagan an erster Stelle. Einige werden sagen, daß nur der dramatische Kampf der Partisanen in den Wäldern die Welt davon überzeugen konnte, daß wir Juden uns nicht wie Schafe zur Schlachtbank haben führen lassen. Andere werden den täglichen Kampf um Brot, um Mut für den nächsten Tag für wichtiger halten, weil er zum Überleben des Volkes beitrug. Alle werden über das gesamte Spektrum des Widerstandes in jeder Handlung eine passende und sinnvolle Antwort auf die mörderischen Aktionen der SS entdecken.

Das Thema ist noch längst nicht erschöpft, und die selben Fragen werden sich immer wieder stellen.

Die Aufgabe, die Epidemie unter Kontrolle zu bringen, wurde mir in Form eines Ultimatums gestellt. Widerwillig nahm ich an. Gens sagte mir jede Unterstützung zu: abgestelltes Personal, eine besondere Station und zusätzliche Hilfe. Von mir verlangte er nur eines: unter keinen Umständen dürfe jemand davon erfahren oder über Typhus gesprochen werden, weder innerhalb des Hospitals noch außerhalb. Es war verboten, über die Krankheit zu sprechen oder den Namen laut zu erwähnen mit Ausnahme der kleinen Gruppe, die für „Operation Typhus" verantwortlich war. Dr. Salit-Alexandrowicz erklärte sich freiwillig bereit, mir zu helfen. Sie unterstützte mich in moralischer und praktischer Hinsicht in der Behandlung und in der Organisation, und ohne sie hätte ich nicht den Mut aufgebracht, meine Aufgabe zu Ende zu führen. Darüber hinaus verfügte ich über den Rat älterer Ärzte, darunter Dr. Szumeliski, der während der Unterleibstyphusepidemie in Wilna nach dem Ersten Weltkrieg aktiv gewesen war und dessen Rat ich ganz besonders suchte. Zu meinem Bedauern zog er sich nach wenigen Wochen, in denen sich die Typhusstation mit mehr als dreißig Personen gefüllt hatte, von der Mitarbeit zurück. Er sagte mir offen, daß er unsere Bemühungen um eine Eindämmung der Epidemie für aussichtslos halte und daß am Ende die Gestapo in der üblichen Weise intervenieren werde. Gens erzählte ich, daß Szumeliski sich aus Gesundheitsgründen zurückgezogen habe.

Dr. Szumeliski war in Panik geraten. Auch wir machten uns Sorgen und befanden uns in einem Zustand der Panik, aber sein Rückzug brachte uns nicht weiter. Dr. Szumeliski kam ungefähr ein Jahr später in einem der Konzentrationslager in Estland um.

Der vierte, den wir in das Geheimnis der Epidemie einweihten, war der Pathologe Dr. Gelman, den ich schon erwähnt habe. Wegen der Überfüllung des Ghettos mußte die Diagnose durch bakteriologische und serologische Tests so schnell wie möglich bestätigt werden. Die Typhusstation wurde „der Flügel" genannt; niemand benutzte je eine andere Bezeichnung, selbst Gens nicht. Sie bestand aus drei Krankenzimmern und einem Korridor, den wir gelegentlich auch mit Patienten belegten. Wir hatten nicht die Möglichkeit, Patienten zur Beobachtung aufzunehmen. Die Diagnose mußte sofort erstellt werden, und nur Dr. Gelman war dazu in der Lage. Er hatte jahrelang das pathologische Laboratorium im St.-Jakobs-Hospital in Wilna geleitet, das fortschrittlichste und bedeutendste der städtischen Krankenhäuser, und mit den Universitätskliniken zusammengearbeitet, so daß er persönliche und freundliche Beziehungen zu polnischen Pathologen unterhielt. Nur durch ihre Unterstützung konnte er die Krankheit sofort diagnostizieren. Das für den Widal-Test nötige Serum war für eine eindeutige Diagnose unabdingbar, und nur Dr. Gelman wußte, wo man es besorgen konnte und wie man es verwendete.

Sedlis war der fünfte in unserer Gruppe. Er traf sich jeden Tag mit Gens, um Bericht über das Krankenhaus zu erstatten. Wir vereinbarten, daß er von der Routine nicht abweichen solle, um keinen Verdacht bei denen zu erwecken, die gewöhnlich im Gebäude Rudnicka Straße 6 herumhingen und auf Neuigkeiten warteten. Sedlis suchte Gens also weiter jeden Morgen zur gleichen Stunde auf. An den normalen Bericht war ein Stück Papier angeheftet, das Daten in Code enthielt (der hebräische Buchstabe Aleph für eins, Beth für zwei usw.[15]). Die Daten gaben über mehreres Auskunft: 1. Die Zahl der neuen Typhusfälle innerhalb von 24 Stunden; 2. die Zahl der in diesem Zeitraum gestorbenen Patienten; 3. die Zahl der Entlassenen; 4. die Zahl der sich insgesamt in den 24 Stunden auf der Station befindlichen Patienten.

Die Anfertigung dieses geheimen Berichts war meine Aufgabe. Sedlis las Gens die Angaben von dem Stück Papier vor, Gens machte sich manchmal Notizen oder hörte nur zu, dann wurde das Papier vernichtet. Entgegen dem Befehl von Gens hielt ich eine Kopie des Berichts für meine Aufzeichnungen zurück, die ich über alle Vorgänge im Hospital machte, ob sie nun direkt mit den Patienten verbunden waren oder nicht. Damals glaubte ich, daß die Daten eine Bedeutung hätten und möglicherweise ein Schlüssel zum Verständnis der Besonderheiten des Lebens im Ghetto darstellten. Viele Bewohner des Ghettos litten, wie ich, unter dieser Vorstellung, alles aufzeichnen zu müssen. Ich versteckte meine Notizen im Keller unter einer der Säulen, die das Gebäude trugen. Vielleicht wurden sie gefunden, vielleicht verbrannt

[15] Die Verwendung von Buchstaben zum Ausdrücken von Zahlen ist sehr alt, wahrscheinlich über 2000 Jahre. Die Einer, aber auch Zehner und Hunderter werden jeweils durch einen Buchstaben des hebräischen Alphabets dargestellt.

oder vernichtet, möglicherweise liegen sie immer noch irgendwo unter der Sawalna Straße[16].

Gens war der sechste in dem geheimen Bund der „Operation Typhus". Natürlich wußten außer uns auch alle im „Flügel" Beschäftigten über die Patienten und ihre Krankheit Bescheid. Da waren der hervorragende „Feldscher" (der Pfleger) Lewinson und die drei aufopferungsvollen Schwestern. Da waren der Apotheker Balberyjski, der sich freiwillig um die Wäsche kümmerte, die vielleicht gefährlichste Arbeit im „Flügel", und ein Stab von Hilfskräften, der im „Flügel" Tag und Nacht im Einsatz war, deren Familien und Freunde und viele andere Bewohner des Ghettos, die alle über die Krankheit informiert waren, aber das Wort „Typhus" nie über ihre Lippen ließen. Im Ghetto gab es immer Leute, die die größten Geheimnisse kannten, aus den „verläßlichsten" Quellen, die über aufgenommene Patienten, deren Entlassung oder Tod gehört hatten, aber das Wort „Typhus" wurde nicht erwähnt. Es gab nur „den Flügel" und die Patienten darin.

Als der „Flügel" eingerichtet wurde, befanden sich bereits etwa zwanzig Typhuspatienten im Krankenhaus. Man kann davon ausgehen, daß zu gleicher Zeit rund zehn weitere Menschen im Ghetto erkrankt waren. Von der großen Epidemie in den Monaten April bis Mai 1941, vor Ausbruch des deutsch-sowjetischen Krieges, waren einige Fälle übriggeblieben. Typhuspatienten gab es im Ghetto seit der Abriegelung von der Außenwelt, und sie hatten in diesem Hospital gelegen, seitdem es dem Ghetto hinzugefügt worden war. Einige hatten die Krankheit noch nicht überstanden, andere waren auf dem Weg der Besserung oder blieben einfach im Krankenhaus, weil sie sich zu schwach fühlten, sich draußen alleine durchzuschlagen. Außerdem war Wilna immer schon als Typhusherd bekannt gewesen.

Alle Bewohner des Ghettos wußten, daß ein Typhuspatient von Gefahr umgeben war, für den Kranken, das Hospital und das gesamte Ghetto. Die tödliche Gefahr, die ich hier meine, ging von der Gestapo aus. Aber nicht alle Bewohner wußten auch, daß durch die zu Hause von ihren Familien gepflegten Kranken die Gefahr der Ansteckung und Verbreitung der Krankheit drohte, besonders wenn durchschnittlich zehn Menschen in einem Raum oft ohne Wasser und meist ohne sanitäre Einrichtungen lebten. Dem ärztlichen Ausschuß, der gegründet wurde, um die Wichtigkeit einer frühen Isolierung von Erkrankten zu erläutern, gelang es, die Einstellung der Bevölkerung, der Patienten wie der Angehörigen, so eingreifend zu verändern, daß eine sofortige Hospitalisierung in ihrer Bedeutung verstanden wurde und ohne Hilfe von Bestimmungen und den Einsatz der Polizei durchgeführt werden konnte.

In Abstellräumen, in denen vor Errichtung des Ghettos alle Art Zeug gelegen

---

[16] Das Ghettohospital, das an der Sawalna Straße stand, war immer als das „jüdische Krankenhaus" bekannt. „Sawalna" bedeutet „jenseits der Mauer" und mag als Symbol für einen abgesonderten Status des Hospitals gesehen werden.

hatte, das für einen noch unbestimmten, zukünftigen Zweck aufbewahrt oder einfach nicht weggeworfen worden war, richteten wir Krankenstationen ein. Diese Zimmer, die früher zu den unbedeutenden Nebenräumen des Hospitals gehört hatten, wurden nun zum Brennpunkt des Krankenhauses. Zu den Räumen gelangte man durch zwei Türen. Die eine, der Haupteingang vom Innenhof des Hospitals, wurde abgeschlossen und so getarnt, daß man keine Tür an dieser Stelle mehr vermutete. Die andere, kleiner, weniger auffällig und kaum in Gebrauch, ging von der Eingangshalle des Hospitals aus und wurde belassen. Das Halbdunkel der Halle half uns, das Geheimnis des „Flügels" zu bewahren und die Aufmerksamkeit der Vorbeigehenden abzulenken.

Eine grobe Statistik

Das Folgende schreibe ich aus dem Gedächtnis nieder. Die Angaben habe ich für eine Sitzung der „Sechsergruppe" vor 36 Jahren im Ghetto zusammengestellt. Die Sitzung fand ungefähr zur gleichen Zeit statt, als der letzte Typhuspatient aus dem „Flügel" entlassen wurde. Die Angaben können ungenau sein. Sie sollen einen Eindruck vom Umfang der „Operation Typhus" geben.

Die Epidemie tobte sechzehn Monate lang, von der Eröffnung der Isolierstation bis zu ihrer feierlichen Schließung. In diesem Zeitraum nahmen wir 500 Patienten auf. Zur selben Zeit lebten im Ghetto etwa 15000 Menschen, die Erkrankungsziffer betrug also 1:30, keine hohe Rate im Vergleich zur großen Epidemie im April/Mai vor dem deutschen Einfall in die Sowjetunion. Zu dieser Zeit waren mehr als 9000 erkrankt von einer Gesamtbevölkerung von 200000, also eine Krankheitsziffer von 1:20. Darüber hinaus wurden die 500 Kranken in einer Periode von sechzehn Monaten registriert, während die 9000 Fälle der vorhergehenden Epidemie innerhalb von drei Monaten auftraten. So war also die „Aggressivität" (die Krankheitsziffer einer gegebenen Bevölkerung über einen bestimmten Zeitraum hinweg) der Epidemie im Ghetto relativ niedrig. Aber unter den Gegebenheiten des Ghettos und wegen des Mangels an Medikamenten war es viel schwieriger, adäquate Pflege und Ernährung zu gewährleisten als in der Zeit vor der deutschen Invasion. Noch mehr ins Gewicht fiel, daß unsere Arbeit, auch wenn sie einigen Ghettobewohnern bekannt war, unter strikter Geheimhaltung vor sich ging, und in größter Angst.

Im Durchschnitt verblieb ein Typhuspatient 30 Tage im Krankenhaus, eine Woche länger als bei der vorhergehenden Epidemie. Dafür gab es zwei Gründe: erstens wurde die Hospitalisierung sofort durchgeführt, da der Ansteckungsherd bekannt und keine epidemiologische Untersuchung nötig war. Die Notwendigkeit, die Patienten aus den überfüllten Wohnungen zu holen, stand außer Frage. Die Hospitalisierung spielte eine wichtige Rolle in der Operation. Zweitens war unsere pathologische Abteilung nicht in der Lage, unter den genesenden Patienten zwischen denen zu unterscheiden, die Träger der Krankheit bleiben würden, und den epidemiologisch unbedenklichen. Wir verlängerten deshalb den Krankenhausaufenthalt, um die Gefahr der Entlassung von Trägern zu verringern.

Einige Jahre danach besprach ich dieses Vorgehen mit Fachleuten. Diese Pathologen waren der Meinung, daß es nicht der verlängerten Hospitalisierungsperiode zuzuschreiben sei, daß eine weitere Ausbreitung der Epidemie verhindert wurde. Eine Woche reiche nicht aus, besonders ohne den Einsatz von Antibiotika, einen sich auf dem Wege der Besserung befindlichen Träger in einen harmlosen Genesenden zu verwandeln. Die Pathologen nahmen an, daß wir die Epidemie eindämmen konnten, weil die meisten Einwohner Wilnas durch den ständigen Kontakt mit der endemischen Infektion über viele Jahre eine natürliche Immunität entwickelt hätten und dadurch die Risikogruppe in Wilna immer kleiner geworden sei.

Bei dieser Operation spielte sich das Drama unter der Oberfläche ab. Wir wollen die Probleme näher betrachten, um die verborgenen Spannungen zu verstehen. Jeder Patient war, während der 30 Tage seines Krankenhausaufenthalts, selbst in Gefahr und gefährdete gleichzeitig uns alle. Wir hatten 500 Patienten; das ergibt 15000 Patienten-Tage. Jeder Patient hatte zwei Krankenkarten, eine davon gefälscht, die gewöhnlich am Bett hing und eine erfundene Diagnose aufwies. Diese Diagnose sollte einer oberflächlichen Betrachtung des Patienten standhalten, entsprach seinem Erscheinungsbild am selben Tag und zeigte die der falschen Diagnose und seinem Verhalten an diesem Tag entsprechenden Temperatur- und Pulskurven. Die zweite Karte befand sich in meinem Büro; anstelle seines Namens stand eine Nummer. Eine Diagnose mußte nicht verzeichnet werden, da alle Karten zu Patienten aus dem „Flügel" gehörten. Auf dieser Karte stellten die Kurven die wirkliche Situation dar. Ich mußte die gefälschten Karten fast jeden Tag auswechseln, um die falschen Angaben dem Zustand des Patienten anzupassen und damit zu verhindern, daß ein deutscher Arzt während einer Visite den Widerspruch zwischen Patient und Karte entdeckte und unserer Strategie ein Ende setzte.

Deutsche kamen oft ins Ghetto. Das große Schild über dem Ghettotor in der Rudnicka Straße „Achtung! Jüdischer Distrikt. Seuchengefahr" konnte sie nicht immer zurückhalten. Selbst die darunter angebrachte und von den Deutschen sonst so respektierte Mitteilung „Verboten" schreckte sie nicht ab. Sie kamen einzeln und in Gruppen, um sich diesen neuartigen Zoo anzusehen, ein Geschäft auf dem Schwarzmarkt zu tätigen oder sich in den dienstfreien Stunden am Spektakel der sinn- und ziellos durcheinanderlaufenden menschlichen Ameisen zu ergötzen. Welch unvergeßlicher Anblick! Wunderbar!

Die Deutschen kamen meist mit irgendeinem Auftrag und besuchten gewöhnlich die Büros der Ghettoverwaltung und das Krankenhaus. Bei

Besuch von Ärzten gab Dr. Sedlis eine Führung, für die er ja ein unvergleichliches Talent hatte. Selbst bei Rundgängen im „Flügel" fiel ihre Aufmerksamkeit nur auf das, worauf Sedlis sie gelenkt hatte, und sie nahmen nur wahr, was er ihnen zur Wahrnehmung anbot. Bei diesen ärztlichen Inspektionen ergriffen wir alle möglichen Vorkehrungen, um sie vom Besuch des „Flügels" abzuhalten, aber zweimal drangen Ärzte doch in die Typhusstation vor, beide Male Ärzte der Gestapo, die gekommen waren, um uns bei etwas zu ertappen und uns mit Fragen einzuschüchtern. Beim ersten Besuch war Sedlis im Operationssaal beschäftigt und ich mußte sie führen. Der deutsche Arzt übernahm sofort die Initiative und ließ sich in seinen Fragen nicht von mir lenken. Ich mußte mit Ja oder Nein antworten, unqualifiziert und ohne Ausflüchte. Ich war verwirrt, und das spürte der Deutsche. Er schien seine Zweifel zu haben, daß es sich bei dem isolierten Flügel um eine wirkliche Station handele, er untersuchte die gefälschten Krankenkarten, ließ sie sich ein zweites Mal zeigen und unterzog sie einer weiteren Musterung. Wir waren schon überzeugt, daß unser mühseliges Fälschen Tausender von Karten umsonst gewesen sei, aber wurden für unsere Anstrengungen doch noch belohnt: die Sache ging gut aus, der Gestapo-Arzt war zufriedengestellt und verließ den Flügel.

Beim zweiten Mal führte Dr. Sedlis den Arzt der Gestapo. Dank seiner äußeren Ruhe, die er bei diesen Gelegenheiten aufbrachte, wurden die Gefahrenpunkte vermieden. Die ihn kannten, sahen die Sorge auf seinem Gesicht, aber alles, was der deutsche Arzt zu sehen bekam, war das freundliche Lächeln eines unbekümmerten Mannes.

Die feierliche Schließung der Typhusstation wurde von den sechs Verantwortlichen organisiert. Unter den Geladenen befanden sich das Personal des „Flügels" und einige Vertreter der Ghetto-Verwaltung wie Judenrat, Polizei usw. Dr. Brodski, der Leiter der Gesundheitsstelle im Ghetto, hatte in ständigem Kontakt mit der Verwaltung in der Rudnicka Straße gestanden. Seiner Meinung nach lag es im Interesse der Gesundheitsstelle, sich möglichst oft mit Anliegen an die Rudnicka Straße zu wenden, um - ganz unbeschadet des Nutzens für die Gesundheit im Ghetto - bei den Haushaltszuwendungen nicht übersehen zu werden. Der Sinn unseres Festes lag also nicht nur darin, auf die Zahl der gefährdeten Arbeitsstellen (Inhaber einer Stelle erhielten einen Schein und damit das Recht weiterzuleben) und die finanzielle Lage der Mitarbeiter zu verweisen, die kein anderes Auskommen als diese Arbeit hatten, sondern auch auf den wirtschaftlichen Aspekt der Gesundheitseinrichtungen: Der Judenrat sollte an die ständigen Kosten des Unterhalts dieser Einrichtungen erinnert werden und hauptsächlich an die des Hospitals, die im Budget den größten Posten ausmachten.

Wir glaubten also, daß aus allen diesen Gründen eine Feier und die sich unweigerlich anschließende Diskussion über Fragen des Gesundheitswesens den Judenrat dazu bewegen könnte, unsere Interessen zu berücksichtigen. Da wir befürchteten, daß das Wort „Schließung" Argwohn erregen könnte, gaben wir als Grund für die Feier die „Eröffnung" einer neuen Bettenabteilung an. Vor dem Empfang traf sich die Gruppe der „Verschwörer". Gens sprach uns seinen Dank aus: „Ich bin Ihnen für Ihren Mut und Erfolg dankbar ..." Auch wenn man mir meine Aufgabe anfangs gegen meinen Willen aufgebürdet hatte, jetzt war ich stolz, zu den sechs zu gehören. Auf unserer Sitzung wurden drei Entscheidungen getroffen: 1. Der „Flügel", der jetzt geschlossen wurde, hat nie existiert. 2. Der Empfang wurde veranstaltet, um eine neue Abteilung zu eröffnen, die das Niveau der Gesundheitsfürsorge im Ghetto erhöhen soll. 3. Die drei Gesundheitsstellen des Ghettos sollten zusammengelegt werden unter der Leitung von Dr. Brodski, der auch die Verbindung zum Judenrat halten sollte, mit Dr. Perewoski als dem Verantwortlichen für Kliniken und die nichtstationäre Behandlung von Patienten und mit mir als dem Zuständigen für die Krankenhausbehandlung, der offiziellen wie der geheimen.

Gens schloß die geheime Sitzung der für die „Operation Typhus" verantwortlichen Sechsergruppe mit einer Warnung. Er erinnerte uns daran, daß die vielen Gäste bei der nun beginnenden Feier nicht wissen dürften, was wirklich geschehen war und jetzt passierte. „Ein Mann wird da sein", sagte er, „dem wir nichts anvertrauen können und dessen Argwohn wir nicht wecken dürfen." Wir alle wußten, wen er meinte: Desler, den Kommandeur der Ghettopolizei.

Dr. Sedlis eröffnete den Empfang und gab bekannt, daß der Gesundheitszustand im Ghetto im allgemeinen gut sei und sich die Lage unter den nunmehr vereinigten und von Dr. Brodski geleiteten Gesundheitsstellen weiter verbessern werde. Die nicht Eingeweihten glaubten jedes Wort. Ich weiß nicht, welche Informationen Desler vor der Feier besaß. Ich nehme an, daß er nichts wußte und vom Gesagten nichts verstand. Er war betrunken zum Empfang gekommen und betrunken verließ er ihn.

Dr. Brodski

Dr. Brodski war der Direktor des Krankenhauses in der ersten Zeit der Verwirrung nach Errichtung des Ghettos, in der eine große Zahl von Menschen in dieses kleine, umschlossene, aber in seinen Grenzen noch nicht festgelegte Gebiet strömte. Die Ghettomauer war wohl noch nicht errichtet, aber die Einschließung praktisch dadurch vollzogen, daß man außerhalb Gefahr lief, erschossen zu werden. Und es wurde geschossen, von den Deutschen, den Polen, Litauern, Ukrainern - jedem, der eine Waffe hatte. Das einzig Gemeinsame war das Ziel: die Juden. Ich weiß nicht, wieso Dr. Brodski Direktor des Hospitals wurde, glaube aber, daß Usas ihn ernannt hat. Sicher bin ich allerdings, daß es zu dieser Zeit keinen besseren für die Stelle gab. Er blieb Tag und Nacht auf seinem Posten, ohne zu unterbrechen oder sich auszuruhen, zu jeder Hilfe bereit. Er fand immer einen Platz für Kranke, Essen

für Hungrige und einen Weg, Notleidende in der Sicherheit des Krankenhauses zu halten. Von der ärztlichen Behandlung bis zum Umbau einer Station, er war immer dabei, dachte, fühlte mit, packte mit an.
Ich schätzte und mochte ihn sehr. Es ist schade, daß viele Ärzte in Wilna ihn für schwach hielten und er unter den schweren Bedingungen des Ghettos als ungeeignet empfunden wurde. Ich sah es anders und glaube, daß ich recht hatte. Durch meine Arbeit im Hospital kam ich ihm näher, lernte viel von ihm und hoffte, etwas von seiner Kraft in mir aufnehmen zu können, seiner einzigartigen Mischung aus Empfindsamkeit und gesundem Menschenverstand. Er war „a Mentsch“[17].
Ende 1942, als wir zum ersten Mal auf eine Überwindung der Epidemie im Ghetto Wilna hoffen konnten, stellte Gens ein Komitee aus vier Ärzten zusammen, um eine Anzahl Dörfer in der Umgebung zu besuchen. Die offizielle Begründung war eine weitere Maßnahme in der Kampagne zur Verhinderung von Typhus. Die Mitglieder der Gruppe standen vor zwei Problemen: eine direkte Gefahr für die Person. Aber warum sich Sorgen machen? Gens hatte uns ausgewählt und uns mit Passierscheinen ausgestattet, die von der Zivilverwaltung und der Gestapo gezeichnet und abgestempelt waren. Das zweite Problem war hypothetisch, aber nicht weniger ernst, machte uns Sorgen und ließ uns zögern. Angenommen wir fänden einige Typhusfälle in einem Dorf und führten sie in unserem Bericht auf, der nur für Gens bestimmt war. Was würde geschehen, wenn Gens diesen Bericht an die Deutschen weitergäbe, selbst wenn er zum Besten des Wilnaer Ghettos handelte? Was würde mit den Patienten geschehen, mit dem Krankenpersonal und den Bewohnern des Dorfes?
Diese Überlegungen hatten ihre Ursache. Den Gerüchten im Ghetto zufolge setzte die Gestapo bei Entdeckung von Typhusfällen das Krankenhaus in Brand mit allen Patienten und dem Personal. Die Angst vor Typhus hing in der Luft, und unsere moralischen Bedenken waren berechtigt. Dr. Brodski führte die Delegation an, und allein schon dieser Umstand wirkte sich beruhigend auf uns aus. Sein Ansehen in der Gemeinde und bei uns war so groß, daß seine Teilnahme an dem Unternehmen die Zweifel zerstreute. Die drei anderen Teilnehmer waren Dr. Tola Reznik (ein enger Freund von mir aus der Vorkriegszeit), Dr. Seidler, der aus Warschau geflohen war, und ich. Wir besuchten insgesamt fünf Ghettos und einige kleine Lager. Überall fanden wir eine Anzahl Typhusfälle. Nur in zwei Ghettos gab es Ärzte; in den anderen lag die Aufgabe der Krankenpflege und Gesundheitsvorsorge bei den Krankenschwestern, die die Schwierigkeiten ohne Furcht und ohne Klagen überwanden. Unsere Instruktionen über die Isolierung, Pflege und Tarnung der Typhusfälle wurden dankbar aufgenommen.
Am Tag nach unserer Rückkehr bereiteten wir den Bericht vor. Dr. Brodski

[17] Der jiddische Ausdruck bezeichnet eine Person von hoher Integrität und großer Menschlichkeit.

bearbeitete ihn, um auch nicht den geringsten Verdacht aufkommen zu lassen, daß etwas in weniger als dem allerbesten Zustand war. Der Bericht wurde dann Gens ausgehändigt. Alles verlief ohne Pannen. Nachdem wir den Auftrag erfolgreich ausgeführt hatten, erschien er uns einfach und unproblematisch, als ob wir uns nie Sorgen und Ängste darüber gemacht hätten.

Trotz der scheinbaren Unkompliziertheit des Auftrags und des Berichtes blieb ich mit dem Eindruck der potentiellen Gefahr solcher Einsätze zurück und konnte nur schwer die Gedanken an die Folgen einer Panne von mir weisen.

Noch ein moralisches Dilemma für die Ärzte

Noch zweimal war ich mit einer ähnlichen Verknotung von dem Anschein nach einfachen Problemen konfrontiert, die mich vor ein ernstes moralisches Dilemma stellten. Beide Male ging es um die Verteilung eines wichtigen Medikaments, an dem Mangel herrschte: das eine Mal um Calcium und das andere Mal um Insulin. Auf der Suche nach einer Lösung kamen einige wichtige Probleme zum Vorschein, die sich um eine zentrale Frage drehten: Wer kann die Verantwortung für die Entscheidung über Leben und Tod übernehmen? Wenn man sich überlegt, wieviele Menschen einerseits auf die Versorgung mit Medikamenten angewiesen waren und daß sich andererseits das Leben von Tausenden in den Händen des Judenrats befand, mag sich das Problem relativieren lassen. Meine Schwierigkeiten lagen nicht so sehr in der Zahl der betroffenen Menschen als im Prinzipiellen. Niemand hat das Recht, über das Schicksal eines anderen zu entscheiden. Dieses Prinzip gilt für das Leben eines Menschen ebenso wie für das Leben vieler und läßt keine Einschränkungen hinsichtlich der Menge zu.

Ich erinnere mich nicht genau, wann ich im Laufe meiner Tätigkeit zum ersten Mal mit der Knappheit an Calcium konfrontiert wurde, aber es muß im Frühjahr 1942 gewesen sein. Gewöhnlich trafen wir uns einmal im Monat, um den Bedarf der Apotheke festzulegen und zu versuchen, den Medikamentenvorrat irgendwie unter die verschiedenen Ausgabestellen im Ghetto zu verteilen. An diesen Besprechungen nahmen Frumkin, Robinson und ich teil. Frumkin war Apotheker und leitete die Ghetto-Apotheke; Robinson, ein Jude aus Kaunas und der Schützling von Usas im Hospital, war der Experte im Heranschaffen aller Dinge, die wir brauchten, die aber im Ghetto verboten waren; ich nahm auf Grund meiner Position teil.

Wie man den Anforderungen des Krankenhauses und der Kliniken im Ghetto gerecht werden konnte, war ein ernsthaftes Problem. Offiziell wurde die Abgabe von Medikamenten an Juden Ende 1941, etwa drei Monate nach Abriegelung des Ghettos, eingestellt. Einmal legte ich dem Judenrat eine Liste der wichtigsten Medikamente vor, die für die Behandlung unserer Patienten unerläßlich waren. Milkonowicki, ein höchst angesehener Rechtsanwalt, der im Wilnaer Gemeindeleben tätig gewesen war und zum Judenrat gehörte, hörte sich meine Klagen und Forderungen an, nahm mir die Liste aus der Hand und sagte mir, ohne sie auch nur anzusehen: „Ihre Sorgen wären mir lieber als meine". Dann gab er mir die Liste zurück. Erst später verstand ich besser, was er gemeint hatte. Seine Aufgabe war es, die Tausende von Hungrigen im Ghetto mit Brot zu versorgen und die Menschen zu schützen, die außerhalb des Ghettos arbeiten mußten.

Einige Monate später, im Sommer 1942, nachdem sich Gens an die Spitze des Ghettos gesetzt hatte, verbrachte Milkonowicki zwei Tage im Hospital. Er brauchte Zeit zum Nachdenken, ob er weiter im Judenrat unter der diktatorischen Führung von Gens bleiben oder zurücktreten und aus dem öffentlichen Leben verschwinden solle. Während seines Aufenthaltes kam er, in seiner klugen Art, auf unser früheres Gespräch zurück und wiederholte, daß seiner Ansicht nach Medikamente nicht lebenswichtig seien. In Bezug auf seinen eigenen Fall hatte er recht. Seine „Krankheit", obwohl sie unter den Umständen des Ghettos des Hospitals als Behandlungsstätte (d. h. Zufluchtsstätte) bedurfte, gehörte zu der Gruppe der selbstheilenden Störungen, die nicht nach Medikamenten verlangen.

Den Apotheker Frumkin hatte ich zum ersten Mal 1939 vor Ausbruch des Krieges in Wilna getroffen. Im Laufe unserer monatlichen Besprechungen im Ghetto gewann er meinen Respekt und meine Bewunderung für seine hingebungsvolle Pflichterfüllung. Unser Zusammentreffen an jenem Frühlingstag 1942 war anders als sonst. Gewöhnlich brachte Frumkin eine Liste der benötigten Medikamente, von denen einige erhältlich waren und andere nicht, die Frumkin aber normalerweise durch einen anderen Wirkstoff ersetzen konnte. Diesmal fehlte ihm der gewohnte Optimismus. Er kam mit düsterer Miene herein und schlug ohne Umschweife vor, sich in der Besprechung nur der Frage des Calciums zu widmen. Er erklärte kurz und ohne Kommentar, daß wir uns in zwei Monaten ohne Calcium für intravenöse Injektionen finden würden, daß der Stoff nicht zu erhalten sei und sich kein Ersatzmittel anbiete. Er sahe nur einen einzigen Weg, die Gefahr eines völligen Aussetzens der Calciumverabreichung abzuwenden, und der liege in einer Rationierung des Vorrats. In den frühen 40er Jahren, in einem ganz von der Außenwelt abgeschlossenen Ghetto, galt die intravenöse Injektion von Calcium immer noch als das einzige Mittel, einem unter inneren, durch Tuberkulose verursachten Blutungen leidenden Patienten das Leben zu retten oder zumindest zu verlängern. Es hat wenig Sinn, heute zu fragen, ob Calcium wirklich eine lebensbewahrende oder -verlängernde Wirkung hatte. Wichtig ist, daß dies die vorherrschende ärztliche Auffassung war und sowohl die Patienten wie ihre Angehörigen im Ghetto daran glaubten, daß wir in zwei Monaten ohne Calcium sein würden und damit jeder unter offener TB leidende Patient im Ghetto früher oder später sterben würde.

Um die vorhandene Menge Calcium so lange wie möglich zu strecken, konnten wir zwischen zwei gleich tragischen Alternativen wählen: entweder die Dosis des Mittels verringern oder die Zahl der damit injizierten Patienten. Auf den ersten Blick erschien die erste Möglichkeit die bessere, aber vom medizinischen Standpunkt ließ sie sich nicht vertreten. Ein Medikament ist nur bei einer bestimmten Dosierung wirksam, eine kleinere reduziert die Wirksamkeit auf Null.

Die zweite Möglichkeit war komplizierter und hatte Folgen, die man böse nennen könnte. Sie machte es notwendig, einem Patienten das Calcium vorzuenthalten, um einem anderen das Leben zu verlängern. Das warf die Frage auf: wer entscheidet, welchem Patienten das Mittel vorenthalten und welchem es gegeben werden sollte. Wer darf leben, wer muß sterben und wer soll entscheiden? Die alten Fragen.

Ich bat, die Diskussion um eine Woche zu verschieben, und bereitete in der Zwischenzeit zwei Listen vor. Auf der einen schlug ich Kriterien vor für die Beurteilung der Lage des zu behandelnden Patienten: Alter, Aussichten auf Heilung, die Rolle in der Gemeinschaft usw. Ich erinnere mich nicht an alle. Mir scheint, daß solche Kriterien eine Bedeutung über die Zeit, den Ort und diese besondere Krise hinaus haben. Selbst heute werden in der Festlegung von Prioritäten bei Patienten, die auf eine lebenswichtige Transplantation warten, ähnliche Kriterien angewendet. Auf der zweiten Liste standen sechs Namen: drei Fachärzte für Innere Medizin mit einem gewissen Ansehen unter Berufskollegen und in der Gemeinde; ein Rabbiner, den ich bei Chaim Ojzer Grodzienski[18] getroffen und näher kennengelernt hatte; der Rechtsanwalt Grisha Jaszunski, Mitglied des Judenrats und Freund aus meiner Studienzeit. Ursprünglich hatte ich auch Dr. Sedlis auf die Liste gesetzt, da ich es für seine Pflicht hielt, am Entscheidungsprozeß oder zumindest an den Diskussionen teilzunehmen. Aber er hielt sich heraus, indem er sagte: „Von Medikamenten verstehe ich nicht viel . . .“

Bei der Zusammenkunft dieser Gruppe erklärte ich die Bedeutung der intravenösen Injektion von Calcium bei der Behandlung von tuberkulösen Blutungen entsprechend der vorherrschenden Meinung und schilderte die durch den Verbrauch des nicht aufzufüllenden Calciumvorrats drohenden Konsequenzen. Vor der Besprechung hatte ich mich entschlossen, keine Vorschläge für mögliche Lösungen zu machen und nicht auf die bei dem vorhergehenden Treffen besprochenen Alternativen hinzuweisen. Ich würde mich auf eine „trockene“ Darstellung beschränken und eine emotionale Distanz halten. Trotzdem waren die Alternativen allen Anwesenden klar.

Es folgte Schweigen. Niemand sprach, das Schweigen wurde tiefer, bedrükkend und verlangte gebrochen zu werden. Das Schweigen ängstigte mich.

Der Rabbiner sprach als erster. Er sagte, daß Leben Geben und Leben Neh-

---

[18] C. O. Grodzienski war ein bedeutender Gelehrter und eine Autorität auf dem Gebiet des Talmud. Er erhielt den Beinamen „Ga'on HaDor“ (hebr.), das Genie seiner Generation.

men die Sache Gottes sei und daß nur er und kein anderer wisse, wann es zu geben und zu nehmen sei. Der Rabbiner kam zu dem Schluß, daß keiner der Anwesenden das Recht hätte, diese Macht an sich zu nehmen und dieses göttliche Vorrecht auszuüben, selbst wenn es scheinbar keinen Ausweg gäbe. Trotzdem werde er uns beistehen, bis wir „mit Gottes Hilfe eine Lösung finden, ohne die Heiligkeit seines Namens zu entweihen".

Zwei der Ärzte standen mit höhnischem Ausdruck im Gesicht auf und verließen das Zimmer als Zeichen des Protests gegen „unmenschliche Lösungen". In der Türe fragte ich sie, ob sie es für besser hielten, bis zur Erschöpfung des Calciumvorrats mit einer gleichen Verteilung fortzufahren. „Machen Sie, was Sie wollen", antworteten sie, „wir haben damit nichts zu tun." Ich dachte an den Vers in der Hagadah[19], in dem der böse Sohn sich von denen abwendet, die ihre Pflichten erfüllen. Die Aufgabe, die keine Verantwortung mit sich bringt, läßt sich sauber und einfach halten. Sollen die leben, die leben werden, und die sterben, die sterben werden - unsere Hände sind sauber. Dr. Gerszowicz und Dr. Rucznik entließen sich selbst aus der Verantwortung und verließen das Zimmer.

Der dritte Arzt, Dr. Brodski, hielt an der Auffassung fest, daß eine methodische Entscheidung besser sei, als das Problem und seine Folgen dem Schicksal zu überlassen. Jaszunski begann, die Auswahl vom rechtlichen Standpunkt her zu begründen, aber der Rabbiner unterbrach ihn und sagte, daß kein Gesetz über dem Gesetz von Moses stehe.

Die Versammlung löste sich auf. Meine Haltung war abgelehnt worden, bevor ich sie darlegen konnte. Das Calcium reichte noch für zwei Monate, und dann kam das Ende. Es gab Tote sowohl unter den Patienten, die Injektionen erhalten hatten, wie unter denen, die nicht injiziert worden waren. Heute wissen wir natürlich, daß die Wirkung von Calcium, wenn überhaupt, minimal ist.

Ich hatte etwas Wichtiges gelernt: die Vertreter des Nichteinmischungsprinzips konnten sich durchsetzen. Die moralischen Argumente, die dafür angeführt worden waren, dienten am Ende nur als Mäntelchen, mit dem man eine schwer annehmbare Haltung behängen konnte. Ich wurde überstimmt und, um die Wahrheit zu sagen, ich nahm das Votum erleichtert an. Es ist leichter, die Meinung der Mehrheit anzunehmen, als sich gegen sie zu stemmen. Ich hatte nicht die Kraft, mich dem Druck zu widersetzen, besonders weil er scheinbar im Namen der Moralität ausgeübt wurde. Hier begriff ich, daß unter den Bedingungen des Ghettos, wo das Leben jeden Moment ausgelöscht werden konnte, nichts ohne die Zustimmung der Gemeinschaft zu erreichen war, daß man sich ohne die moralische Billigung der Gruppe in

---

[19] Die Hagadah (wörtl. Sage) ist eine Sammlung von Erzählungen und Liedern, die am Vorabend des Pessach-Festes gelesen wird. Sie enthält die Parabel der vier Söhne, die entsprechend ihren verschiedenen Naturen auf die Darstellung vom Auszug aus Ägypten reagieren. Der „böse" Sohn lehnt eine Identifizierung mit den Geschehnissen ab und verweigert seine Teilnahme an den gottesdienstlichen Pflichten.

einer amoralischen Zone befand. Wenn man auf seiner Haltung beharrt, gerät man zwischen Hammer und Amboß. Es wäre im Ghetto schwer genug gewesen, wenn man Wohl und Übel hätte eindeutig identifizieren und unterscheiden können. Aber in Wirklichkeit war die Trennungslinie verschwommen, und die Wahl lag zwischen verschiedenen Graden des Übels. Das Dilemma des Wählenden wird vermieden, wenn andere ihm die Wahl abnehmen, es wird erleichtert, wenn er sie nur für sich selbst trifft, aber es lastet ganz auf ihm, wenn sie andere betrifft. Wenn er aufgibt, um das schmerzvolle Dilemma zu vermeiden, entzieht er sich seiner Verantwortung und desertiert. Es gibt Situationen, in denen ein Mensch nicht ungestraft rein bleiben kann: wenn er sich aus dem Entscheidungsprozeß auf seine moralischen Prinzipien zurückzieht. Wenn die Trennungslinie zwischen Wohl und Übel verwischt ist, dann muß man - kein Weg führt daran vorbei - das geringere Übel wählen.

Jetzt verstand ich, wie einfach man es sich machte, wenn man passiv blieb, wenn man Dinge nur beobachtete, um sich nicht die Mißbilligung der Gemeinschaft zuzuziehen. Später, durch mehr Erfahrung, lernte ich, wie bequem es ist, sich vom Geschehen fernzuhalten und daraus eine Tugend zu machen.

Ich bin auf das Problem des Calciumvorrats näher eingegangen, weil die Frage sich immer noch stellt. Selbst 40 Jahre später beunruhigt mich noch, was der Einzelne in einer Krise dieser Art tun darf, und ich stehe wieder vor der alten Frage: Wann sollte sich der Einzelne beteiligen, wann muß er sich beteiligen (d.h. wann ist es unmoralisch, unbeteiligt zu bleiben)? Darf man zuschauen, ohne genau hinzusehen, zuhören, ohne zu hören, darf man sich vom Geschehen isolieren, das Unangenehme vermeiden, selbst wenn die Alternative schlimmer ist? Ich glaube, daß man an einem Ort wie dem Ghetto den Kopf nicht in den Sand stecken kann. Das scheint eine verführerische, wenn auch hypothetische Lösung: Nichts wäre moralisch anfechtbar, denn nichts Wichtiges wäre unternommen worden; man könnte nie besiegt werden, da niemand zu kämpfen versucht hätte.

Eine ähnliche Situation entstand bei einer anderen Gelegenheit, zu Beginn des Winters 1942. Wir trafen uns zur monatlichen Besprechung über die Probleme der Apotheke. Wieder erschien Frumkin mit düsterer Miene und den zwei Listen in der Hand. Auf der einen, längeren Liste waren die täglich benötigten Medikamente verzeichnet und die Aussichten, sie zu beschaffen. Die andere, kurze Liste stellte uns vor ein lebenswichtiges Problem: unsere einzige Quelle für die Versorgung mit Insulin war versiegt. Es gab kein Insulin mehr, weder in Wilna noch in der Umgebung, in den in der Nähe liegenden Ghettos oder bei der nicht-jüdischen Bevölkerungsgruppe der Polen und Litauer und auch nicht auf dem Schwarzmarkt. Insulin hatte keinen Preis mehr, weil es keines mehr gab.

Uns waren etwa 50 Diabetiker im Ghetto bekannt, von denen ungefähr 40 zwischen 10 und 60 Einheiten Insulin täglich oder durchschnittlich 25 Einheiten (diese Dosis galt für die meisten Patienten) brauchten. Insgesamt hatten wir etwa 1000 Einheiten täglich nötig. Unser Vorrat erlaubte uns, die Behandlung nur noch drei Monate fortzusetzen. Danach würden, bei einer unveränderten Kriegssituation und Lage im Ghetto und ohne Rettung von außen, die Diabetiker einer nach dem anderen sterben. Das war der normale Gang bei Diabetes und ihren Komplikationen. Koma setzt ein, und ohne Insulin ist der Zustand des Patienten nicht mehr umkehrbar.

Ich befand mich in der gleichen Sackgasse. Ich sah keinen anderen Ausweg als die grausame Rationierung von Insulin, d.h. es einer Gruppe zu geben und es der anderen vorzuenthalten. Ich brauchte Rat und moralische Unterstützung beim Rationierungsplan. Ich berief eine Zusammenkunft der selben Personen ein, die sich während der Calcium-Krise getroffen hatten. Sie erschienen alle. Ich erklärte die Lage, wie ich es sechs Monate vorher getan hatte, und hob zwei zusätzliche Tatsachen hervor: bei Diabetes ist Insulin ein lebenserhaltendes Medikament, und sein Entzug macht sich sofort bemerkbar.

Insulin ist bei der Behandlung von Zuckerkranken nicht mit Calcium bei Tuberkulose zu vergleichen. Ein Patient, der von Insulin abhängt und es nicht bekommt, stirbt. Es ist nur eine Frage der Zeit. Die allgemeine Annahme, daß sich die Diabetes in Kriegszeiten auf Grund des Nahrungsmittelmangels verbessert, wurde durch unsere Beobachtungen im Ghetto nicht bestätigt. Die Diabetiker im Ghetto waren den Ärzten bekannt und standen ständig unter Aufsicht. Sie wurden untersucht, behandelt und Nachfolgeuntersuchungen unterzogen. Wir stellten im Ghetto folgendes fest: bei milder Diabetes ging es den Patienten (die zur Korpulenz neigen) bei anhaltender Nahrungsknappheit besser. Im Gegensatz dazu profitierte der Insulinabhängige Diabetiker nicht vom Mangel an Nahrung, seine Krankheit schritt fort, sein Zustand verschlimmerte sich, Komplikationen setzten ein und schließlich das Koma. Natürlich war der Nahrungsmittelmangel im Ghetto nicht als Therapie gedacht. Die Knappheit war eine natürliche Folge des Versorgungsmangels, und die Versorgung des Patienten hing vom guten Willen der Deutschen ab und nicht von einem ärztlichen Behandlungsplan. Darüber hinaus bestand die Ernährung hauptsächlich aus billigen Kohlehydraten (Brot, Kartoffeln), die für Diabetiker schädlich sind, während die für die Patienten wichtigen Eiweiße und Fette fast ganz verschwanden.

Während sich die Folgen von fehlenden Calciuminjektionen bei Tuberkulose nur langsam einstellen und die Beziehung zwischen der Ursache, dem Calciummangel, und der Folge, unkontrollierten Blutungen, nicht eindeutig ist, verhält es sich beim Insulin anders. Der Entzug von Injektionen bei einem Insulin-abhängigen Patienten hat schnell Folgen und trägt zweifellos zu seinem Tod bei.

Wir kamen in dem Raum zusammen, in dem wir uns vor sechs Monaten getroffen hatten. Anwesend waren die selben Männer, die mich überstimmt hatten. Es herrschte die gleiche Atmosphäre, trocken, kalt und abweisend.

Das Gefühl, daß alles schon einmal passiert war, überkam mich. Nach meiner kurzen Einleitung folgte Schweigen, während ich auf meinen Platz zurückging. Ich wartete auf eine Reaktion, eine Auseinandersetzung. Wie beim vorhergehenden Zusammentreffen begann der Rabbiner das Gespräch, die Ärzte fügten das Ihre hinzu, man folgte dem gleichen Muster und kam zum selben Resultat. Dann gingen sie. Wie zuvor befand sich Jaszunski im Zwiespalt der juristischen und moralischen Argumente, wie zuvor war die Antwort „Nein“ und das Urteil gefällt. Keiner wollte mich unterstützen. Ich hörte ihre Antwort, eine Kaskade des „Neins“, wie ein Echo der Vergangenheit. Wieder hielten sie sich die Westen weiß.
Heute, so viele Jahre später, erscheint mir das zweite Treffen wie ein düsteres Theaterstück. Ich weiß nicht, ob ich alles gehört habe, die Argumente, Antworten, Entscheidungen. Ich erinnere mich an die unbeugsame Haltung, das starre „Nein“, ohne Einschränkung oder Kompromiß. Es gab keine Diskussion, und vom guten Willen, eine Lösung zu finden, war nichts zu spüren. Das Treffen hatte einen demonstrativen Charakter. Was oder wem etwas demonstriert werden sollte, weiß ich nicht. Ich vermute, daß die Anwesenden ihr Gewissen beruhigen wollten. Ihr Gewissen verlangte eine Lösung. Einmal losgelassen, hätte es sich nicht mehr anbinden lassen.
Ich war der Jüngste unter den Versammelten. Ihre Reaktion schockierte mich. Ich war fest von der Notwendigkeit einer geregelten Verteilung des Insulins überzeugt. Man durfte nichts unversucht lassen, das Leben der Patienten zu verlängern, die noch eine Chance hatten. Ich bereitete anhand der für die Calcium-Krise entwickelten Kriterien eine Liste vor und veranlaßte, die Patienten in Gruppen einzuteilen. Ich informierte Sedlis über meine Entscheidung. Er nahm sie ohne Kommentar hin, und auch an seinem Gesicht ließ sich nichts erkennen. Ich beriet mich mit Frumkin und Dr. Brodski über die Verabreichung von Insulin an eine Gruppe und den Entzug des Medikaments bei der anderen. Selbst wenn viele Ärzte meine Entscheidung annahmen, offen unterstützten mich nur wenige. Viele kritisierten mich in der Öffentlichkeit, aber benutzten in der Praxis selbst ein Klassifizierungsschema. Nur einmal erhielt ich ihre Zustimmung, als Anilewicz, einer der Führer des „Bund“ im Ghetto, mit Diabetes hospitalisiert wurde und Insulin brauchte. Er erhielt es, erholte sich und konnte seine erzieherische und kulturelle Tätigkeit fortsetzen. Am Tag, an dem Anilewicz entlassen wurde, kamen Dr. Gerszowicz und Dr. Rucznik auf mich zu und sagten mir, daß sie ihre Einstellung gegenüber der Insulinzuteilung bereuten. Diese Einsicht mag mir etwas Zuversicht gegeben haben, hatte aber sonst kaum Auswirkungen, da der Insulinvorrat rapide schwand und nur noch wenig zu verteilen war. Wäre ich zu einem früheren Zeitpunkt auf weniger Widerstand gestoßen und das Verteilungssystem früher eingeführt worden, dann hätte es vielleicht mehr Fälle wie den von Anilewicz gegeben.
Als der Insulinvorrat verbraucht war, begannen die Insulin-abhängigen Patienten einer nach dem anderen zu sterben, ohne daß wir ihnen helfen konn-

ten. Mich überkamen Zweifel, ob meine Entscheidung von einem moralischen Standpunkt her gerechtfertigt war. Damit will ich nicht sagen, daß es eine andere Möglichkeit gegeben hätte. Der religiöse und moralische Standpunkt, daß niemand das Recht hat, über Leben und Tod eines anderen zu entscheiden, ist nur gerecht und redlich in einer Welt, in der Gerechtigkeit und Redlichkeit existieren. In der schrecklichen Welt des Ghettos erschienen diese Regeln wie eine Luftspiegelung aus einer anderen Welt, fremd und unpassend.

Vielleicht hatten selbst hier diese Regeln einmal Anwendung gefunden, aber jetzt nicht mehr. Trotzdem beschäftigten mich diese ethischen Maximen aus der Zeit vor dem Ghetto und nährten meine Zweifel.

Auf unserer von der Welt aufgegebenen Insel erlagen die Diabetiker ihrer Krankheit inmitten unserer Hilflosigkeit und der von außen drohenden Gefahr. Die noch am Leben waren und Aussicht hatten, bis zur Befreiung am Leben zu bleiben, brauchten wirkungsvolle Pflege. Daran klammerten wir uns fest, das war der Glaube, der uns motivierte - vergeblich.

Die Insulin-Episode war nicht von großer Bedeutung, zumindest was die Zahl der geretteten Leben anlangt. Fast alle, deren Leben von Insulin abhing, starben innerhalb kurzer Zeit nach Auflösung des Ghettos. (Einige wenige hatten das „Glück", es trotz ihrer Diabetes noch in die Konzentrationslager zu schaffen, um dort den Tod zu finden.) In Kivioli starben zwei Diabetiker aus Wilna an der Zuckerkrankheit. Ihnen gelang es, sich aus dem für sie von den Nazis vorgesehenen Szenario herauszustehlen - den Tod durch Genickschuß oder in der Gaskammer, der zu dieser Zeit den Kranken und Schwachen vorbehalten war.

Als sich die Front im Frühjahr 1943 von den Vororten Leningrads nach Westen vorschob, transferierten die Deutschen die Konzentrationslager von den östlichen Gebieten Estlands (Weiwara und Eiwara) in die westlichen nach Kivioli und Kloga. Von meinem Schwiegervater und einem Freund, Dr. Fryd, die man nach Kivioli deportiert hatte, erfuhr ich, daß auch in ihrem Lager alle Diabetiker umgekommen waren.

Im Vergleich mit der enormen Zahl der Opfer in den Ghettos und den Lagern nach der Auflösung der Ghettos könnte der Kampf um eine gerechte Verteilung des Insulins unwichtig, ja sogar lächerlich erscheinen, wäre er nicht so tragisch ausgegangen. Dieser Kampf hat auf jeden Fall die prinzipiellen Probleme aufgezeigt, die sich schon früher gestellt hatten: wer darf eingreifen, wann muß man eingreifen, wann darf man sich nicht zurückhalten?

Hans-Martin Lohmann

Die Psychoanalyse unterm Hakenkreuz

1

Erst seit Beginn der achtziger Jahre hat man in der Bundesrepublik sich ernsthaft darangemacht, die Geschichte der Psychoanalyse unterm Hakenkreuz systematisch zu erforschen. Bezeichnenderweise war es ein ausländischer Wissenschaftler, der amerikanische Historiker Geoffrey C. Cocks, der schon früher damit begonnen hatte, das Schicksal der Freudianer während der Zeit der nationalsozialistischen Herrschaft anhand der Auswertung von Dokumenten im Berliner „Document Center" genauer zu untersuchen. Die Ergebnisse seiner umfänglichen Recherchen legte er erstmals 1975 vor[1].
Heute sind die westdeutschen Psychoanalytiker in zwei Vereinen organisiert, in der „Deutschen Psychoanalytischen Vereinigung" (DPV), die der Internationale der Freudianischen Orthodoxie angeschlossen ist, und in der „Deutschen Psychoanalytischen Gesellschaft" (DPG), die international isoliert ist. Diese Isolation der DPG hängt damit zusammen, daß die Gruppe bis hin zum Vereinsnamen in der Tradition der deutschen Vorkriegs-Psychoanalyse steht, die im Jahre 1935 die jüdischen Mitglieder der Gesellschaft zum Vereinsaustritt aufforderte, 1938 von den Nazis als Gruppe liquidiert wurde und bis 1945 informell am „Deutschen Institut für psychologische Forschung und Psychotherapie" - geleitet von einem Vetter des Reichsmarschalls Hermann Göring - fortexistierte.
Nach der Niederlage des Nationalsozialismus zeigten beide psychoanalytischen Vereine - die weiterbestehende DPG und die 1950 gegründete DPV - wenig Neigung und Interesse, sich mit der problematischen Geschichte ihrer Disziplin während der Nazizeit schonungslos und selbstkritisch zu befassen, sieht man von wenigen einzelnen wie der Analytikerin Käthe Dräger ab, die das weithin herrschende Schweigen zu durchbrechen suchten[2]. Kultivierte man auf der einen Seite (DPV) den Mythos von der „liquidierten Psychoana-

---

[1] Geoffrey C. Cocks, Psyche and Swastika. „Neue Deutsche Seelenheilkunde" 1933-1945, Los Angeles 1975; ders., Psychotherapy in the Third Reich. The Göring Institut, New York 1985.

[2] Käthe Dräger, Bemerkungen zu den Zeitumständen und zum Schicksal der Psychoanalyse und der Psychotherapie in Deutschland zwischen 1933 und 1949, in: Hans-Martin Lohmann (Hg.), Psychoanalyse und Nationalsozialismus. Beiträge zur Bearbeitung eines unbewältigten Traumas, Frankfurt a. M. 1984, S. 41 ff.

lyse“, indem man so tat, als habe es während der nationalsozialistischen Barbarei keine Psychoanalyse in Deutschland gegeben, so auf der anderen Seite (DPG) den Mythos von der „geretteten Psychoanalyse“, indem man darauf verwies, die Psychoanalyse habe nur um den Preis des Kompromisses mit den Nazi-Institutionen über Krieg und Vernichtung hinaus in Deutschland tradiert werden können[3]. Beide, nachweislich falschen, Versionen dokumentieren bloß die auch Psychoanalytikern nicht fremde und von Alexander und Margarete Mitscherlich vor zwanzig Jahren beklagte „Unfähigkeit zu trauern“[4], d.h. die Unfähigkeit, mit der eigenen Vergangenheit nicht-beschönigend und realistisch umzugehen.

Im folgenden soll gezeigt werden, daß die Psychoanalyse Freudscher Provenienz weder von den Nazis einfach „liquidiert“ wurde - eine Lesart, die in erster Linie auf den Freud-Schüler und -Biographen Ernest Jones zurückgeht[5] - noch die verheerenden Zeitläufte zwischen 1933 und 1945 unbeschadet überstanden hat, also „gerettet“ wurde. Freilich, die Wahrheit liegt nicht irgendwo in der Mitte zwischen beiden Positionen, sondern ganz woanders. In meiner zusammenfassenden Darstellung, die auf Details und Nebensächlichkeiten verzichtet, beziehe ich mich im wesentlichen auf die bereits zitierten Arbeiten von Cocks, Lockot und Lohmann sowie auf die von Brecht et al.[6], die den gegenwärtigen Stand der zeitgeschichtlichen Forschung repräsentieren und in denen der interessierte Leser Genaueres nachlesen kann.

2

Schon in den ökonomischen und politischen Krisenjahren vor 1933, als die NSDAP zur Massenpartei heranwuchs und sich die Möglichkeit einer nationalsozialistischen Machtergreifung am Horizont abzeichnete, setzte eine erste Emigrationswelle von deutschen Psychoanalytikern ein. 1933 verließen weitere Analytiker, meist Juden, das Land. Offenbar wußten einige Freudianer die „Zeichen der Zeit“ rechtzeitig zu deuten.

Um so irritierender muten aus der Sicht des Nachgeborenen Äußerungen von Freud aus jenen Jahren an, die seine Auffassung belegen, daß man die

---

[3] Vgl. Hans-Martin Lohmann und Lutz Rosenkötter, Psychoanalyse in Hitlerdeutschland. Wie war es wirklich?, in: Lohmann (Hg.), a. a. O., S. 54; Regine Lockot, Erinnern und Durcharbeiten. Zur Geschichte der Psychoanalyse und Psychotherapie im Nationalsozialismus, Frankfurt a. M. 1985, S. 20.

[4] Alexander und Margarete Mitscherlich, Die Unfähigkeit zu trauern. Grundlagen kollektiven Verhaltens, München 1967.

[5] Vgl. Ernest Jones, Das Leben und Werk von Sigmund Freud, Bd. 3, Bern, Stuttgart, Wien 1962, S. 222.

[6] Karen Brecht et al., „Hier geht das Leben auf eine sehr merkwürdige Weise weiter...“ Zur Geschichte der Psychoanalyse in Deutschland, Hamburg 1985.

Psychoanalyse als Institution und Wissenschaft retten könne, wenn man nur ihre strikte politisch-weltanschauliche Neutralität beachte. Daß die Psychoanalyse in ihrer Substanz - als Neurosentherapie und Kulturtheorie - keineswegs „neutral" war oder sein konnte, erkannten zwar Analytiker wie Ernst Simmel, Otto Fenichel, Wilhelm Reich und Siegfried Bernfeld, nicht aber Freud, der als alter und kranker Mann in Wien residierte. Die als „jüdische Wissenschaft" apostrophierte Psychoanalyse mußte nach Lage der Dinge auf die kompakte und kompromißlose Gegnerschaft der politischen Rechten rechnen, was Freud freilich schon früher nicht davon abgehalten hatte zu betonen, er sei weder schwarz noch rot[7]. Der Freudsche Rückzug auf eine Psychoanalyse „als science"[8], auf eine weltanschaulich neutrale „reine Wissenschaft" sollte sich 1933 und danach als verhängnisvoller Irrtum erweisen.

Dominierten in Freuds Verhalten politisches Neutralitätsbemühen und ein desillusionierter Skeptizismus gegenüber den politischen Strömungen und Auseinandersetzungen der dreißiger Jahre, die schließlich, angesichts der handgreiflichen Bedrohung der Psychoanalyse durch den Nationalsozialismus, in eine zunehmend fatalistische Einstellung mündeten, so gab es in den Reihen der deutschen Analytiker Reaktionen auf den politischen Umsturz vom 30. Januar 1933, die über Freuds vorsichtig abwartende Haltung weit hinausgingen. Carl Müller-Braunschweig, der zu den in Deutschland bleibenden Analytikern gehörte, veröffentlichte schon 1933 in dem nationalsozialistischen Kampfblatt *Reichswart* eine Stellungnahme unter dem Titel „Psychoanalyse und Weltanschauung", die klare Konzessionen an die Erwartungen der neuen Herren Deutschlands machte:

„Der Psychoanalyse ist oft der Vorwurf gemacht worden, sie sei als Forschung und Therapie zersetzend und undeutsch ... Es ist zugegeben, daß sie ein gefährliches Instrument in der Hand eines destruktiven Geistes ist, und daß es darum entscheidend ist, wessen Hand dieses Instrument führt ... Die Psychoanalyse bemüht sich, unfähige Weichlinge zu lebenstüchtigen Menschen, Instinktgehemmte zu Instinktsicheren, lebensfremde Phantasten zu Menschen, die den Wirklichkeiten ins Auge zu sehen vermögen, ihren Triebimpulsen Ausgelieferte zu solchen, die ihre Triebe zu beherrschen vermögen, liebesunfähige und egoistische Menschen zu liebes- und opferfähigen, am Ganzen des Lebens Uninteressierte zu Dienern des Ganzen umzuformen. Dadurch leistet sie eine hervorragende Erziehungsarbeit und vermag den gerade jetzt neu herausgestellten Linien einer heroischen, realitätszugewandten, aufbauenden Lebensauffassung wertvoll zu dienen[9]."

---

[7] Jones, a. a. O., S. 400.

[8] Vgl. Helmut Dahmer, Libido und Gesellschaft. Studien über Freud und die Freudsche Linke, Frankfurt a. M. 1982, S. 322.

[9] Carl Müller-Braunschweig, Psychoanalyse und Weltanschauung, in: Lohmann (Hg.), a. a. O., S. 111 f.

Noch deutlicher als Müller-Braunschweig wurde der abtrünnige Freud-Schüler Carl Gustav Jung, der offenbar die Stunde gekommen sah, mit Freud und der „dekadenten" Psychoanalyse jüdischer Observanz gründlich abzurechnen. In seinem 1934 veröffentlichten Aufsatz „Die gegenwärtige Lage der Psychotherapie" heißt es unmißverständlich:

„Das arische Unbewußte ... enthält Spannkräfte und schöpferische Keime von noch zu erfüllender Zukunft, die man nicht ohne seelische Gefährdung als Kinderstubenromantik entwerten darf ... Die jüdische Rasse als Ganzes besitzt ... nach meiner Erfahrung ein Unbewußtes, das sich mit dem arischen nur bedingt vergleichen läßt. Abgesehen von gewissen schöpferischen Individuen ist der Durchschnittsjude schon viel zu bewußt und differenziert, um noch mit den Spannungen einer ungeborenen Zukunft schwanger zu gehen. Das arische Unbewußte hat ein höheres Potential als das jüdische; das ist der Vorteil und der Nachteil einer dem Barbarischen noch nicht völlig entfremdeten Jugendlichkeit. Meines Erachtens ist es ein schwerer Fehler der bisherigen medizinischen Psychologie gewesen, daß sie jüdische Kategorien, die nicht einmal für alle Juden verbindlich sind, unbesehen auf den christlichen Germanen oder Slawen verwandte. Damit hat sie nämlich das kostbarste Geheimnis des germanischen Menschen, seinen schöpferisch ahnungsvollen Seelengrund als kindisch-banalen Sumpf erklärt, während meine warnende Stimme durch Jahrzehnte des Antisemitismus verdächtigt wurde. Diese Verdächtigung ist von Freud ausgegangen. Er kannte die germanische Seele nicht, so wenig wie alle seine germanischen Nachbeter sie kannten. Hat sie die gewaltige Erscheinung des Nationalsozialismus ... eines Besseren gelehrt? Wo war die unerhörte Spannung und Wucht, als es noch keinen Nationalsozialismus gab? Sie lag verborgen in der germanischen Seele, in jenem tiefen Grunde, der alles andere ist als der Kehrichtkübel unerfüllbarer Kinderwünsche und unerledigter Familienressentiments[10]."

Auch sonst gab sich Jung nicht eben zurückhaltend, wenn er etwa brieflich anregte, „spezifisch jüdische Gesichtspunkte", die er von Freud und Alfred Adler vertreten sah, regierungsamtlich verbieten zu lassen[11]. Erst jüngst sind unbekannte Dokumente publiziert worden, die erneut beweisen, in welchem Ausmaß Jung in der Frühphase des Nationalsozialismus sich mit diesem gemein gemacht hat[12].

Gewiß, dies waren extreme Reaktionen, die von anderen Psychoanalytikern nicht überliefert sind. Aber die meisten von denen, die es vorzogen, in Deutschland zu bleiben, verhielten sich abwartend neutral, arrangierten sich Schritt für Schritt mit den Verhältnissen oder weigerten sich, diese in ihrer grausamen Realität wahrzunehmen. Die bereits erwähnte Käthe Dräger

---

[10] Zit. nach Lohmann und Rosenkötter, a. a. O., S. 57.

[11] Ebenda, S. 57 f.

[12] Vgl. Tilman Evers, Mythos und Emanzipation. Eine kritische Annäherung an C. G. Jung, Hamburg 1987, S. 241 ff.

bezeugt, daß viele damalige Analytiker die politische Situation unter den Nazis falsch eingeschätzt hätten und daß bei ihnen eine „eher optimistische Grundhaltung“ vorgeherrscht hätte[13]; Werner Kemper gibt zu Protokoll, man habe den Nationalsozialismus als „eine vorübergehende Erscheinung“ betrachtet[14], eine Einschätzung, die nicht wenige Intellektuelle teilten.
Allerdings soll nicht vergessen und unterschlagen werden, daß es auch Analytiker gab, die in offener Gegnerschaft zum Nationalsozialismus standen. Zu denen, die aktiven Widerstand leisteten und dafür mit dem Leben bezahlten, gehörten Karl Landauer und John F. Rittmeister. Salomea Kempner kam im Warschauer Getto um. Auch Edith Jacobsohn, Marie Langer und Richard Sterba sind zu nennen, die zwar mit dem Leben davonkamen, aber durch ihre eindeutig kritische Haltung gegenüber der Verleugnungs- und „appeasement“-Politik des Großteils der deutschen (und österreichischen) Analytiker auf der Seite des politisch motivierten Widerstands gegen den Nationalsozialismus anzusiedeln sind.

3

Im Frühjahr 1933 wurde Druck auf die wissenschaftlichen Vereinigungen ausgeübt, alle Juden aus den Vorständen auszuschließen. Im Vorstand der „Deutschen Psychoanalytischen Gesellschaft“ befanden sich drei Juden, Max Eitingon, Otto Fenichel und Ernst Simmel. Felix Boehm, einer der beiden Stellvertreter im Vorstand der DPG, fragte bei den Behörden nach, ob diese neue Regelung auch für die Psychoanalyse zu gelten habe, was natürlich bejaht wurde. Nachdem die Deutschen Rücksprache mit Wien genommen hatten - wo man sich für diesen wie für alle weiteren Schritte das Einverständnis Freuds zu beschaffen hoffte, was im folgenden zu einer Reihe von Mißverständnissen und widersprüchlichen Darstellungen der Betroffenen führte -, traten Eitingon, Fenichel und Simmel zurück. Fortan bildeten Boehm und Müller-Braunschweig den Vorstand der Gesellschaft.
Im Winter 1935 erfolgte der nächste Schritt zur Gleichschaltung der DPG. Dem Vorstand wurde von nationalsozialistischer Seite bedeutet, die Psychoanalyse könne womöglich in Deutschland weiterbestehen, „wenn sämtliche Vertreter derselben Arier wären“[15]. Aufgrund dieser neuen dramatischen Zuspitzung der Situation reiste der Präsident der „Internationalen Psychoanalytischen Vereinigung“, Ernest Jones, nach Berlin, und man kam auf einer am 1. Dezember anberaumten Sitzung überein, daß „die wenigen zurückgebliebenen Juden freiwillig ihren Rücktritt nahmen, um die Vereinigung vor

[13] Dräger, a. a. O., S. 45.
[14] Zit. nach Lohmann und Rosenkötter, a. a. O., S. 58.
[15] Zit. nach Lohmann und Rosenkötter, a. a. O., S. 61.

der Auflösung zu retten“[16]. Dieses für die deutsche Psychoanalyse verheerende Ereignis wurde später von einigen unmittelbar Beteiligten ähnlich euphemistisch wie von Jones dargestellt - so, als hätten die „wenigen“ jüdischen Mitglieder der DPG eine freie Wahl hinsichtlich ihres Verbleibens oder Ausscheidens treffen können. Demgegenüber muß betont werden, daß es sich bei den jüdischen Mitgliedern weder um einige „wenige“ handelte - immerhin waren es 18, also etwa die Hälfte der damaligen Mitgliedschaft - noch um deren „freiwilligen“ Rücktritt; vielmehr wurden sie massiv aufgefordert, die Gesellschaft zu verlassen[17].

Nur wenig später, im Frühjahr 1936, erfolgte von nationalsozialistischer Seite ein weiterer Vorstoß, den Freudianern das Wasser abzugraben und sie im Sinne der NS-Gesundheitsideologie gefügig zu machen. Ein Referent der Medizinalabteilung des Innenministeriums ließ Boehm wissen, man halte zwar die Psychoanalyse für eine „nützliche Therapie“, „aus weltanschaulichen Gründen“ sei es aber nicht geraten, sich explizit auf Freud und sein Werk zu berufen - eine unmißverständliche Erinnerung daran, daß Freuds Bücher im Mai 1933 von NS-Studenten und SA-Horden wegen ihrer „seelenzerstörenden Überschätzung des Sexuallebens“[18] den Flammen übergeben worden waren. Der Referent schlug Boehm vor, das Berliner Psychoanalytische Institut - seit seiner Gründung zu Beginn der zwanziger Jahre neben Wien das eigentliche Zentrum der internationalen psychoanalytischen Bewegung - bzw. dessen Vertreter sollten sich mit denen anderer psychotherapeutischer Richtungen zu einem gemeinsamen neuen Institut unter der Leitung von Prof. Mathias H. Göring zusammenschließen; dies entspreche auch den Wünschen Görings. Damit war abzusehen, daß das Berliner Psychoanalytische Institut in seiner damaligen Form keine staatliche Konzession mehr erhalten würde.

Am 28. März 1936 wurde der Internationale Psychoanalytische Verlag in Leipzig von der Gestapo beschlagnahmt und liquidiert, womit eine weitere - publizistisch wie finanziell - wichtige Bastion der Psychoanalyse in Deutschland gefallen war. Auch die telegrafische Intervention Jones' beim Leipziger Polizeipräsidenten hatte diesen Schlag nicht abwenden können. Für zwei Jahre, bis zum gewaltsamen „Anschluß“ Österreichs ans Deutsche Reich, existierte der Verlag unter der Leitung Martin Freuds als Torso in Wien fort, dann wurde er endgültig zerstört.

Im Mai 1936 kam es in Berlin zur Gründung des „Deutschen Instituts für psychologische Forschung und Psychotherapie e. V.“, dem der besagte M. H. Göring vorstand. In diesem von nationalsozialistischem Geist geprägten Institut wurden nunmehr alle rein „arischen“ psychotherapeutischen

---

16 Jones, a. a. O., S. 223.

17 Vgl. Elisabeth Brainin und Isidor Kaminer, Psychoanalyse und Nationalsozialismus, in: Lohmann (Hg.), a. a. O., S. 88; Lohmann und Rosenkötter, a. a. O., S. 81.

18 Zit. nach Ronald W. Clark, Sigmund Freud, Frankfurt a. M. 1981, S. 550.

Schulen Deutschlands - unter Einschluß des alten Berliner Psychoanalytischen Instituts - zusammengefaßt, um unter einem Dach gedeihlich zu kooperieren - im Sinne des nationalsozialistischen Auftrags einer „Neuen Deutschen Seelenheilkunde“ und allumfassender „Volksgesundheit“. Das Institut wurde von der von Robert Ley geführten „Deutschen Arbeitsfront“ (DAF) getragen und deren „Amt für Berufserziehung und Betriebsführung“ unterstellt[19]. Zeitzeugen berichten, Freuds Werke hätten bis zur Zerstörung des Instituts im Frühjahr 1945 im „Giftschrank“ gestanden, zu dem z. B. die Ausbildungskandidaten nur gegen Unterschrift Zugang hatten[20].
Im November 1938, dem Monat der sog. Reichskristallnacht, geschah das, was durch all die vorangegangenen Kompromisse und Anpassungsleistungen ja gerade hatte vermieden werden sollen: Die Deutsche Psychoanalytische Gesellschaft verlor ihren Status als eingetragener Verein, d. h. sie wurde aufgelöst. Unter der Bezeichnung „Arbeitsgruppe A“ wurden die Freudianer dem Göring-Institut unterstellt, wo sie hinfort ihre „Referate-Abende für Kasuistik und Theorie“ abzuhalten hatten. Damit war die wissenschaftliche, politische und moralische Autonomie des deutschen Freudianismus, wenn sie denn in den Jahren der (Selbst-)Gleichschaltung nach 1933 in Resten überhaupt noch existiert hatte, endgültig dahin.

4

Mit der Eingliederung des alten Berliner Instituts ins Göring-Institut und der Auflösung der DPG, deren Mitglieder, soweit sie sich therapeutisch und wissenschaftlich betätigten, dem „Deutschen Institut“ unterstellt waren, hatte sich eine völlig neue Situation ergeben: Zum ersten Mal in ihrer Geschichte stand die Freudsche Psychoanalyse - oder das, was unter den Bedingungen der nationalsozialistischen Diktatur von ihr übriggeblieben war - unter direkter staatlicher Regie und Kontrolle.
Oberster Dienstherr des Instituts war der Psychiater Herbert Linden. Er war Ministerialrat in der Gesundheitsabteilung des Reichsministerium des Innern unter Leonardo Conti, dem Staatssekretär für Gesundheitswesen im Reichsministerium des Innern und „Reichsgesundheitsführer“. Im Jahre 1939 wurde Linden Leiter des „Reichsausschusses zur wissenschaftlichen Erfassung von erb- und anlagebedingten schweren Leiden“, zwei Jahre später avancierte er zum „Reichsbeauftragten für die Heil- und Pflegeanstalten“. Beide Institutionen hatten unmittelbar mit der Durchführung des nationalsozialistischen Euthanasieprogramms zu tun. Linden stand in direkter Verbindung zur „Kanzlei des Führers“. Er war administrativ zuständig für Euthanasie und Sterilisation. Im ersten Kriegsjahr, 1939/40, hielt er am Göring-Insti-

---

[19] Vgl. Cocks, Psyche und Swastika, a. a. O., S. 147.
[20] Vgl. Dräger, a. a. O., S. 49.

tut Vorträge über Vererbung und Rassenhygiene. Linden darf als besonders fanatischer und konsequenter Vertreter nationalsozialistischer Gesundheitspolitik mit ihren zwei Seiten - „Heilen und Vernichten" - gelten. Gegen Ende des Krieges beging er Selbstmord[21].

„Papi" Göring, wie er am Institut genannt wurde, war ebenfalls überzeugter Nationalsozialist. Als Facharzt für Nerven- und Gemütsleiden hatte er in den dreißiger Jahren eine bemerkenswerte Karriere durchlaufen, an deren Ende - nicht zuletzt wegen seiner verwandtschaftlichen Beziehungen zu Hermann Göring und seiner guten persönlichen wie politischen Kontakte zu wichtigen Schaltstellen des NS-Systems - seine Berufung als Leiter des „Deutschen Instituts" stand. Die Freudsche Psychoanalyse bezeichnete er als „rassefremd", und es ist überliefert, daß er die Freudianer am Institut als zu sehr „verjudet" einschätzte[22].

Das Institut, anfangs in der DAF verankert, ab Januar 1944 als Reichsforschungsinstitut firmierend, hatte die vorrangige Aufgabe, eine „Neue Deutsche Seelenheilkunde" auszuarbeiten. Diese völkische Lehre sollte den Glauben an den Sinn des Lebens und die Verbindung zu der höheren Welt der Werte stärken und dem Kranken das Bewußtsein vermitteln, daß er eingebunden sei in die große „Schicksalsgemeinschaft" des deutschen Volkes[23].

In diesem Rahmen, der nationalsozialistische Inhalte und Ziele ganz unsublimiert vorgab, sollten die „verjudeten" Freudianer, zusammen mit den Anhängern der psychologischen Schulen Jungs und Adlers, ihrer seelenärztlichen und wissenschaftlichen Tätigkeit nachgehen. Kann man den Prozeß der Selbstgleichschaltung der DPG in den frühen Jahren der NS-Diktatur noch als eher defensive Reaktion auf Bedrohung, Verfolgung und Unterdrückung interpretieren, so muß man im Hinblick auf das Verhalten der Freudianer nach ihrer Integration ins Göring-Institut konstatieren, daß es ausgesprochen offensiv war[24]. Weit davon entfernt, den rassistischen Vorstellungen der „Neuen Deutschen Seelenheilkunde" mit Skepsis oder Ablehnung zu begegnen, zeigten sich gerade einige Freudianer wie Werner Kemper, Felix Boehm und Harald Schultz-Hencke bereit, die Gesundheitsideologie der nationalsozialistischen Herren theoretisch-wissenschaftlich wie praktisch zu untermauern.

So veröffentlichte Kemper, seit 1933 ordentliches Mitglied der DPG, 1942 sein Buch *Die Störungen der Liebesfähigkeit beim Weibe. Zur Klinik, Biologie und Psychologie der Geschlechtsfunktion und des Orgasmus*, das großen Anklang fand. Er äußerte sich nicht nur zur Indikation der Psychotherapie bei sexuellen Störungen und Sterilität, sondern auch zum Erbgesundheitsgesetz und zur Bevölkerungspolitik. Daß seine Tätigkeit nicht „neutral" war,

---

[21] Vgl. Brecht et al., a. a. O., S. 148.
[22] Brainin und Kaminer, a. a. O., S. 91; vgl. auch Brecht et al., a. a. O., S. 140.
[23] Lockot, a. a. O., S. 193.
[24] Ebenda, S. 188.

sondern den Zwecksetzungen der NS-Politik unterworfen, zeigt sich nicht zuletzt daran, daß Kemper an der Ausarbeitung der Richtlinien der Wehrmachtspsychiater für die Beurteilung psychogener Reaktionen von Soldaten beteiligt war. Ziel dieser Richtlinien war es, psychogene Reaktionen als Massenerscheinungen zu verhindern. Die Zunahme von kriegsbedingten seelischen Störungen bei Soldaten wurde als ernsthafte politische Gefahr erkannt, der es energisch entgegenzutreten galt[25].

Auch Boehm, 1933 bis 1938 im Vorstand der DPG, danach Vorsitzender der „Arbeitsgruppe A", entrichtete seinen Tribut an die NS-Gesundheitsideologie. Als Spezialist für Fragen der Homosexualität agierte er in den Jugend- und Parteiorganisationen der NSDAP und in der Wehrmacht und betätigte sich als Gutachter für Soldaten. Obwohl sein psychoanalytisch geprägtes Verständnis der Homosexualität sich zunächst gegen die aggressive Haltung des NS-Staates - Sterilisation, Hormonbehandlung, Operation, Gefängnis, Konzentrationslager und Todesstrafe für Homosexuelle - wehrte, stimmte Boehm später den genannten barbarischen Praktiken zu. Homosexuelle Soldaten wurden Verbrechern gleichgestellt, es sei denn, sie litten an einer Psychose, standen ständig unter Alkoholeinfluß, litten unter Schlaftrunkenheit oder waren jünger als 21 Jahre[26].

Schultz-Hencke, der vielleicht prominenteste Freudianer am „Deutschen Institut", als deren Sprecher und inoffizieller Repräsentant er galt[27], hatte 1934 die gleichgeschaltete „Deutsche Allgemeine Ärztliche Gesellschaft für Psychotherapie" mitgegründet, deren Ziel „die Ausbildung einer Psychotherapie im Sinne der nationalsozialistischen Weltanschauung" war. In der programmatischen Schrift *Deutsche Seelenheilkunde* publizierte er einen Aufsatz mit dem unzweideutigen Titel „Die Tüchtigkeit als psychotherapeutisches Ziel" - ein Ziel, das unmittelbar mit dem der Nazis konvergierte. Auch sein Buch *Der gehemmte Mensch* von 1940 bezeugt, wie sehr er sich, obwohl der Gruppe der Freudianer zugerechnet, faktisch von der originären Psychoanalyse Freuds entfernt hatte[28]. Andererseits wird von Schultz-Hencke berichtet, er habe einigen persönlichen Mut bewiesen, indem er Göring gegenüber offen seine nicht-nationalsozialistische Haltung bekannt habe[29].

Auch wenn nicht alle Freudianer am „Deutschen Institut" gleichermaßen in die Destruktivität der nationalsozialistischen Gesundheitspolitik verstrickt waren, auch wenn es Freiräume und Nischen für den einzelnen gab, auch wenn der Leiter der Poliklinik, John F. Rittmeister, aktiv am Widerstand gegen den Nationalsozialismus beteiligt war und nach seiner Verhaftung

---

25 Brecht et al., a. a. O., S. 150f.
26 Ebenda, S. 154.
27 Lockot, a. a. O., S. 195.
28 Brecht et al., a. a. O., S. 158.
29 Lockot, a. a. O., S. 131.

1943 in Plötzensee ermordet wurde[30] – klar bleibt dennoch, daß die Integration der Freudschen Psychoanalyse ins Göring-Institut dafür sorgte, daß diese nicht „unschuldig“ bleiben konnte. Die vielfältigen Verflechtungen des Instituts und seiner Vertreter mit Ideologie und Praxis des NS-Staats bildeten einerseits die Voraussetzung dafür, daß der Freudianismus, in wie reduzierter Gestalt auch immer, in den zwölf Jahren der nationalsozialistischen Herrschaft zu überwintern, insofern „gerettet“ zu werden vermochte; sie waren andererseits die Bedingung dafür, daß das, was einmal Psychoanalyse hieß, bis zur Unkenntlichkeit verstümmelt, insofern vollständig „liquidiert“ wurde.

5

Die Legende von der „geretteten“ und die von der „liquidierten“ Psychoanalyse, die nach dem Krieg kultiviert wurden, erweisen sich im Lichte der Tatsachen als nachträgliche Rationalisierungen und Verharmlosungen. Wer behauptet, es sei den in Deutschland gebliebenen Freudianern gelungen, den Kern der Freudschen Lehre, die von den menschlichen Trieben *und* der Kultur handelt, über die zwölf Jahre des „tausendjährigen Reiches“ hinaus zu bewahren, verschweigt den immens hohen Preis, den solche „Rettung“ forderte. Wie waren psychoanalytische Ausbildung und Behandlung möglich unter Bedingungen, die von Angst, Denunziation, Bedrohung, Verfolgung, Vernichtung und Tod bestimmt waren? Wie war die unzensierte Tradierung der befreienden Lehre Freuds möglich im Angesicht einer mörderischen Realität, welche die Menschen in Täter und Opfer spaltete? Was war die Psychoanalyse noch moralisch wert, wenn die Gruppen und Institutionen der Analytiker sich dazu drängen ließen, ihre jüdischen Mitglieder auszuschließen? Konnte Psychoanalyse überhaupt noch gelehrt und praktiziert werden, wenn man, wie Carl Müller-Braunschweig, den Versuch unternahm, nationalsozialistische Ideen, denen per definitionem der Geruch der Vernichtung anhaftet, und Psychoanalyse in Übereinstimmung zu bringen?
Von der „Rettung“ der Psychoanalyse kann nur in einem sehr eingeschränkten und höchst problematischen Sinne die Rede sein. Gerettet und nach dem Ende der nationalsozialistischen Herrschaft tradiert wurde eine Gestalt der Psychoanalyse, die sich am besten als „technizistisch“ und „medicozentristisch“ charakterisieren läßt. Der Jude Freud hatte 1932 das Kraftzentrum der Psychoanalyse folgendermaßen definiert: „Ich sagte Ihnen, die Psychoanalyse begann als eine Therapie, aber nicht als Therapie wollte ich sie Ihrem Interesse empfehlen, sondern wegen ihres Wahrheitsgehalts, wegen der Aufschlüsse, die sie uns gibt über das, was dem Menschen am nächsten geht, sein eigenes Wesen, und wegen der Zusammenhänge, die sie zwischen den ver-

---

[30] Zur Person Rittmeisters vgl. Ludger M. Hermanns, John F. Rittmeister und C. G. Jung, in: Lohmann (Hg.), a. a. O., S. 137ff.; vgl. auch Brecht et al., a. a. O., S. 170ff.

schiedensten seiner Betätigungen aufdeckt. Als Therapie ist sie eine unter vielen ..."[31] Aber als reine Therapie, als Lehre vom seelisch kranken Individuum, das mittels der Therapie „geheilt" werden muß, als seelenärztliche Anpassungstechnik, die dem „Kranken" zur (gesellschaftlich geforderten) „Gesundheit" verhilft, kehrte die Psychoanalyse aus dem Stahlbad des Dritten Reiches zurück. In der Tat kann man feststellen, daß die Psychoanalyse dank ihrer Unterordnung unter die Effizienzforderungen der nationalsozialistischen Gesundheitspolitik einen Professionalisierungs- und Rationalisierungsschub erfahren hat, von dem sie bis heute zehrt und an dem sie bis heute krankt. Es ist müßig, darüber zu spekulieren, ob es erst der Erfahrung des Nationalsozialismus bedurfte, um die Psychoanalyse als sozialpolitisch nützliches Instrument zu etablieren, oder ob die deutschen Analytiker auch ohne äußeren Einfluß diesen Weg von sich aus eingeschlagen hätten. Manches spricht - wie die Entwicklung der Psychoanalyse z. B. in den Vereinigten Staaten zeigt - für letztere Annahme. Kurzum, die „gerettete Psychoanalyse" ist zugleich die „verdrängte Psychoanalyse" - eine um ihre politische und kulturkritische Dimension verkürzte Psychoanalyse[32].

Trotzdem ist auch die These von der „liquidierten Psychoanalyse" falsch, weil apologetisch. Diejenigen Analytiker, die, wie Ernest Jones, nach dem Krieg darauf pochten, unter Hitler habe die Psychoanalyse praktisch aufgehört zu existieren, unterschlagen die Tatsache, daß unter Mitwirkung oder zumindest stillschweigender Duldung der „Internationalen Psychoanalytischen Vereinigung" (und ihres damaligen Präsidenten Jones) 1933 der jüdische Vorstand der DPG abgelöst, 1935 die jüdischen Mitglieder zum Austritt aus dem Verein bewogen und 1936 das Berliner Psychoanalytische Institut, wenn auch nicht ohne äußeren Zwang, preisgegeben wurden - und dies alles unter dem ausdrücklichen Wunsch, sich die den Nazis gewährten Konzessionen mit der Fortexistenz des organisierten Freudianismus in Deutschland bezahlen zu lassen. Weder Jones noch andere maßgebliche Vertreter der „Internationale" sprachen damals von „Liquidation" und Ausverkauf der Psychoanalyse; vielmehr setzte man alles daran, deren Weiterbestehen, wenn auch unter gewissen Einschränkungen, zu sichern. Niemand kam auf die Idee, nachdem der politische Zugriff der Nazis auf die psychoanalytischen Institutionen immer offensichtlicher und penetranter wurde, diese aufzulösen und ihren Mitgliedern nahezulegen, zu emigrieren oder sich ins Privatleben zurückzuziehen. Erst als alles zu spät war, erst als man in vollem Ausmaß erkannt hatte - was politisch hellsichtige Leute wie Wilhelm Reich und Otto Fenichel früh erkannt hatten -, wohin der eingeschlagene Weg führte, erst als Freud selber nach dem „Anschluß" Österreichs Opfer der NS-Politik wurde

---

[31] Sigmund Freud, Neue Folge der Vorlesungen zur Einführung in die Psychoanalyse, Gesammelte Werke XV, S. 169.

[32] Vgl. Russell Jacoby, Die Verdrängung der Psychoanalyse oder Der Triumph des Konformismus, Frankfurt a. M. 1985.

und emigrieren mußte, distanzierte man sich vom Schicksal der deutschen Freudianer. Im Nachhinein wollte man mit all dem, was im Namen der DPG geschehen war, nichts mehr zu schaffen haben und gründete deshalb 1950 die „Deutsche Psychoanalytische Vereinigung", die für einen völligen Neubeginn stehen sollte. Die „liquidierte Psychoanalyse" war der Gründungsmythos der DPV, der es den deutschen Freudianern gestattete, gleichsam am „Punkt Null" anzufangen und so zu tun, als sei die Geschichte der Psychoanalyse unterm Hakenkreuz nicht auch ein Stück ihrer eigenen Geschichte.

Stanislav Zámečník

Erinnerungen an das „Revier" im Konzentrationslager Dachau

Die ersten Eindrücke vom Revier erhielt ich bereits am zweiten Tag nach meiner Ankunft im Lager. Es waren schockierende Erlebnisse. Zunächst lernte ich die „Muselmänner" kennen und dann begegnete ich zum ersten Mal dem Kapo Josef Heiden. Muselmänner nannte man die Häftlinge, die eigentlich nur noch Reste menschlicher Wesen im letzten Stadium vor dem Hungertod waren. Ihr Erscheinungsbild ist auf zahllosen Fotografien dokumentiert, die nach der Befreiung der Konzentrationslager aufgenommen wurden: mit Haut überzogene Skelette, die einen leeren nahezu schwachsinnigen Gesichtsausdruck zeigen. Viele hatten angeschwollene Beine und im späteren Stadium auch aufgedunsene Bäuche. Sie schleppten sich durch das Lager, angetrieben von einem einzigen Ziel: essen! Den Bauch füllen, egal womit. Mit Kartoffelschalen, Gras oder sogar mit Erde. Aus den Wohnräumen wurden sie verscheucht, denn sie gebärdeten sich nicht mehr wie Menschen, aber auch im Revier wurden sie nicht aufgenommen. So starben sie in den Waschräumen und in den Toilettenanlagen.

Bei den Mithäftlingen erweckten sie keinerlei Mitgefühl, eher eine Art Mischung aus Furcht und Verachtung: „So tief werde ich doch nicht absinken! Um Gottes Willen, hoffentlich nicht!" Die SS-Männer und auch die primitiven Kapos gingen roh mit ihnen um. Hier meinten sie anschauliche Beispiele des „Untermenschen" zu erblicken. Es war im Februar 1941. Niedergeschlagen von den Eindrücken der brutalen „Begrüßung" warteten wir - die Gruppe der Neuankömmlinge - während der Einweisungsprozedur vor dem Eingang zum Revier und beobachteten bedrückt das Leben in dieser ungewohnten Umgebung. Da näherten sie sich uns. Es waren drei. Sie hatten auf ihrer Kleidung rote Dreiecke mit der Aufschrift „P" (= Kennzeichnung für politische Gefangene polnischer Nationalität). Sie bewegten sich unter größten Schwierigkeiten und trotzdem schleppten zwei den dritten zwischen sich mit. Der konnte jedoch nicht einmal mehr seinen Kopf hochhalten und gab nur unartikulierte Laute von sich. Diese Resterscheinungen menschlicher Wesen erweckten weder Mitleid noch Erschrecken oder gar ein Gefühl der Solidarität.

Da führte die Torwache den Kapo Heiden herbei. Er war von gedrungener, außergewöhnlich kräftiger Gestalt und trug einen weißen Arztkittel. Aufgrund seiner wohlgenährten Erscheinung und seines souveränen Auftretens hielt ich ihn zunächst für einen SS-Arzt. Er fragte irgendetwas und lief dann vor Wut rot an. Dann schlug er dem armen Kerl, der in der Mitte stand, mit aller Kraft ins Gesicht. Als dieser hinfiel, begann er wie ein Wahnsinniger auf den Liegenden loszutrampeln und etwas von Simulanten zu brüllen. Es war ekelhaft. Einen Sterbenden auf diese Weise noch totzuschlagen. Vom psychologischen Standpunkt aus war an dieser Angelegenheit nichts Außergewöhnliches. Ein verbrecherischer Sadist ist stets ekelerregend. Das Tragische bestand darin, daß Heiden, von dessen Abnormität jeder wußte, in den Jahren 1940 und 1941 unter dem Schutz der SS Herr über Leben und Tod der Kranken im Lager Dachau wurde und daß er dort seine abartigen verbrecherischen Triebe öffentlich befriedigen konnte.

Die Zeit der physischen und psychischen Anpassung an das Lager war besonders schwer. Die meisten Häftlinge starben während der ersten drei Monate. Mein Kamerad Zdeněk Meloun gelangte zu der Auffassung, daß ihm eine Ruhepause im Lagerhospital vielleicht das Leben retten würde. Er entschloß sich daher, heftige unerträgliche Kopfschmerzen zu simulieren. Bei den Prozeduren, die als „Arztmeldungen" bezeichnet wurden, waren wir täglich Zeugen häßlicher Szenen, die sich mit den angeblichen Simulanten abspielten. Daher versuchten wir, ihm sein Vorhaben auszureden. Er hörte jedoch nicht auf unsere Einwände und wurde erstaunlicherweise sogar im Revier aufgenommen. Nach etlichen Tagen kehrte er jedoch ohne Blinddarm in den Arbeitsblock zurück. Es gab eine ganze Reihe von SS-Ärzten, die sich in Chirurgie spezialisieren wollten und die Operationserfahrung benötigten. Da entsprach der Körper eines neunzehnjährigen Burschen, der noch in einigermaßen guter körperlicher Verfassung war, den Erfordernissen besser als ein Leichnam, der normalerweise solchen Zwecken dient.

Im Lager Dachau breitete sich eine Krätze-Epidemie aus. Bei einer der üblichen Untersuchungen teilte mich der Oberpfleger Zimmermann kurz nach meiner Einlieferung als Kranker ein. Ich hatte eine kleine Eiterblase an der Schulter, die ihm verdächtig zu sein schien. Wir wurden in den Isolierblock Nr. 9, den sogenannten Krätzeblock abgeführt. In einer Stube waren ca. 250 Häftlinge zusammengepfercht, die nur mit ihrer Unterwäsche bekleidet waren. Keinerlei Einrichtungsgegenstände, lediglich Strohsäcke waren vorhanden. Es gab nicht einmal Decken, so hoffte man die Übertragung der Krätze zu verhindern. Während der Nächte drückten wir uns in großen Knäueln aneinander, um uns, ohne Rücksicht auf die Krätze, auf diese Weise wenigstens etwas zu wärmen. Teil der Antikrätzetherapie war eine Diät. Irgend jemand war anscheinend auf die Idee verfallen, daß die Epidemie auf Überfressen zurückzuführen sei. So erhielten die Kranken während der ersten vierzehn Tage lediglich eine Portion Brot. Als ich hinzukam, gab es bereits eine „Krätzediät". Sie bestand aus Wasser mit etwas Grieß oder Graupen, manchmal schwammen auch einige Stärkekügelchen darin herum, die man als künstliches Sago bezeichnete. Dann hörte man auf, diese „Spezialität" zu kochen und wir erhielten die normale Gefangenensuppe. Das grausame Hungergefühl wurde noch dadurch verstärkt, daß wir pausenlos über das Essen redeten. Wir waren völlig unfähig, an etwas anderes zu denken.

Die Todesrate auf diesem Block war sehr hoch. Die Gefangenen starben an Lungenentzündung. Dauerregen und Frosttage mit Schneeregen wechselten sich ab. Aber ohne Rücksicht auf die Wetterlage mußten wir zweimal täglich in der Unterwäsche vor dem Block zum Appell antreten und einmal wöchentlich eine Badeprozedur absolvieren. In den Baderaum paßte nur ein Teil der Belegschaft gleichzeitig, jedoch wurde der gesamte Block geschlossen hingeführt. Wenn dann schließlich alle gebadet hatten, kehrten wir gemeinsam zurück. Jede Gruppe wurde heiß geduscht, dann einer Kontrolle unterzogen und in Gesunde und Kranke aufgeteilt. Anschließend wurden die Kranken mit einer Teer- bzw. Schwefelsalbe eingerieben. So aufgewärmt wurden wir dann in die häßliche Vorfrühlingswitterung hinausgejagt. Das ganze dauerte viele Stunden, bis schließlich alle durchgeschleust waren. Diejenigen, die sich dabei eine Lungenentzündung holten, lagen ohne ärztliche Hilfe und ohne Decke auf den Strohsäcken. Der geschwächte Organismus konnte der Krankheit keinen Widerstand entgegensetzen. So starben sie schnell, häufig ohne das sonst übliche hohe Fieber. Damit war die Heilbehandlung der Krätze in Wirklichkeit eine barbarische Strafe. Jeder Häftling sollte sich bewußt sein, daß es sich nicht auszahlte, die Krätze zu bekommen. Ich hatte Glück, daß ich sie nicht einmal im Krätzeblock bekam und so wurde ich nach 14 Tagen wieder entlassen.
Dann arbeitete ich in der Plantage. Es war bereits Frühjahr, doch es war kalt und regnerisch. Häufig fiel Schneeregen. Abends zogen wir unsere nassen Klamotten aus und morgens mußten wir sie wieder naß anziehen. Obwohl kein Frost mehr herrschte, bildeten sich an meinen Händen und Ohren bösartige Blasen, die sich bald in tiefe Frostwunden verwandelten. Einmal wöchentlich kam ich zum Verbandwechsel in die Ambulanz, wo ich auf die Wunden „Lebertran" erhielt sowie einen Papierverband, der jedoch an den Ohren überhaupt nicht hielt. In den Konzentrationslagern war Unauffälligkeit eine der Voraussetzungen zum Überleben. „Nur nicht auffallen!" legten die Erfahrungen nahe. Ein Kopfverband bedeutete geradezu ein Unglück. Sein Träger kam bei den verschiedenen Schikanen jeweils als Erster an die Reihe. „Der Kretiner mit dem Verband" - außer den sadistischen SS-Männern schlugen auch einige der Kapos mit viehischem Vergnügen direkt auf den Verband. Vor allem auf der linken Hand sahen meine Wunden allmählich gefährlich aus. An einem Teil des Handrückens und an den unteren Gliedern zweier Finger waren Sehnen und Knochen freigelegt. Ich fragte den polnischen Pfleger, ob ich denn nicht im Revier Aufnahme finden könnte. Doch dieser warnte mich. Zur Aufnahme sei nur Heiden berechtigt und es wäre nicht ratsam, ihm meine Hand zu zeigen, sonst würde er mir sicherlich beide Finger, möglicherweise sogar die ganze Hand amputieren. Ich hatte keinen Grund, an dieser Aussage zu zweifeln. War ich doch selbst Zeuge einer solchen Fingeramputation gewesen, die gegen den Willen des Patienten direkt in der Ambulanz vorgenommen worden war. Als dieser aus einer leichten Chloräthyl-Betäubung wieder zu sich kam und angesichts seiner verstüm-

melten Hand protestierte, beförderte ihn Heiden mit Fußtritten aus dem Revier. Mein Kapo, ein Sudetendeutscher namens Wamzer, behandelte mich anständig und teilte mich für eine leichtere Arbeit ein. Im Mai wies er mich dem Treibhaus zu. Nach etlichen Monaten verheilten die Wunden.
Zum Herbstbeginn 1941 wurde ich zusammen mit 19 jungen Polen im Alter von 17 bis 20 Jahren als „Schüler" im Revier aufgenommen. Niemand informierte uns darüber, daß wir nach der Schulung nach Auschwitz geschickt werden sollten, das erfuhren wir erst später. Ich wurde der Abteilung der sogenannten gefallenen Engel auf der ersten Stube des Block 1 zugeteilt. Dort lagen SS-Männer aus SS-Straflagern. Als Pfleger arbeiteten dort zwei eingedeutschte Polen, die offenkundig heimlich von der SS-Kost ihrer Patienten schmarotzten. Sie gaben mir gleich unmißverständlich zu verstehen, daß ich unerwünscht sei. Die Patienten fingen sogleich an, mir Befehle zu erteilen und mich mit „Du Polacke" zu titulieren. Es gab unter ihnen etliche unangenehme Gesellen. Dann ging einer der Pfleger weg und kehrte zusammen mit dem Kapo der Leichenkammer zurück. Der führte mich und noch einen der Schüler in die Leichenkammer mit der Bemerkung, daß wir etwas lernen sollten. Er reichte uns zwei Bürsten und einen Wasserschlauch und zeigte uns einen Haufen Särge, die wir „tip-top-sauber" schrubben sollten. Nach vielfachem Gebrauch waren sie mit Blut, Exkrementen und Sektionsabfällen beschmutzt. Etwa nach einer Stunde kam Heinrich Stöhr. Er war mittelgroß mit einem schmalen asketischen Gesicht. Er teilte mir mit, daß er mich mit in seine Abteilung nehmen würde, und er empfahl dem Kapo, als dieser einwandte, ich hätte die Arbeit noch nicht beendet, er möge seine „Scheißarbeit" alleine machen.
Die Abteilung Stöhr wurde hochtrabend „Station für septische Chirurgie" genannt. Sie war in der zweiten und dritten Stube des ersten Blocks und in einer Hälfte der vierten Stube untergebracht. Die zweite Hälfte diente als Nachtlager für das Revierpersonal. Etwa drei Viertel der Kranken waren Phlegmonefälle, die übrigen Panaritiafälle, Abszesse, Karbunkel, Erfrierungen und verschiedene infizierte chirurgische Fälle. Die Phlegmone war eine der häufigsten und gefürchtetsten Erkrankungen. In den Konzentrationslagern hatte sie ein ganz spezifisches Krankheitsbild. Die unterernährten Gefangenen bekamen Hungerödeme. Sie waren bis auf die Knochen abgemagert und hatten doch säulenartige, vom Wasser angeschwollene Beine. Solche Beine waren sehr empfindlich und anfällig für Infektionen. Falls ein Kranker mit einer Entzündung rechtzeitig ins Revier gebracht wurde, war es notwendig, sofort das Bein hochzulegen. Dann konnte die Geschwulst zurückgehen, die Entzündung lokalisiert werden und es war möglich, eine Inzision durchzuführen. Doch selbst dann bildeten sich Nekrosen von der Größe einer Handfläche. Falls die Entzündung aber in dem mit Flüssigkeit gefüllten Gewebe in einen Eiterprozeß überging, waren die Konsequenzen katastrophal. Falls es überhaupt glückte, den Kranken vor dem Tode zu retten, bildeten sich ungeheuer große Nekrosen. Die Wunde benötigte lange

Zeit zur Heilung und die Blutzirkulation wurde niemals wieder zufriedenstellend. Noch heute, 43 Jahre nach Kriegsende, brechen die Wunden immer wieder auf.

Im Jahr 1941 gab es in der Abteilung noch keine Stockbetten, aber Patienten mit leichteren Erkrankungen mußten öfter zu zweit in einem oder zu dritt in zwei Betten liegen. Ich wurde der zweiten Stube zugeteilt. Pfleger war dort Alois Ullmann, ein solider älterer Herr. Stöhr arbeitete seit etwa einem Jahr im Revier, und hatte gerade in der Funktion eines Oberpflegers begonnen. Vor ihm hatte Max Kolb diese Funktion inne gehabt, er war ein sogenannter Asozialer mit einem schwarzen Winkel. Über ihn wurden furchterregende Geschichten erzählt. Im Waschraum zwischen der dritten und vierten Stube befand sich noch eine Lagerstätte mit Fesseln. Dorthin hatte er schwierige Kranke zur „Abkühlung" verlegt. Falls ein solcher Patient nach mehrmaligem Übergießen mit kaltem Wasser am folgenden Morgen noch am Leben war, ermordete er ihn mit einer Benzin- oder Phenolinjektion. Im Revier durfte damals noch kein Häftling als Arzt arbeiten, und die SS-Ärzte in der Chirurgie hatten nur Interesse an komplizierten Operationen, aber die einfacheren Inzisionen lagen unterhalb ihres Niveaus. Diese führte der Oberpfleger direkt in den Krankenzimmern durch. Als Operationstisch diente hierbei ein Schemel, auf den sich der Patient zu setzen hatte. Der „Operateur" setzte sich ihm gegenüber auf einen zweiten Schemel. Er umschloß die Fußsohle des erkrankten Beines mit seinen Knien und während weitere Helfer den Patienten fest niederdrückten, schnitt, drückte und tamponierte er das Bein. Aus der Phlegmone rann eine große Menge übelriechenden Eiters heraus. Verbandmaterial war nur in geringen Mengen vorhanden. Daher legten wir über eine Schicht Zellstoff etliche Schichten Zeitungspapier und erst dann verbanden wir das Ganze mit einem Kreppverband. Solch ein Verband saugte die Flüssigkeit nicht auf. Deshalb waren die Betten ständig mit Eiter verunreinigt und in den Räumlichkeiten verbreitete sich ein unerträglicher Gestank. Dies hatte jedoch den Vorteil, daß die SS-Männer unsere Abteilung mieden.

Stöhr war sehr gewissenhaft. Es gelang ihm, aus der Bibliothek Ärztehandbücher zu besorgen und außerdem ließ er sich von Ärzten beraten, die selbst als Kranke im Revier lagen. Die Abteilung war so spezialisiert, daß es möglich war, sich die notwendigen grundlegenden Kenntnisse anzueignen. Da die kranken Gefangenen keine ärztliche Behandlung erhalten konnten, war es von entscheidender Bedeutung, daß die Pfleger zumindest gewissenhaft und intelligent waren. Leider Gottes gab es jedoch unter ihnen Menschen vom Typ eines Heiden oder Kolb und auch ganz primitive Naturen. So erinnere ich mich beispielsweise daran, daß einige von ihnen destilliertes Wasser als Desinfektionsmittel benutzten.

Vor Heidens Gebrüll erzitterten die Kranken sowie die Pfleger. Wenn er einen Raum betrat, dann verlangte er, daß der Pfleger „Achtung!" brüllte und Meldung über die Belegschaftszahl erstattete. Die Kranken mußten auf das Kommando hin in Habachtstellung liegen. Falls er den Eindruck hatte, daß jemand nicht ausreichend gereckt lag oder daß auf einem Bett Unordnung herrschte, bestrafte er mit „Nulldiät". In der Ambulanz, wo ich Dienst tat, war ich viele Male Zeuge seiner sadistischen Exzesse. Manchmal führte er sogenannte Simulanten in die provisorische Duschanlage zwischen Block 1 und Block B. Nach einigen Stunden wurde dann von dort immer die Leiche des Betreffenden fortgeschafft. Stöhr berichtete, daß Heiden sein Opfer zunächst brutal zusammenschlug, es dann ganz fest in eine Wolldecke einwickelte und anschließend unter die Dusche steckte. Ein Mensch hält so etwas 3 bis 4 Stunden aus.

Anfang 1942 trat Heiden dann den Militärdienst bei der SS an. Revierkapo wurde der Oberpfleger Karl Zimmermann vom Block 7. Er war von großer, schlanker Gestalt mit einem langgezogenen Gesicht und erweckte immer den Eindruck, als ob er Magenschmerzen hätte. Er war nicht so vulgär und aggressiv wie Heiden, jedoch ebenso charakterlos und zu allem fähig. Seine Karriere als Revierkapo begann er mit einer unschönen Intrige. Er wollte eine Reihe erfahrener deutscher Pfleger, zumeist Kommunisten, loswerden, da er von ihrer Seite Widerstand befürchtete. Daher kam er auf den Gedanken, sie an unserer Stelle nach Auschwitz zu schicken. Deshalb entließ er uns, die zwanzig für Auschwitz ausgebildeten Schüler, aus dem Revier und es entstand eine Situation, in der es schließlich an ihm lag, wer letztendlich ausgewählt wurde. Als nach einigen Monaten die Frage aktuell wurde, schickte er siebzehn deutsche Pfleger und Schreiber nach Auschwitz. Unter ihnen befanden sich die ehemaligen Spanienkämpfer Hermann Langbein, Karl Lill und Hiasl Neumeier. Die meisten von ihnen kamen in Auschwitz um.

Etwa zwei Tage nach meiner Entlassung aus dem Revier suchte mich Heinrich Stöhr auf und machte mir den Vorschlag, ich sollte als Patient ins Revier kommen und mich anstelle von Hüpfling einarbeiten, denn dieser werde mit einem „Invalidentransport" fortgebracht. Zu diesem Zeitpunkt, es war Anfang 1942, wußten wir noch nicht, welches Schicksal die Invaliden erwartete, deshalb stimmte ich zu. Hüpfling war der Spitzname für den polnischen Häftling Alois Zieliński, der ein amputiertes Bein hatte. Er war ein Alleskönner. Mit wenigen primitiven Werkzeugen schuf er für die SS-Ärzte die verschiedenartigsten Gegenstände, band Bücher, rahmte Bilder usw. Ich half ihm erst einen halben Tag lang, dann gestand mir Stöhr, daß ihm diese Invalidentransporte verdächtig erschienen und daß er deshalb versuchen wollte, Zieliński zu behalten. Er benötigte mich nun eher auf der zweiten Stube, um Ullmann zu helfen. Nach einigen Tagen reorganisierte Stöhr dann seine Abteilung. Aus der vierten Halbstube machte er einen Raum für prominente Patienten. Ihnen wies er Ullmann als Pfleger zu und die zweite Stube vertraute er mir an. Ich wurde als Kranker geführt und erfüllte die Funktion eines Pflegers mehrere Monate lang „schwarz". Auch dies gehörte zur personellen Intrigenpolitik Zimmermanns. Wir begriffen dies erst nach dem Transport der Pfleger nach Auschwitz. Dann hörte nämlich ganz plötzlich die Beschränkung des Pflegepersonals auf eine bestimmte Zahl auf.

Die SS-Ärzte waren samt und sonders Vertreter der nazistischen Rassentheorie, doch unter denen, die ich kannte, gab es keine Fanatiker. Gegenüber den Häftlingen, vor allem den Ausländern, hatten sie ein unpersönliches Verhältnis wie zu geeignetem Material für Versuche oder zur Waffenproduktion. Doch sonst benahmen sie sich im großen und ganzen anständig. Dr. Eisele, der die kranken Häftlinge mit Geschrei und Fußtritten traktierte, war eine Ausnahme. Sie lernten allerdings, ohne Gewissensbisse an gesunden Häftlingen Operationen durchzuführen und ließen sich dabei auch auf überflüssige und gefährliche Operationen ein. Ausgesprochen schmutzige Arbeiten, wie zum Beispiel die Tötung durch Injektionen, überließen sie lieber Häftlingen vom Typ Zimmermann oder den Unteroffizieren vom Sanitätsdienst. Sie benutzten ihre Stellung, um sich die größtmöglichen materiellen Vorteile zu verschaffen und sie waren alle total korrumpiert. Das Revier erhielt geringe Mengen von Lebensmitteln wie Eier, Butter, Milch zugeteilt, die Häftlinge bekamen diese Dinge jedoch nie zu sehen. Schamlos ließen die Ärzte auch aus den Lagerbeständen der SS für sich stehlen oder aus gestohlenen Materialien etwas für ihren Bedarf herstellen. In unserer Abteilung arbeitete Zieliński ununterbrochen. Immer wieder wurde einer der geschicktesten Schumacher, ein polnischer Student, als Patient aufgenommen, um luxuriöse Schaftstiefel oder andere elegante Schuhe herzustellen. Hier lösten einander Häftlinge mit unterschiedlichen Berufen ab, beispielsweise ein Holzschnitzer oder Maler, der nach Ansichtskarten kitschige Bilder anfertigte. Die Ärzte äußerten ganz unterschiedliche Wünsche, darunter nicht nur Kleider, wie etwa Dirndlkleider aus gestohlenem Stoff für Offiziersuniformen, Schuhe, handwerkliche Gegenstände, sogar Wohnungseinrichtungen. Einmal hatte Stöhr große Probleme, einen Küchenherd für Dr. Kahr aufzutreiben. Sogar Chefarzt Dr. Wolter genierte sich nicht, sich von ihm täglich etwas zu essen zubereiten zu lassen.

Unter den Lagerfunktionären blühte der Schwarzhandel. Nichts gab es umsonst. Es wurden jedem Revierblock drei Portionen einer sogenannten Sonderdiät zugeteilt. Dies war ein ordentlich zubereiteter Brei aus Grieß, Graupen oder Haferflocken, manchmal sogar aus Reis. Und diese Dinge waren als Zahlungsmittel hochgeschätzt. In unserem Block wurden alle drei Portionen in der vierten Halbstube abgegeben. Was nicht für Tauschzwecke benötigt wurde, erhielten abwechselnd die prominenten Patienten. Als Zahlungsmittel für den Lieferanten aus den Reihen des Lagers diente hingegen Brot. Dieses wiederum konnte man ergattern, wenn man zum Beispiel die Todesstunde eines Kameraden hinausschob und dadurch für den Toten noch eine Essensausgabe erfolgte. Für einen halben Laib Brot schmuggelte dann beispielsweise ein Häftling unter hohem Risiko einen Blumenkohl, der sehr schwer zu verstecken war, aus dem Gewächshaus, damit Dr. Wolter zur Brotzeit seine Vitamine erhielt. Lieferanten, die kein Interesse an Lebensmitteln hatten, wie zum Beispiel die Köche oder Kapos großer Kommandos, wurden mit einem Erholungsaufenthalt in der vierten Stube für die Prominenten oder

mit handwerklichen Arbeiten bezahlt, die sie wiederum für ihre vorgesetzten Herren von der SS benötigten. Die korrumpierten Ärzte waren bereit, viele Dinge zu übersehen. Sie deckten verschiedene Intrigen und manchmal waren sie sogar fähig, zugunsten eines gefährdeten Häftlings einzugreifen.
Stöhr gelang es, Bedingungen zu schaffen, die einer ganzen Reihe von Häftlingen, die sonst umgekommen wären, das Überleben bis zur Befreiung ermöglichte. Häftlinge, die älter als 60 Jahre waren oder Gefangene mit körperlichen Gebrechen hatten normalerweise keine Überlebenschance. Von 1942 an besserte sich allerdings die Lage der arbeitenden Häftlinge, die Arbeitsunfähigen wurden jedoch unbarmherzig liquidiert. Es galt der Befehl, daß für die „Invalidentransporte" alle Patienten eingetragen werden mußten, die nicht innerhalb von drei Monaten wieder gesund werden würden. Es sollte automatisch jeder registriert werden, dessen Aufenthaltszeit im Revier drei Monate überschritt. Nach dieser Bestimmung hätten zum Beispiel alle schweren Phlegmonefälle in den Gaskammern enden müssen. Bei ihnen bestand keinerlei Hoffnung, daß sie beizeiten gesund und darüber hinaus auch keine Aussicht, daß sie nach Abheilung arbeitsfähig sein würden. Bei diesen Patienten brachen die Wunden immer wieder auf und sie kehrten nach der Entlassung aus dem Revier nach einigen Tagen wieder zurück.
Es mußte alles unternommen werden, damit die SS-Ärzte so selten wie möglich in die Abteilung kamen und daß die schweren Krankheitsfälle ihrer Aufmerksamkeit verborgen blieben. Wenn der Termin des dreimonatigen Aufenthaltes seinem Ende näherrückte, war es notwendig, die Entlassung auf dem Papier zu fingieren und eine Neuaufnahme durchzuführen. Ich weiß nicht einmal, wie es die Häftlinge auf der Schreibstube fertigbrachten, die Aufzeichnungen so zu führen, daß es nicht auffiel, daß eine Reihe von Patienten drei Jahre lang im Revier lag und während dieser Zeit viele Male entlassen und dann am gleichen Tag wieder aufgenommen wurde. Die Aussonderung der „Invaliden", die im Revier mit ziemlicher Regelmäßigkeit jedes Vierteljahr durchgeführt wurde, war immer eine Katastrophe. Auch nach Beendigung der Aktion 14-f-13 wurden die arbeitsunfähigen Häftlinge mit Injektionen getötet oder in andere Lager gesandt, in denen sie vergast wurden. Der SS-Arzt erwischte uns dabei nie unvorbereitet. Ich weiß nicht, wer Stöhr informierte, aber er wußte vom Kommen des Arztes stets mindestens eine halbe Stunde im voraus. Das reichte aus, daß wir gefährdete Gefangene, vor allem wirkliche Invalide und alte Häftlinge irgendwohin verschwinden ließen, zum Beispiel zu Bláha in die Leichenkammer. Die Fieberkurven wurden versteckt, und die Lagerstätten mußten so hergerichtet werden, daß der Eindruck entstand, als ob sie nicht belegt wären. Doch es war natürlich nicht möglich, alle Schwerkranken zu verbergen und das hätte natürlich auch nicht geholfen. Die Ärzte mußten ihre Aufgaben erfüllen und zumindest einige Opfer finden. Sie waren zu bequem, die Patienten zu untersuchen, so daß es mehr oder weniger eine Sache des Zufalls war.
Auf meiner Stube hielt ich vom Jahr 1942 bis zur Befreiung den Vorsitzenden

der tschechoslowakischen Turn- und Sportvereinigung Sokol, den 75jährigen Dr. Josef Truhlář, den über 60jährigen tschechoslowakischen Diplomaten František Bořek Dohalský, der an schwerer Angina Pectoris litt, dann den sowjetischen invaliden Panzerfahrer Vasil Pjanjug, den alten tschechischen Arbeiter Alois Dudek und den holländischen Flieger Steensma, der ein Bein verloren hatte, verborgen. Ihn nahm Stöhr später zu sich in die vierte Stube. Sogar der beinamputierte Zieliński erlebte das Kriegsende, obwohl er bereits im Jahr 1941 für die Aktion 14-f-13 ausgewählt worden war. Stöhr nahm ebenfalls den bereits im Greisenalter stehenden Dr. Feierabend in die vierte Stube auf, sein Sohn Ladislav war Mitglied der tschechoslowakischen Exilregierung in London. Nach Dachau war er zusammen mit seinem zweiten Sohn Karel und zwei Enkeln eingewiesen worden. Als 85jähriger erlebte er das Kriegsende und starb dann zuhause im Kreise seiner Familie kurze Zeit nach seiner Rückkehr aus dem Konzentrationslager. Ich erinnere mich an all diese Gefangenen so genau, weil sie spätestens vom Jahr 1942 an im Block I versteckt gehalten wurden. Vermutlich waren es aber mehr und diejenigen, die nur für eine kürzere Zeit dort waren, kann man wohl nicht mehr aufzählen. Ich möchte aber noch an vier Bewohner der vierten Stube erinnern, die alle ihre Erinnerungen veröffentlicht haben. Es waren dies: Hans Carls (Dachau - Erinnerungen eines katholischen Geistlichen, Köln 1946), Nico Rost (Goethe in Dachau, München 1949), Heinrich Auer (Meine Erlebnisse im Konzentrationslager Dachau, Stuttgart 1983), Arthur Haulot (Lagertagebuch 1943-1945, Dachauer Hefte, 1985). Carls verbrachte den größten Teil seines Aufenthaltes im Lager Dachau in der Prominentenstube. Nico Rost und Auer hatten das Glück, daß sie gleich nach ihrer Einlieferung ins Revier kamen. Dank Stöhr konnten sie bis zur Befreiung dort bleiben und sich an diesem relativ sicheren Ort sogar mit Literatur beschäftigen. Und dies im Konzentrationslager Dachau und zu einer Zeit, in der die Lebensbedingungen der Häftlinge absolut katastrophal waren! Aus Haulots Tagebuch geht eindeutig hervor, was für ein Glücksfall es für physisch zu Tode erschöpfte Häftlinge war, auf der Prominentenstube unterzukommen. Leider konnte dies Asyl nur einem winzigen Bruchteil der Gefangenen gewährt werden.

Ende Mai 1941 kam der aus Iglau stammende Arzt Dr. František Bláha nach Dachau. Er meinte, daß es ihm helfen würde, wenn er für seine Anamnese im Personalakt eine Reihe komplizierter Krankheiten angab, und beinahe wäre ihm dies zum Verhängnis geworden. Der SS-Arzt wählte ihn wegen dieser Angaben für eine überflüssige und gefährliche Operation aus. Bláha war seiner Erscheinung nach alles andere als eine imposante Erscheinung. Er war ein kleiner, magerer Mensch. Er lag im Operationssaal und Heiden erwiderte seine Proteste mit der Faust. Beim Erscheinen des Chefarztes verkündete Bláha resolut, daß er selbst Chirurg sei und sich nicht durch eine derartige Operation abschlachten lasse. Er benutzte die „Schrecksekunde“ über diese „Frechheit“ und lief buchstäblich vom Operationstisch weg. Den SS-Ärzten imponierte dieses Verhalten offensichtlich und Bláha überlebte diesen Zwischenfall. Als sich im Jahr 1942 der Druck auf die SS-Ärzte verstärkte, die hohe Sterblichkeitsrate unter den Häftlingen in den Griff zu bekommen und bessere Voraussetzungen zu schaffen, damit die Häftlinge im Masseneinsatz für die Rüstungsindustrie arbeitsfähig waren, erinnerte sich der Chefarzt des tschechischen Chirurgen, der ihm unter dem Messer davongelaufen war. Bláha wurde als erster Häftlingsarzt dem Revierpersonal zugeordnet und als Chirurg dem Operationssaal zugeteilt. Bald zeigte sich jedoch, daß dies für die SS keinesfalls eine problemlose Wahl gewesen war, denn Bláha hatte seinen eigenen Kopf und weigerte sich irgend etwas zu tun, was im Gegensatz zu seiner Ehrauffassung stand. Etwa nach 14 Tagen wurde ihm die schmachvolle Funktion des Leichenträgers aufgehalst. Auch dies zerbrach ihn nicht, im Gegenteil! Er war nun erst recht in seinem Element. Mit einem zweirädrigen Karren, auf dem sich eine Art Blechsarg befand, holte er die Leichen ab und kam somit überall hin, wo Gefangene starben, wie zum Beispiel in die Invalidenblöcke, den Strafblock und sogar in den Bunker. Überall bedurfte man dringend ärztlicher Hilfe, und er tat, was in seinen Kräften stand. In dem Karren, vor dem die SS-Männer voller Ekel ausspuckten, schmuggelte er Medizin oder Lebensmittel. Mit Hilfe Stöhrs ermöglichte er die Aufnahme einer ganzen Reihe gefährdeter Häftlinge aus den Invalidenblöcken in das Revier. Unter ihnen befanden sich auch die bereits genannten Truhlář, Dohalský und Feierabend. Am Abend, wenn die SS-Leute abgezogen waren, ordinierte Bláha im Revier. Heimlich und ohne Rücksicht darauf, ob dies den Herren Pflegern gefiel oder nicht. Er klapperte die einzelnen Abteilungen ab und half, wo es möglich war. Die Pfleger, selbst diejenigen, die gegen ihn eingestellt waren, erfüllten seine Anweisungen. Bald wurde Bláha zu einer der populärsten Persönlichkeiten des Lagers. 1943 wurde er zum „Seziermeister" ernannt, aber sein Tätigkeitsbereich beschränkte sich zu keinem Zeitpunkt nur auf den Seziersaal.

Der verrufene Dr. Sigmund Rascher sah ganz sympathisch aus. Er war von untersetzter, mittelgroßer Statur, hatte rötliche Haare und sprach mit einer hohen kehligen Stimme. Von den übrigen Ärzten unterschied er sich durch die Uniform eines Luftwaffen-Hauptmannes und durch joviales Auftreten. Eines Tages, als einem meiner Patienten eine größere Ader perforiert war und ich bemüht war, die Blutung zu stillen, bemerkte ich, daß Rascher hinter mir stand und zusah. Er fragte, nur um nicht zu schweigen: „Blutet er?" und ich antwortete: „Sehr". Er sagte, daß er irgend etwas bringen werde, ging weg und kehrte mit einer braunen Tablette von ca. 3 cm Durchmesser wieder. Das war also sein Mittel gegen die Blutung, später Polygal genannt. Er gab dem Patienten die Tablette und sagte ihm, er solle sie auf der Zunge zergehen lassen, auf diese Weise komme die Blutung zum Stillstand. Daraufhin entwickelte sich unter den Kranken eine Unterhaltung darüber, was für ein anständiger Mensch doch dieser Luftwaffenarzt sei. Rascher trat mit einer sympathischen Maske auf. Die Art seiner Versuche machte eine gewisse Mitarbeit der Versuchspersonen erforderlich. Selbst wenn sie in der Unterdruckkammer nach Luft rangen oder im Eiswasser froren, sollten sie noch ihre Gefühle beschreiben, und wenn sie zum Reden nicht mehr fähig waren, dann sollten sie mit verabredeten Zeichen auf seine Fragen antworten. Dazu war es notwendig, daß das Opfer glaubte, der Versuch sei keineswegs gefährlich, obgleich hinter der Türe bereits die Bahre zum Fortschaffen der Leiche bereit lag. Es war ein offenes Geheimnis, daß bei den Versuchen Dr. Raschers zahlreiche Häftlinge ums Leben kamen. Manchmal traf Rascher ungewöhnliche Vorkehrungen. Auf dem Wege von der Unterdruckkammer zur Leichenkammer mußten die Fenster abgedunkelt und die Türen abgeschlossen werden. Aus dem Korridor zwischen den Blöcken war dann das Gestampfe von rennenden Menschen zu hören. Wir wunderten uns, wozu es wohl nötig war, solch auffällige Maßnahmen zu treffen, da doch Leichentransporte im Revier häufig vorkamen und somit keinerlei Aufmerksamkeit erregten. Damals haben wir nicht verstanden, warum es nötig war, eine Leiche im Laufschritt fortzubringen. Als dann im Spätsommer 1942 Bruno und Willi aus der Leichenkammer entlassen wurden und zur SS-Brigade Dirlewanger kamen, wurde uns allmählich klar, daß sie sich bei der Zusammenarbeit mit Rascher die Hände schmutzig gemacht hatten. Von den schrecklichen Sektionen, genauer gesagt Vivisektionen, die Rascher in seinen Briefen an Himmler beschrieb, hatten wir damals noch keine Ahnung.

Im Sommer 1942 wurde in der dritten Stube unserer Abteilung eine Versuchsstation mit der Bezeichnung „Biochemische Versuchsstation" eingerichtet. Von Zeit zu Zeit kamen irgendwelche unbekannte hohe SS-Offiziere dorthin, und die Aufgaben, die sie stellten, mußten dann von Dr. Wolter und Dr. Ramsauer gelöst werden. Die biochemische Therapie wurde bei etwa 20 Phlegmonefällen angewendet. In einigen Fällen wurde die Phlegmone chirurgisch geöffnet, in den übrigen belassen, bis sie spontan aufbrach oder der Patient an einer Sepsis starb. Bei sechs gesunden jüdischen Häftlingen wurde die Sepsis künstlich erzeugt, indem man in die Venen Eiter injizierte. Keiner dieser Patienten überlebte. Insgesamt gingen damals an die zehn Häftlinge zugrunde. Biochemische Präparate wurden auch bei einer ganzen Reihe anderer Krankheiten ausprobiert, und etliche polnische Priester wurden zu diesem Zweck künstlich mit Malaria infiziert. Die Therapie bestand aus der Verabreichung großer Mengen verschiedener Tabletten, zum Beispiel Kalium phosphoricum, ferum phosphoricum, silicum u. a., in einigen Fällen in fünfminütigem Abstand untertags und auch während der Nacht. Es gab, sofern ich dies aus meiner Erfahrung beurteilen kann, keinerlei positive Ergebnisse dieser Behandlungsmethode.

Dann übernahmen der Biochemiker Dr. Kiesewetter und der Chefarzt des SS-Lazarettes Dr. Schütz die Leitung. Dr. Kiesewetter war ein kleines nervöses Männchen, das stets in einem sorgfältig gebügelten hellgrauen Anzug auftrat. In der Umgebung des Lagers wirkte er geradezu komisch. Er begann seine Tätigkeit mit einer neuen Versuchsreihe: Zehn deutschen kriminellen Häftlingen wurde eine Eiterinjektion in die Oberschenkel verabreicht, gleichzeitig wurde eine biochemische Therapie eingeleitet. Erst wenn die Beine mit Eiter gefüllten Säcken glichen, wurden die Inzisionen durchgeführt. Bei denjenigen, die bis zu einem bestimmten Zeitpunkt nicht gestorben waren, wurde entweder ein tiefer Schnitt am Oberschenkel des gesunden Beins vorgenommen, die Wunde mit Eiter gefüllt und zugenäht, oder es wurde eine intravenöse Eiterinjektion verabreicht. Diesen Versuch überlebten nur drei Gefangene. Dann wurden parallell biochemische- und Sulfonamid-Versuche durchgeführt. 20 Priester wurden herbeigeschafft. Unter ihnen befand sich auch der tschechische Kaplan Jaroslav Zámečník aus Prag, außerdem ein Holländer, die übrigen waren Polen. Alle erhielten eine Eiterinjektion in den Oberschenkel. Als sich bei ihnen riesige Phlegmonen bildeten, wurden aus vergleichbaren Fällen jeweils eine biochemische Achtergruppe und eine gleichgroße Sulfonamidgruppe gebildet. Die restlichen bildeten die Kontrollgruppe, die keinerlei Medikamente erhielt. Die ersten Inzisionen wurden durchgeführt und die biochemische sowie die Sulfonamid-Therapie begonnen. Alle litten unter unerträglichen Schmerzen. Zámečník befand sich unter den ersten, die starben. Über die Versuche wurde eine detaillierte Dokumentation angelegt. Dafür wurden täglich Vermerke in die Krankenblätter eingetragen, und einmal wöchentlich wurden die Versuchspersonen sowie ihre Wunden fotografiert. Die Versuche bewiesen die Wirksamkeit der Sulfonamide. Nach der Verabreichung des intravenös injizierten Tibatins lokalisierten sich die Entzündungen und das Fieber sank ab. Der Zustand der übrigen Patienten war äußerst schwierig. Die Gruppe mit den biochemischen Mitteln litt noch mehr wie die Kontrollgruppe aufgrund der Einnahme von Überdosen an Tabletten an schweren Magenbeschwerden. Sie hatten einen ausgetrockneten verätzten Mund und wie die Obduktion dann später auch nachwies, ebenso angegriffene Magenschleimhäute. Etliche aus dieser Gruppe starben. Vier Priestern aus der Gruppe der Sulfonamid-Patienten, deren Zustand sehr hoffnungsvoll ausgesehen hatte, wurde dann aus körpereigenen Phlegmonen Eiter in die Vene gespritzt. Diese mörderische Aktion überlebte nur einer von ihnen. Als das akute Stadium des ersten Versuches abgeschlossen war, wurde ein weiterer Versuch an 20 polnischen Priestern vorgenommen. Diesmal wurden die biochemischen Tabletten sowie das Tibatin 24 Stunden vor der Infizierung angesetzt. Zufällig war ich Zeuge, als Dr. Babor den Patienten auf dem belebten Gang vor dem Operationssaal in Block A die Eiterinjektionen in den Oberschenkel verabreichte. Dr. Babor war ein Junge, der den Eindruck erweckte, als könne er keiner Fliege etwas zuleide tun.

Bei der Sulfonamid-Gruppe hatte die Infektion diesmal einen leichten Verlauf. Zumeist bildeten sich lediglich Abszesse und in einem Fall eine Furunkulose. Bei der biochemischen Gruppe gab es keine Wirkung der prophylaktischen Medikamenteneinnahme. Die Räumlichkeiten in den Revierblöcken waren durchgehend angelegt, so daß ich einen guten Überblick darüber hatte, was auf der benachbarten dritten Stube geschah. Den Pflegedienst an den Versuchspersonen versah Heinrich Stöhr. Er war sehr unglücklich darüber und unternahm alles, was in seinen Kräften lag, um das Los der Betroffenen zu erleichtern. Einmal gestand er mir, daß er an den Patienten der zweiten Versuchsreihe, bei denen der Krankheitsverlauf wesentlich leichter war, etliche Ampullen Tibatin eingespart hatte und auch weiterhin einsparen wollte. Er würde diese für die am stärksten gefährdeten Opfer der biochemischen und der Kontrollgruppe verwenden. Die Schwierigkeit bestand nun darin, daß man auf der dritten Stube nur unter den Blicken mehrerer Dutzend Leute arbeiten konnte. Dies machte die Sache natürlich ziemlich riskant. Ich hatte auf meiner Stube einen Winkel, der durch Schränke abgeteilt war und in dem ein Tisch für den Verbandwechsel stand, ich hatte ihn selbst aus einem alten Krankenhauswägelchen gebastelt. Für schwierige Verbandwechsel wurden auch die Patienten aus anderen Stuben hierhergebracht. Wir stimmten uns ab und Stöhr führte dann unter dem Vorwand des Verbandwechsels die schwierigsten Fälle aus der Versuchsstation an diesen kleinen Ort. Dort injizierten wir ihnen das eingesparte Tibatin. Die Wende zum Besseren trat mit geradezu gefährlicher Geschwindigkeit ein. Glücklicherweise beachtete bei diesen Patienten, die eigentlich überhaupt keine Injektionen erhalten sollten, niemand die Einstiche. Von den 40 Priestern starben 12. Für die restlichen, die zumeist verkrüppelt waren, wurde das Leben im Lager unter den schwierigen Bedingungen zur wahren Hölle.

Zu Beginn des Sommers 1944 wurde eine größere Anzahl gefangener sowjetischer Offiziere nach Dachau verlegt. Sie waren streng isoliert und wurden immer wieder zu Gestapo-Verhören abgeholt. Einmal wurde mir einer von ihnen mitten in der Nacht in bewußtlosem Zustand in die Stube gebracht. Es war der etwa 45jährige Major Michail Zinger. Er hatte an beiden Hüften handflächengroße, tief eingerissene Wunden mit ausgefransten Rändern, die von Schlägen mit einem Ochsenziemer herrührten. Außerdem war sein ganzer Rücken mit Streifen überzogen und an zahlreichen Stellen war die Haut aufgeplatzt. Alle Fingerspitzen waren zerquetscht. Er hatte hohes Fieber. Dann brachte man etwa zwei Tage später, ebenfalls nachts und in gleichem Zustand, den Oberleutnant Mojsejew. Als es uns gelang, das Fieber zu senken und sich die Wunden allmählich zu reinigen begannen, kam über die Schreibstube der Befehl, daß beide Offiziere am folgenden Morgen eingekleidet am Tor bereitzustehen hatten. Nur eine Infektion, die auch die Gestapoleute bedrohen würde, konnte sie vor weiteren grausamen Verhören bewahren. Ich legte sie daher auf die Liegen nebeneinander, gab ihnen Milchinjektionen, um das Fieber heraufzutreiben, und erklärte den anderen Patienten, daß sie sich den beiden nicht nähern dürften, da diese eine Wundrose hätten. Außerdem grenzte ich die beiden Liegen durch Stühle, über die ich Tücher zog, von den anderen Betten ab. Über die Vernehmungsfähigkeit der beiden konnte allein der Chefarzt der SS entscheiden. Stöhr versprach mir, daß er sich darum bemühen wollte. Ich überarbeitete die Fieberkurven und der Stationsschreiber Kopřiva, ein tschechischer kommunistischer Abgeordneter,

überarbeitete daraufhin nach meinen Anweisungen die Krankengeschichten. Die Umgebung der Wunden an den Hüften bestrich ich mit Prontosil, ein bei der Behandlung von Wundrose normales Vorgehen. Und unter dem stark roten Prontosil war dann wohl nicht mehr zu sehen, daß das typische Erscheinungsbild bei Wundrose, nämlich die rötliche Umgebung, fehlte. Die typische scharf begrenzte Geschwulst konnte nicht imitiert werden. Wir verließen uns dann eben darauf, daß der bequeme Chefarzt nicht erscheinen würde. Er kam aber doch, und zu unsrem Entsetzen sah er sich die Verwundeten auch ziemlich genau an. Ich kann nicht sagen, ob er unseren Betrug nicht durchschaute oder nicht durchschauen wollte, jedenfalls bestätigte er die Vernehmungsunfähigkeit der beiden. In manchen Fällen spielte Eifersucht zwischen der Sanitätsverwaltung und der Gestapo oder Lagerleitung eine Rolle. Ich hielt bei beiden Patienten weiterhin die Wunden offen und erfand für die Krankengeschichte allerhand Komplikationen. Es kamen noch ungefähr zwei Vorladungen zum Verhör und der Chefarzt gab sich jedesmal mit der Information Stöhrs zufrieden und bestätigte erneut die Vernehmungsunfähigkeit. Dann hörten die Vorladungen auf. Die Vernehmungen waren offenkundig abgeschlossen.
Vor der gemeinsamen Hinrichtung - entweder am 3.9. 1944 nachmittags oder am 4.9. 1944 früh morgens - kam ein Unteroffizier der SS, begleitet vom Lagerältesten Meanssarian und dem Kapo der Lagerpolizei Wernicke mit dem schriftlichen Befehl, Zinger und Mojsejew aus dem Revier zu entlassen. Unterschrieben hatte der Chefarzt. Ich wandte ein, daß sie nicht gehfähig wären. So wurden sie auf Tragbahren fortgeschafft. Als die sowjetischen Offiziere beim Jourhaus aufgestellt und dann in Fesseln zum Krematorium abgeführt wurden, sahen wir zusammen mit Stöhr vom Straßenrand zwischen Block A und Block B zu. Tragbahren waren jedoch nicht zu sehen. Dies bedeutete, daß Zinger und Mojsejew entweder zu Fuß zur Hinrichtung gehen mußten, oder daß sie unter denen waren, die nachträglich erschossen wurden.
Das kleine Zimmer Nr. 20 im rückwärtigen Teil von Block B, die als Geheimküche und -speiseraum des Chefarztes zur Verfügung gestanden hatte, wurde 1943 freigemacht und irgend ein prominenter Nazi wurde hineingelegt. Stöhr, der mit seiner Pflege betraut war, sprach von einem „Schatzmeister". Es war ein etwa 40jähriger Mann mit dunklem Haar von mittlerer Größe mit dicklicher Figur. Er trug einen tadellosen Zivilanzug, seidene Unterwäsche und besaß luxuriöse Habseligkeiten. Ich mußte ihm manchmal die Temperatur messen. Er war äußerst argwöhnisch und fürchtete um sein Leben. Wenn ich etwa um 4 Uhr nachmittags mit dem Fieberthermometer kam, hatte er normalerweise das Mittagessen noch unberührt vor sich stehen. Er bekam die SS-Kost. Er schob Appetitlosigkeit vor und bot mir mehrfach an, mir etwas von seinem Essen zu nehmen. Die Gründe für seine Gastfreundschaft waren offensichtlich, und so gab ich ihm zu verstehen, daß ich dies für eine Gemeinheit hielt. An einem Vormittag entdeckte ich seinen toten Körper in

der Totenkammer. Er war in irgendeine Paradeuniform gekleidet und wurde gerade für eine Überführung hergerichtet. Ich fragte Stöhr, was geschehen war, und er deutete mit einer Fingerbewegung eine Injektion an und sagte nur ein Wort: „Wolter".

An bestimmten Wochentagen ging Zimmermann zusammen mit vier weiteren Revierfunktionären jeweils am frühen Abend zum Bunker. Bláha erzählte mir, daß man dann am folgenden Tag immer 20–30 Leichen von „Invaliden" fortschaffen mußte. Es war auch Stöhr, der mir andeutete, daß Zimmermann Häftlinge durch Injektionen umbrachte. Von Heiden war allgemein bekannt gewesen, daß er im Bunker Hinrichtungen durch Erhängen durchführte. Ich war mir nicht sicher, ob Zimmermann diese Henkersfunktion nach ihm übernommen hatte. Bei seinem Prozeß nach der Befreiung kam dann klar heraus, daß dies der Fall gewesen war. Er gestand, daß er gemeinsam mit dem Lagerältesten Karl Kapp und mit dem Oberpfleger von Block 7, Spies, nicht nur an Erhängungen im Bunker beteiligt war, sondern daß sie auch außerhalb des Lagers öffentliche Hinrichtungen ausländischer Zwangsarbeiter durchgeführt hatten. Er versuchte sich darauf hinauszureden, daß Spies und Kapp die Erhängungen durchführten, während er nur geholfen hätte, den Galgen aufzurichten und die Toten in den Sarg zu legen. Zur ersten öffentlichen Hinrichtung eines Ostarbeiters wurde er in seine Heimatgemeinde Wildenberg gesandt. Die Machtpositionen, die durch die Gnade der SS zu gewinnen waren, mußten mit Ehrverlust bezahlt werden.

Vom Spätherbst 1942 an verbesserte sich die Personalsituation im Revier. So gelangte beispielsweise der fähige und energische polnische Chirurg Dr. Ali Czarkowski in den Operationssaal. Bald erhielt er Verstärkung durch den Jugoslawen Dr. Wenzel Arco. Daraufhin konnten die chirurgischen Eingriffe in unserer Abteilung wirklich qualifiziert durchgeführt werden. Nach einer Aufstellung vom Februar 1945 arbeiteten damals 53 Ärzte und Medizinstudenten im Revier. Wir konnten uns der charakterlosen Individuen entledigen, die durch Heiden ins Revier gekommen waren. In unserer Stube erhöhte sich die Anzahl der Pfleger auf drei bis vier Personen. Hier lösten sich die Jugoslawen Miloš Marčan, Dušan Bunc und Jožo Borekar (Medizinstudent) ab, außerdem waren der Deutsche Alois Ullmann und der Österreicher Eugen Pfeifer da und auch die Polen Alojz Waclawski und Wladyslaw Skoczylas wären noch zu nennen. Es waren alles opferbereite prächtige Leute! Die Belegschaft des Lagers erhöhte sich jedoch und die Anzahl der Kranken nahm ebenfalls zu. Die Betten wurden in drei Stöcken übereinandergestellt, und die Unterbringung und Pflege der schweren Fälle wurde damit erheblich erschwert. Die Schwierigkeiten wuchsen nach dem Ausbruch der Epidemien geradezu ins Unermeßliche. In die Abteilung kamen immer mehr Häftlinge, die von den Transporten her oder von den Invalidenblöcken, auf denen der Flecktyphus wütete, völlig verlaust waren. Diejenigen, bei denen das Fleckfieber ausbrach, konnte man schließlich nirgendwohin mehr verlegen. Die Infektionsblöcke waren vollständig überfüllt. In den vier ersten Monaten des

Jahres 1945 bis zur Befreiung wurden 12595 Tote registriert. Unsere Tätigkeit war die reinste Sisyphusarbeit. Die Bemühungen um eine halbwegs anständige Pflege der Kranken, die Überwindung der Schwierigkeiten bei der Unterbringung und der Beschaffung von Medikamenten sowie bei der Aufrechterhaltung der elementarsten hygienischen Voraussetzungen kostete unsere gesamte Zeit und Energie. Und die Ergebnisse wurden durch die katastrophale Entwicklung im Lager immer wieder zerstört.

Ute Benz

Brutstätten der Nation

„Die deutsche Mutter und ihr erstes Kind" oder der anhaltende Erfolg eines Erziehungsbuches

Die Frage, wie jeder von uns gefüttert, gewickelt, gestreichelt, allein gelassen, gelobt oder getadelt wurde, gilt im allgemeinen als eine persönliche und nicht als ein politisch relevantes Problem. Wir geraten, wenn wir uns für Einzelheiten interessieren, überdies bald an die Grenze der Erinnerungsfähigkeit. Erzählungen und Bilder markieren das Besondere, Einmalige eher als das Alltägliche, sie stellen Teilstücke eines Puzzles dar, die im Prozeß verklärender Erinnerungen unterschiedlichen Färbungen unterliegen und unversehens größeren Stellenwert gewinnen als das Alltägliche, weniger Spektakuläre, das sich dem bewußten Betrachten entzieht. Frühkindliche Eindrücke prägen das Fundament menschlicher Entwicklung. Zu glauben, sie könnten durch spätere Erkenntnisse einfach ausradiert werden, ist nicht mehr möglich nach heutigem Wissen. Es ist vielmehr davon auszugehen, daß sie weiter, in welcher Gestalt auch immer, fortwirken, indem sie zum Beispiel in die Grunderwartungen, Grundängste und Grundwünsche unseres Beziehungsverhaltens - des einzelnen ebenso wie der Generationen zueinander - einfließen. Damit aber wird die Frage nach der Kinderstube über den privaten Rahmen hinaus aktuell und politisch durchaus relevant.

Zur Erforschung der Grundprägungen reichen persönliche Erinnerungen nicht aus. Es sind die der Erziehung zugrunde liegenden Beziehungsvorstellungen einer Generation, zwischen Mann und Frau, zwischen Eltern und Kind, zwischen dem Baby und seiner Mutter, wie sie in der historischen Situation galten, in die Reflexionen einzubeziehen. Bücher zur Babypflege und Kleinkindererziehung stellen dafür Quellen ersten Ranges dar.

Wenn eine politische Katastrophe wie der Nationalsozialismus in ihren Ursachen und Wirkungen im Detail begriffen werden muß, um eine Wiederholung vielleicht zu vermeiden, sollte auch dem Studium deutscher Kinderstuben Aufmerksamkeit gelten. Es ist zum Beispiel zu fragen, wie Mütter als Personen in ihrem Tun und ihren Beziehungen gesehen werden, wie und von wem sie beraten, beruhigt oder beunruhigt und gewarnt werden, wenn sie sich informieren wollen. Obgleich viele Eltern meinen, ihre Kinder frei von äußeren Einflüssen, rein nach ihrem Gefühl zu erziehen (eine Meinung, die Elisabeth Badinter in ihrem Buch „Mutterliebe, die Geschichte eines Gefühles" eindrucksvoll widerlegt hat), so suchen doch alle, die neu sind im Geschäft des Kinderkriegens, spätestens dann, wenn Probleme auftauchen,

Rat in Büchern oder bei Autoritäten. Auch sie können nicht außerhalb gängiger Beziehungsvorstellungen leben, ebensowenig wie ihre Kinder.
Hier geht es darum zu untersuchen, was jene Eltern oder Heranwachsende über den Umgang mit Babies und kleinen Kindern erfahren konnten, die ihre Informationen in der Zeit ab 1933 gesucht, vielleicht auch unfreiwillig mitbekommen haben oder die ihnen aufgezwungen wurden.
Ab 1933 gab es weder eine unbeschränkte Auswahl an Erziehungsbüchern zu kaufen, noch war es für freie Autoren ohne weiteres möglich zu publizieren. Ohne Genehmigung der Reichsschrifttumskammer durfte kein Buch gedruckt werden, was bedeutete, daß den Erziehungsnormen der Gesellschaft der NS-Zeit zum einen auf dem Wege der Genehmigung Geltung verschafft wurde, aber auch, daß ihnen durch entsprechende Medien ein weit höherer Verbreitungsgrad in den Familien gesichert werden konnte, als dies auf dem freien Markt je möglich gewesen wäre. So wurden Bücher berühmt.
„Die deutsche Mutter und ihr erstes Kind" ist solch ein Buch, das zum Standardwerk wurde. Es erschien 1934 im F.J. Lehmanns Verlag, München und Berlin. Die Autorin, Dr. med. Johanna Haarer, Jahrgang 1900, starb am 30. April 1988 in München. Das Buch erreichte Traumauflagen, 1941 waren schon 440000 Exemplare gedruckt. Unter dem Titel „Die Mutter und ihr erstes Kind" ist das Werk derzeit im 1222.-1231. Tausend der Gesamtauflage auf dem Markt.
Ein zweites Werk der Autorin - direkte Fortsetzung des Babybuches - erschien 1936 unter dem Titel: „Unsere Kleinen Kinder", bereits zwei Jahre später im 23.-33. Tausend, auch dieser Titel wurde nach 1949 wieder neu aufgelegt und bis in die 70er Jahre hinein vertrieben. 1937 publizierte Dr. Haarer „Säuglingspflege für junge Mädchen" im Verlag Burgbücherei, Eßlingen. Ein weiteres großes Werk zur Vervollständigung der deutschen Pflege- und Erziehungsmuster erschien unter dem Titel „Unsere Schulkinder" im Jahre 1950 im Verlag Carl Gerber[1]. Die bisher genannten Titel können - wenigstens auf den ersten Blick - als reine Sachbücher ohne politische Inhalte verstanden werden. Dieser Eindruck war von Dr. Haarer kalkuliert, um werdende Mütter nicht zu verunsichern. Müttern will sie alles Aufregende ersparen, z. B. „schädliches medizinisches Halbwissen". Politische Inhalte werden vorsichtig umschrieben.
Politisch eindeutig aber bezog Dr. Haarer Stellung in ihrem Buch „Mutter, erzähl von Adolf Hitler!", erschienen bei Lehmanns in München 1939. Das Werk mit dem Untertitel „Ein Buch zum Vorlesen, Nacherzählen und Selbstlesen für kleinere und größere Kinder" war erfolgreich, 1941 kam in vierter Auflage das 49.-78. Tausend auf den Markt. Mit pädagogischem Geschick vermittelt die Autorin darin unter Vorgabe, den Kindern die Wahrheit nahe-

---

[1] Die folgende Darstellung basiert vor allem auf der Analyse des Hauptwerks „Die deutsche Mutter und ihr erstes Kind" in seinen verschiedenen Auflagen von 1934 bis 1987.

zubringen, auch wo sie schmerzlich sei, anstelle historischer Informationen reine NS-Parteiideologie. Sie nützt das Bedürfnis der Kinder nach Identifikationsmodellen aus, um ihnen eine Geschichtsauffassung zu vermitteln, wonach die Deutschen erscheinen als ein Volk von Armen aber Guten und Reinen, die sich, gegen ihren eigenen Willen, pausenlos verteidigen müssen, sowohl nach außen, gegen böswillig-neidische Nachbarn, wie nach innen, gegen gemeine, schmutzige, intrigante, habgierige Menschen im eigenen Land. Juden werden für die Phantasie der Kinder mit all den negativen Adjektiven verknüpft als die Bösen, gegen die endlich der einzig mutige und rechte Mann, Adolf Hitler, auferstand. Selbstbeweihräucherung, Selbstgerechtigkeit und Geschichtsverfälschung können von Kindern nicht erkannt werden als Lüge, sie möchten sich mit dem Helden identifizieren und wie im Märchen Gut und Böse klar unterschieden haben. Da wird zum Beispiel als Antisemitismus stimulierende Negativfigur der Sohn von Veilchensteins so gehässig beschrieben, daß in Kindern der Wunsch vom Helden geweckt werden muß, der endlich aufräumen würde „mit den Veilchensteins, dem Trödeljakob und der ganzen sauberen Gesellschaft[2]“.

Vier Jahre nach dem Zusammenbruch des Hitlerreiches ließ Dr. Haarer im Lätare-Verlag Nürnberg ihr Werk zur Schwangerschaft, Geburt und Säuglingspflege neu auflegen unter dem nur leicht veränderten Titel - das ehemals sinnstiftende Adjektiv „deutsch“ wurde, da inzwischen als belastet und nicht verkaufsförderlich angesehen, gestrichen - „Die Mutter und ihr erstes Kind“. Seither ist es in ununterbrochener Folge, ab 1951 im Verlag Carl Gerber, München, bis 1988 auf dem Markt, verbreitet in derzeit ca. 1,2 Millionen Exemplaren. Das Buch blieb also ein Dauerbrenner, obwohl es die sprachliche Lebendigkeit der Erstfassung durch die politische Reinigungsprozedur, der alles zum Opfer gebracht wurde, was nach 1945 nicht mehr opportun war, restlos eingebüßt hat. Es wurde nach und nach modernisiert, vorsichtig ergänzt, nett bebildert, erhielt mit der Zeit ein anderes Gesicht.

So erscheint das Buch heute als ein modernes Werk; ungebrochen, über alle politischen Zeitläufe hinweg, bürgt der Name Haarer als Markenname im deutschen Erziehungswesen für zeitlose Qualität. Anlaß genug zur kritischen Würdigung. Verlag und Autorin (mitwirkend in den neueren Auflagen auch deren Tochter: Dr. med. Anna Hutzel) betonen, stolz auf den Dauererfolg, insbesondere die Kontinuität und die Qualität des Buches „Die Mutter und ihr erstes Kind“. Der Verlag zählt die Auflagen von 1934 bis 1988 durch (natürlich ohne Hinweis auf das erste Erscheinungsjahr). Er verweist auf die erhöhte Kompetenz, die aus der redaktionellen Mitarbeit von Ärztinnen erwachse und aus der laufenden Angleichung an gesellschaftliche Veränderungen - derzeit zum Beispiel an die veränderte Rolle der Väter. Und in der Tat, die Kontinuität des Buches ist auch außerhalb der Kinderstube ein endlich ernst zu nehmendes Phänomen. Nach eingehender Analyse der unter

---

2 Mutter, erzähl von Adolf Hitler (1941), S. 38.

NS-Herrschaft erschienenen Ausgaben, die ja den Ruhm Dr. Haarers begründet haben, ist es von Interesse zu fragen, ob nicht nur hinsichtlich der immer gleichen Rezeptur des Buches „Die deutsche Mutter und ihr erstes Kind" Kontinuität besteht - von allem etwas, Schwangerschaft, Gymnastik, Geburt, Säuglingspflege, Erziehung, viele Rezepte für Gesundheit, Kochen, Nähen und Stricken, auch Schnittmusterbogen liegen bei -, sondern ob nicht darüber hinaus Kontinuitäten anderer Art bestehen, die weniger Anlaß zu Stolz geben und die nicht nur redaktionell von allen am Thema Kind in unserer Zeit Interessierten überdacht und verändert werden sollten.

Was können wir also heute noch in Erfahrung bringen über die Erziehungs- und Beziehungsvorstellung in deutschen Kinderzimmern? 1934 richtete Dr. Haarer folgendes programmatische Vorwort („An die deutsche Frau!") an die Leserinnen: „Es gibt im Leben der Frau wohl keinen Zeitabschnitt, der in seiner Eigenart verglichen werden könnte mit den Monaten, in denen sie ihr erstes Kind erwartet, und kein seelisches oder körperliches Erlebnis ist ähnlich bedeutungsvoll wie dessen Geburt. Kein Ereignis im Leben der Frau entreißt sie aber auch so sehr ihrem Einzelschicksal und ordnet sie ein in das große Geschehen des Völkerlebens wie dieser Gang an die Front der Mütter unseres Volkes, die den Strom des Lebens, Blut und Erbe unzähliger Ahnen, die Güter des Volkstums und der Heimat, die Schätze der Sprache, Sitte und Kultur weitertragen und auferstehen lassen in einem neuen Geschlecht. Und kein Zeitraum ihres Lebens ist mehr geeignet, der Frau die tiefe Schicksalsverbundenheit mit allen ihren Schwestern zum unauslöschlichen Erlebnis werden zu lassen, als wenn es gilt, die eine größte, vom Schöpfer gestellte Aufgabe zu bewältigen und ihr Mütterschicksal zu erfüllen. Wie von unsichtbarer Hand hinweggeräumt, versinken alle künstlichen Schranken, die zwischen den Frauen errichtet sind durch Brauch und Herkommen, durch Kastengeist und Standesdünkel oder Unverstand und Eigenliebe. In den Monaten der Schwangerschaft, am entscheidenden Tag der Geburt, eint alle Frauen das gleiche große Ziel. Dabei ist es einerlei, ob die Hausfrau oder die berufstätige Frau einem Kind das Leben geben soll, und es besteht kein Unterschied mehr zwischen arm und reich, Städterin oder Bäuerin, Arbeiterin oder Bürgerin. Das gewaltige Naturgeschehen erfaßt die kräftige und mutig bejahende Frau ebenso wie die schwächliche und ängstlich zweifelnde. Das werdende Leben fragt nicht danach, ob die Frau in Ehe und Häuslichkeit wohlbehütet ist oder außerhalb der Ehe und herkömmlichen Ordnung schwer zu kämpfen hat. Jetzt sind sie vor dem Schicksal alle gleich[3]."

Die so schrieb für Millionen von Frauen und jungen Mädchen, ist nicht Chefideologin der NSDAP in Frauenfragen, sondern eine gebildete, schriftstellerisch tätige Frau, selber gerade erst Mutter geworden von Zwillingen, weshalb sie jung ihren Beruf, in dem Frauen die Ausnahme waren, den der Ärztin, aufgegeben hat, um sich ganz der Familie zu widmen. In der NSDAP

[3] Die deutsche Mutter und ihr erstes Kind (1934), S. 5.

hat sie sich engagiert, aber nicht besonders exponiert: Sie bekleidete kein Parteiamt und sie ist der Hitlerpartei erst 1937 beigetreten. Als „Gausachbearbeiterin für Rassenpolitik" war sie nebenamtlich vorübergehend in der NS-Frauenschaft tätig, ebenso im „Hilfswerk Mutter und Kind" und bei der NSV. Im „Völkischen Beobachter" hat sie gelegentlich Artikel publiziert.

Dr. Haarer hätte die Programm-Rede am Anfang ihres Buches nicht allein aus persönlicher Überzeugung an Mütter richten oder damit gar Wirkung erzielen können, und auch die Tatsache, daß sie aus eigener Erfahrung als junge Mutter und Hausfrau schöpfen konnte, würde zur Erklärung solchen Auftretens und des Erfolges ihrer Bücher kaum ausreichen: Aber die Kombination der beiden Aspekte Mutter und Hausfrau mit der Respekt fordernden und erhaltenden Autorität des ärztlichen Standes verschafften der Autorin die Legitimation für solche Ansichten. Damit erst werden diese, ohne viel Zutun, aufgrund der gesellschaftlichen Stellung ihres Berufsstandes und weit über alle Zweifel hinaus erhoben in den Bereich der Undiskutierbarkeit und des absolut Richtigen; Dr. Haarer konnte, obwohl sie nicht Fachärztin für Kinderheilkunde war, Gefolgschaft beanspruchen, wo Überzeugungskraft allein nicht ausgereicht hätte, als käme ihr als Ärztin, Hausfrau und Mutter eine Qualität zu, die keines Nachweises bedarf. Respekt gegenüber dem ärztlichen Wissen wurde unbesehen zum Vehikel, auf dem wesentlich anderes als fachlich fundiertes Wissen transportiert werden konnte, nämlich politische Ideologie.

Die grotesk anmutende Überhöhung des eigenen Erlebens zu einem alle Unterschiede verschmelzenden Frauengemeinschaftsgefühl wirkt heute peinlich. Hingerissene Begeisterung spricht aus ihren Worten und läßt vermuten, daß die Frauen in Wahrheit recht einsam waren und sich nach solidarischer Gemeinschaft sehnten. So irrationale Größen- und Verschmelzungsphantasien sind nur politisch und psychoanalytisch zu verstehen. Analytisch gesehen wird ihre Dynamik gespeist von unbewußten Kräften in Gestalt mächtiger Wünsche und Ängste. Denn untrennbar verbunden mit solchen Verschmelzungswünschen sind gewaltige Ängste, genauso irrational und jedes vernünftige Maß überschwemmend (an das die Autorin sonst stets appelliert).

Wir finden massive Ängste an vielen Stellen in den Haarerbüchern vor 1945, allerdings nicht an gleicher Stelle wie die Wünsche (wo sie leichter zu erkennen wären), sondern abgespalten, scheinbar nicht im Zusammenhang mit den Wünschen. Wir finden sie, z. B. im Kapitel Abtreibung, gebündelt in der offenbar ganz unerträglichen Sorge der Verantwortlichen für die „Volksgesundheit", vor einer als existenzbedrohend beschworenen Gefahr, die um so mehr gefürchtet werden mußte, als sie auf demselben Weg wie das Heil kommend gedacht wurde, nämlich auf dem Wege der Zeugung. Von dort, wo zugleich das Glück für Mütter und Volk erwartet wurde, wurde auch die Verderbnis durch (schlechte Erb-)Substanz gefürchtet. Schlechtes Erbe, noch dazu in vorgeblich unkontrolliert großer Zahl, also viel potenter zu produzieren, wird schlicht und einfach „den anderen" unterstellt, wer immer das auch sein mag. Genannt werden von Haarer die (Erb-)Kranken, die politischen Gegner, die Marxisten, weil sie den Keim der Zerstörung durch Propagierung von Abtreibung fördern würden, und die (schlechten) Frauen aus den eigenen Reihen, die bei der Auswahl ihrer Männer nicht nach dem Gesundheitsattest („Rassereinheit") gefragt haben. Jedermann wußte damals, daß sich aus dem Zusammenhang die Übereinstimmung mit der öffentlich schamlos vertretenen antijüdischen rassistischen Haltung der Nationalsozialisten ergab. Sei es aus persönlichen Gründen, weil Dr. Haarer gegen Ärztekollegen nicht Stellung beziehen wollte, die auch jüdische Kollegen sein konnten, sei es aus politischen, weil die Autorin ihrer Leserin die heile Welt fernab der Parteipolitik nicht vergällen wollte durch Klartext - das Wort „jüdisch" wird nicht gebraucht. Frau Haarer blieb im Allgemeinen und das reichte, wie wir sehen werden, auch vollständig aus, um die Stimmung bei Frauen zu erzeugen, die dem System dienlich war.

Zur Abwehr der Ängste vor Verderbnis, die viele Frauen in bezug auf Sexualität aus ganz anderen als politischen Gründen haben können, ließen sich die Frauen durch das Buch auf Härte einschwören, auf letztlich grausame Härte sich und anderen gegenüber. Nur flüchtig wird Härte immer wieder verwischt durch kleine Nachsätze, wonach alles, selbstverständlich, nur aus dem Geist der Liebe und Achtung erfolgen würde, was die strenge Mutter ans Kind zu bringen hatte. Unweigerlich fanden sich Mütter in der NS-Zeit mörderischen Konsequenzen ausgeliefert. Sie, die sich ganz ausschließlich dem Leben verpflichtet fühlen wollten und sollten, mußten zugleich wegen dieser Ausschließlichkeit billigen, daß selektiv verfahren wurde mit Leben, daß eben nur das Gesunde als daseinsberechtigt gelten durfte und ihren Einsatz wert sein sollte. Schlimmer noch, im Begriff „Ausmerzen", wie er für die Beseitigung sogenannten lebensunwerten Lebens von Haarer verwendet wird, mußten die Mütter die haßerfüllte Komponente gegenüber solchem Leben und solchen Kindern, die von der für gültig deklarierten Norm abwichen, wahrnehmen und teilen. Furcht, Schrecken und Mord waren die unvermeidlichen Kehrseiten der Medaille „lebenswert". Welch abgrundtiefe Ängste müssen Mütter wohl ausgestanden oder verdrängt haben, wenn ihnen bewußt wurde, daß sie sich ihre Kinder nicht aussuchen können. Trostlose Einsamkeit für Mütter mit solchen Ängsten. Hier erfüllte der appellative Charakter der Haarerschen Sprache zweifellos eine Funktion der Beruhigung.

Es gibt eine Fülle praktischer Ratschläge in den Haarer-Büchern, in der NS-Zeit werden sie ganz kameradschaftlich (oder autoritär?) im Du gegeben. Häufig wurde das Gefühl suggeriert, daß sich die Mütter auf einem Kampfplatz befinden. Was sonst leicht als Bagatelle gelten könnte, wurde unversehens rasch zum Prüfstein für Treue, Gefolgschaft oder Verrat. Alle kindlichen Regungen zur Selbständigkeit oder mütterliche Weichheit wurden immer gleich potentiell zu bekämpfende Regungen. Mütter wurden zur Wachsam-

keit verpflichtet, nicht um etwas Schönes nicht zu versäumen, sondern um zu lauern, ob der Feind im Kinderzimmer nicht gar schon Einbrüche in die Front erzielen konnte. Mütter als Wachhabende: „Die Rettung der Nation und der Rasse ist gelegt in die Hände der Frauen[4]."
Als die erste Schlacht, die die Mutter zu bestehen habe, wurde die Entbindung geschildert. „Aber nicht ohne Wunden ist die Frau aus dem Kampf hervorgegangen, und ebenso wie jeder andere Verwundete braucht sie völlige Schonung und aufmerksame Pflege. Hier einen Vergleich mit einem Verwundeten zu gebrauchen, ist kein bloßes Wortspiel. Die frisch entbundene Frau ist tatsächlich verwundet[5]."
Nach der Entbindung hatte sofort die Erziehung des Kindes einzusetzen. Dazu wurde nachdrücklich von Haarer die frühe Trennung von Mutter und Kind empfohlen: „Wo aber bleibt das Kind? ... raten wir ganz dringend dazu, es von der Mutter getrennt unterzubringen und es ihr nur zum Stillen zu reichen. Der Mutter wird auf diese Weise nicht nur viel Beunruhigung erspart - sie horcht nur zu gerne ängstlich auf jede Lebensäußerung des kleinen Wesens und sorgt sich unnötig darum - sondern auch für das Kind ist ein eigener Raum von größtem Vorteil." Als Gründe führt Dr. Haarer an, daß das Baby so vor Ansteckungen geschützt sei und vor Wärmeverlust. Aber der eigentliche Grund liegt in der Absicht, vom ersten Lebenstage an mit der Erziehung des Kindes zu beginnen: „Außerdem hat die Trennung von Mutter und Kind für letzteres außerordentliche erzieherische Vorteile[6]." Das Stillen - von Dr. Haarer propagiert - wird in den Dienst der frühen Erziehungsabsichten gestellt: „Zwischen den Stillmahlzeiten müssen unter allen Umständen regelmäßige und ausreichende Pausen eingehalten werden ... Alle Tage wird zu denselben Zeiten gestillt. Nach diesen Zeiten richtet sich der ganze Tageslauf der jungen Mutter. „Bedenke immer: Mit Deinem richtigen Verhalten in dieser ganz entscheidenden Frage steht und fällt die richtige Pflege und Aufzucht deines Kindes! Die regelmäßig eingehaltenen, täglich gleich pünktlichen Mahlzeiten sind der entscheidende Beginn in der Erziehung deines Kindes[7]."
Das Baby wird weitgehend sich selbst überlassen: „Von vornherein mache sich die ganze Familie zum Grundsatz, sich nie ohne Anlaß mit dem Kinde abzugeben ... hüte sie sich vor allzu lauten und heftigen Bekundungen mütterlicher Gefühle[8]." Wenn das Baby schreit, wird überprüft, was fehlen kann. Wenn das Baby vor der Mahlzeit schreit: „Wir geben auf keinen Fall die Mahlzeit früher, sonst lernt das Kind sehr rasch, dies durch Schreien immer wieder zu erzwingen, und sein geregelter Tageslauf ist abermals in Gefahr[9]."

---

4 Ebenda, S. 8.
5 Ebenda, S. 91.
6 Ebenda, S. 97.
7 Ebenda, S. 106.
8 Ebenda, S. 143.
9 Ebenda, S. 145.

Schreit das Kind dennoch, darf - hin und wieder - zum Schnuller gegriffen werden. Versagt auch der Schnuller und sind alle pflegerischen Fragen geklärt, dann: „liebe Mutter werde hart! Fange nur ja nicht an, das Kind aus dem Bett herauszunehmen, es zu tragen, zu wiegen, zu fahren oder es auf dem Schoß zu halten, es gar zu stillen. Das Kind begreift unglaublich rasch, daß es nur zu schreien braucht, um eine mitleidige Seele herbeizurufen und Gegenstand solcher Fürsorge zu werden. Nach kurzer Zeit fordert es diese Beschäftigung mit ihm als ein Recht, gibt keine Ruhe mehr, bis es wieder getragen, gewiegt oder gefahren wird - und der kleine aber unerbittliche Haustyrann ist fertig[10]." Und weiter: „Das Kind wird nach Möglichkeit an einen stillen Ort abgeschoben, wo es allein bleibt, und erst zur nächsten Mahlzeit wieder vorgenommen. Häufig kommt es nur auf einige wenige Kraftproben zwischen Mutter und Kind an - es sind die ersten! - und das Problem ist gelöst ... Jeder Säugling soll von Anfang an nachts allein sein[11]."

Die deutsche Mutter ist nach Dr. Haarer ein eigenartiges Wesen. Es ist eine „rechte" Mutter. Sie wird postuliert als das Modell absoluter Pflichterfüllung und Treue, als durchdrungen von der Bedeutung ihrer erzieherischen Aufgabe und ausgestattet mit vollkommener Selbstbeherrschung sowie der Fähigkeit zur völligen Selbstaufgabe. „Nur eine pflichtbewußte, charakterfeste Frau mit gesundem Menschenverstand, die Sinn hat für Ordnung, Regelmäßigkeit, Pünktlichkeit und Sauberkeit, wird ihr Kind richtig erziehen können[12]." Muß sie denn, so fragen wir heute betroffen, in dieser Gestalt nicht eigentlich dem Mann und den Kindern als Zerrbild einer wirklich realen Frau erschienen sein? Vor allem die Frauen selbst mußten Angst bekommen, spätestens immer dann, wenn sie sich, im Vergleich mit der deutschen Supermutter, als Versager erleben mußten, zum Beispiel, wenn ihre eigenen Wünsche nach Vollkommenheit, im alltäglichen Umgang mit den Kindern hart auf die Probe gestellt, nur allzuoft, einer Seifenblase gleich, zerplatzten? Wir sehen durch dies Buch deutsche Mütter vor uns, die sich vor ihren eigenen Impulsen durchaus fürchten mußten, die stets kontrolliert erscheinen sollten: Pflegemaschinen, die, einmal richtig eingestellt, ein Leben lang zu funktionieren hatten - eine Schreckvorstellung für alle von ihr Abhängigen.

Wir gewinnen beim Lesen auch den Eindruck, als seien diese Mütter nicht eigentlich mit realen Vätern verheiratet gewesen, sondern vor allem zu intimem Bündnis mit dem Führerstaat verpflichtet worden. Ihm hörig, sollten sie eigene Bedürfnisse unterdrücken, sich nebst ihrem Nachwuchs opfern, ihm zuliebe Gefühle der Schwachheit oder Weichheit oder Fehlerhaftigkeit leugnen, sie bestenfalls als Ansporn zu verstärkten Anstrengungen in noch gewissenhafterer Befolgung aller Vorschriften nützen, um es nur ihm, dem Götzen

[10] Ebenda, S. 148.
[11] Ebenda, S. 148f.
[12] Die deutsche Mutter (1941), S. 270.

Staat, recht zu machen. Deutsche Mütter konnten dafür allerdings - zum Lohn - legitimiert durch höheren Auftrag, nun ihrerseits ein eigenes Regiment über die von ihr Abhängigen im „Reich der Frau", dem Hauswesen, errichten. Nicht weniger strenge Regeln galten dort. Sie mußten nun ihrerseits aktiv alles bekämpfen, was ihre „Ehe auf höherer Ebene" hätte gefährden und in Frage stellen können: Kritik, Individualität, Pluralität. Zur Aufrechterhaltung des eigenen Wertgefüges war es für diese Mütter unvermeidlich, daß diejenigen Frauen, die andere Wege gingen, mit vernichtenden Worten abgewertet wurden[13].

Der stets beschwörende Text der Haarerbücher vor 1945 (er wurde in den nach der Hitlerzeit erschienenen Auflagen ersetzt durch unzählige Ausrufungszeichen und knappe Sätze) läßt oft an das Bild eines Appellplatzes denken, auf dem in Reihe angetretene schwangere Frauen die für Mütter gültigen Befehle zur Kenntnis zu nehmen haben, ganz so, als drohe ihnen, die ihr erstes Kind erwarten, bereits der feindliche Einmarsch. Unwillkürlich drängt sich dabei der Eindruck auf, daß es nicht irgendwelche äußeren Feinde sind, denen ihre Alarmbereitschaft gilt, sondern die eigenen Kinder bzw. deren phantasierte Fehlentwicklung.

Jungen Müttern wurde suggeriert, daß im Kindbett und im Kinderzimmer die Entscheidungsschlachten geschlagen werden müßten an der „Front der Mütter unseres Volkes", damit spätere Katastrophen vermieden würden. „Bedenke immer: Mit Deinem richtigen Verhalten in dieser ganz entscheidenden Frage steht und fällt die richtige Pflege und Aufzucht deines Kindes[14]!" Um Sauberkeit, Ordnung und Aufrechterhaltung des geheiligten geregelten Tageslaufes war im Babyalter zu kämpfen.

In der Kleinkinderzeit galt es, neben dem immerwährenden Kampf um die Sauberkeit, vor allem das trotzende Kind zwischen Scylla (Dauertrotz) und Charybdis (gebrochenem oder geschwächtem Willen) hindurchzusteuern. Dr. Haarer forderte von der deutschen Mutter dabei vorbildliche Haltung: „Es ist schon viel gewonnen, wenn sich die Mutter von vornherein auf den Trotz, ja auf einen gelegentlichen richtigen Trotzausbruch gefaßt macht und der Gefahr entgegensieht, noch ehe sie richtig da ist. Der Trotz im Spielalter geht vorüber, wie er gekommen ist, aber nur dann, wenn das Kind während dieser Zeit richtig behandelt und schwere Erziehungsfehler nicht begangen wurden. Deshalb muß jede Mutter dem Trotz ihres Kindes Aufmerksamkeit und Nachdenken widmen. Fängt sie es jetzt falsch an, so setzt der Trotz sich fest. Bricht sie ihn mit Gewalt, so kann sie damit auch die gesunde Willenskraft des Kindes verbilden."

Als vorbeugende Maßnahmen werden empfohlen: Dem Kinde die Betätigung seiner Willenskraft zu ermöglichen, es Dinge tun lassen, die es schon kann, u.a. auch kleine Pflichten im Haushalt erfüllen, ferner, es austoben zu

---

13 Zum Beispiel im Kapitel Abtreibung, ebenda, S. 29.

14 Die deutsche Mutter (1941), S. 120.

lassen. „Wir gehen höflich und liebevoll mit ihm um. Nur jetzt keinen Kommandoton! Dadurch fordert man den Trotz oft erst heraus. Gebote und Verbote beschränken wir deshalb auch aufs unbedingt nötige Maß und gängeln das Kind nicht. Die beiden großen Erziehungsmächte Gewöhnung und Beispiel lassen wir weiter wirken. Natürlich darf das Kind an uns Großen niemals etwas wie Trotz sehen. Im täglichen Umgang mit uns zeigen wir ihm ganz unauffällig, daß man sich oft fügen und nachgeben muß und daß die Mutter z. B. ihre Meinung der des Vaters unterordnet. Aber nur jetzt kein lautes Getue, keine Absichtlichkeit! Sonst kann es uns geschehen, daß wir gerade das Gegenteil erreichen. Kein Herumprobieren mit verschiedenen Erziehungsmethoden und nur ja keinen sprunghaften Wechsel zwischen Güte und Strenge[15]."

In diesem Alter wird auch schon die politische Erziehung der kleinen Kinder vorbereitet: „Die zahllosen wißbegierigen Fragen unserer kleinen Kinder bieten uns auf völlig zwanglose Weise den ersten Anlaß dar, ihnen etwas von unserem Volk, unserem Vaterland und seinem Führer zu erzählen . . . Einer Ahnung menschlicher Größe sind sie aber ebenso wie einer Ahnung des Göttlichen durchaus zugänglich. Schon in diesem frühen Alter können auch ihnen die Ziele unserer Staatsjugend anfangen, Richtschnur zu werden: Einordnung in die Gemeinschaft, Abstreifen aller Wehleidigkeit, Tapferkeit und Mut, Gehorsam und Disziplin kann man ohne alle Künstelei im Spielalter an die Kinder herantragen. Können doch im Grunde die rechte Mutter, der rechte Vater für ihre Kinder gar keine anderen Erziehungsideale wünschen[16]."

Die Stilproben vermitteln den Geist der Erziehung, sprachliche Trommelfeuer, die von einer Einstellung gegenüber dem Kind zeugen, die keinen Raum läßt für lebendiges Wachsen von Beziehungen. Wie die Autorin keine Nuancen und Zweifel zuläßt und nur Postulate kennt, so empfiehlt sie auch niemals das Ausprobieren dessen, was für Mutter und Kind angenehm wäre. Dr. Haarers Sprache vermittelt immer kämpferischen Impetus, sie enthüllt damit tiefes Mißtrauen in die Beziehung des Erwachsenen zum Neugeborenen.

Begreiflich wird dadurch vor allem, daß sich der so sehnsüchtig erhoffte (politisch stets proklamierte) neue Lebensraum für die deutschen Frauen unversehens verengte statt erweiterte. Es blieb ihnen zur freien Entfaltung innerhalb der eigenen vier Wände nur wenig mehr übrig als das Feld des Praktischen. Dort durfte sich die Kreativität der Mütter austoben, im Erfinden reizender Details, netter Sachen, praktischer und immer noch geschickterer Dinge oder Handlungen. Es erscheint geradeso, als wäre das der einzig mögliche Fluchtweg gewesen, die Flucht ins Praktische. Dort war erlaubt, was immer gedacht, geplant, erfunden werden konnte. Müttern damals blieb

---

15 Unsere kleinen Kinder (1938), S. 215.
16 Ebenda, S. 224.

wenig. Denn ihr Leben mußte letztlich auch auf dem übriggebliebenen Feld des Praktischen verkümmern, wo trockene Anweisungen und starre Vorschriften lediglich Einzelheiten zur Nachahmung vorschrieben.

Was blieb? Sauberkeit, Ordnung und Pflichterfüllung als hauptsächliche, aber armselige Quellen von Lustgefühl. Kinderzimmer ohne Humor, Heiterkeit und Zärtlichkeit, voller Regelmäßigkeit, Sturheit, Konsequenz. Wir sehen, wie das Leben letztlich auch auf der Seite der (Erb-)Gesunden zunehmend verkümmerte. Lebensfeindliche Beziehungen entstanden auch im Kinderzimmer zwischen Mutter und Kind.

Was in der Säuglingszeit noch auf Ratschläge zur Regelmäßigkeit der Tageseinteilung und die Einhaltung strikter Fütterungszeiten beschränkt war, das Erziehen zur Härte, setzt für die Phase nach dem ersten Lebensjahr gnadenlos ein. Mit Stolz berichtet die Autorin vom eigenen zweijährigen Sohn, der, auch wenn er sehr schwer hingefallen war, selbst aufzustehen pflege und dazu ganz empört spreche: „Aber der Fritz weint doch nicht." Seine Mutter findet, daß sie dem Sohn so das Leben erleichtern hilft, sie denkt dabei in direkter Konsequenz an sein zukünftiges Dasein als Soldat.

Das Buch „Unsere kleinen Kinder" ist heute besonders schwer zu verstehen, da sich bei manchen eigene leidvolle Erfahrung aus dieser Zeit regt und die Identifikation mit den kleinen Kindern hier noch stärker als bei den Säuglingen die Gefahr birgt, daß die Mütter als Täter gesehen werden. Es fällt schwer, auch sie in ihrer Härte zu begreifen als Leidende, die in der Erziehung ihrer Kinder gleichsam den Offenbarungseid ihrer Fähigkeiten zu erbringen hatten gegenüber dem Staat. Der Spielraum der Mütter verengt sich noch stärker zu sturer Pflichterfüllung gegenüber Regelgrundsätzen, alles gerät zu Grundsätzlichem, zu Gesetzmäßigem.

Vor Zärtlichkeit wird expressis verbis gewarnt, hier läßt die Autorin zum erstenmal in einem Nebensatz erkennen, daß sie um das Unbefriedigtsein von Frauen weiß, wenn sie schreibt, „die in ihrer Ehe unbefriedigte Frau sollte sich zum Beispiel sehr davor hüten, dem ungestillten Verlangen nach Zärtlichkeit bei ihrem Kind Luft zu machen ... Eine gewisse Sparsamkeit auch in diesen Dingen ist dem deutschen Menschen und dem deutschen Kinde sicherlich angemessener ... Zärtlichen Müttern, die nun aber ihre Art auch nicht mehr gut ändern können, sei vorgeschlagen, das allzu Gefühlvolle und Sentimentale mehr ins Lustige und Humoristische abzubiegen." Und sie fährt fort: „Es ist immer wieder erstaunlich, wie frühzeitig die Kinder schon Sinn für Scherz und Neckerei haben. Ihn zu fördern ist für ihr späteres Leben sicher besser, als allzu starke Betonung des Gefühls. Humor, Sinn für Komik und die Fähigkeit zu scherzen, können über die schwierigsten Lebenslagen hinweghelfen. Dauernde Betonung des Gefühls läßt dagegen eine schwere Lage nur noch schwieriger und drückender erscheinen[17]." Vielen heute 35- bis 80jährigen ist schmerzhaft bewußt: Zärtlichkeit wurde denunziert als

[17] Ebenda, S. 179.

Ersatzbefriedigung unbefriedigter Frauen, als Einschmeicheln um eines Zweckes willen, Zärtlichkeit wurde abgewehrt als lästiges Geschmuse. Mußte aus so Erzogenen nicht eine Generation emotional Verhungerter hervorgehen? Welche Angst vor Zärtlichkeit, vor Weichheit wird hier sichtbar! Arme Kinder, Mütter und Väter, wenn zärtliches Bedürfnis in Komik umgebogen werden muß.

Gebrandmarkt war auch jede Form von Nachgiebigkeit. „Auch das schreiende und widerstrebende Kind muß tun, was die Mutter für nötig hält und falls es sich weiterhin ungezogen aufführt, gewissermaßen ‚kaltgestellt', in einen Raum verbracht, wo es allein sein kann und so lange nicht beachtet, bis es sein Verhalten ändert. Man glaubt gar nicht, wie früh und wie rasch ein Kind solches Vorgehen begreift[18]." Am Tisch der Großen hatten die Kleinen nichts zu bekommen, kein Bröcklein sollte ihnen gegeben werden, von keinem – wie einem Hund – damit er sich's Betteln nicht angewöhne. Nahtlose Kontinuität bis in die 80er Jahre: derselbe Rat wird in allen Auflagen wiederholt.

Der Menschentyp, den die Gesellschaft dieser Zeit erzogen haben wollte, paßt zu den militärischen Ambitionen des NS-Staates. Ein heldischer Typ sollte es werden, durchdrungen von absoluter Gehorsamsbereitschaft gegenüber dem Führer (Mutter) und seinen (ihren) Vorhaben, er sollte Schmerzen klaglos ertragen, sauber und ordentlich sein. Trotz und Eigenwille haben nur störenden Charakter, Widerspenstigkeit ist nicht geduldet, Einordnung ist Trumpf. Soldatische Tugenden sind letztlich Ziel – obwohl sie selten so bezeichnet werden. Beim Thema Gehorsam finden wir diese den Müttern nicht expressis verbis genannten Ziele in konzentrierter Form entwickelt als Erziehungsziele: „Wer Kinder richtig beobachtet, kann deutlich sehen, daß sie nach Führung verlangen und daß ein Zug zum Gehorsam neben dem Hang zur Widersetzlichkeit deutlich im Wesen des Kindes erkennbar ist[19]."

„Im Spielalter muß Gehorsam erreicht werden und zwar der unbedingte Gehorsam ohne Ablenkung, ohne Lohn oder Versprechen und ohne Drohung mit Strafe ... Niemals aber dulden wir, daß das Kind an unseren Anordnungen herumdeutet und mäkelt, oder daß es mault und widerspricht[20]." In der modernen Fassung nach 1951 heißt es: „Wenn es z. B. mit dem Essen spielt, so nehmen wir ihm den Teller weg und es muß hungrig bleiben. Streitet es mit den Geschwistern oder quält es Erwachsene, dann muß es einige Zeit allein bleiben ..."[21]

Unvorstellbar, daß Mütter durch das Labyrinth solcher Vorschriften, ohne anzuecken, durchkommen konnten. Für sie schnappte die Falle sowieso zu, denn, erinnerten sie sich an den auch gültigen Grundsatz, wonach „das

---

[18] Die deutsche Mutter (1934), S. 237.
[19] Unsere kleinen Kinder (1938), S. 237.
[20] Ebenda.
[21] Unsere kleinen Kinder (1951), S. 97.

Natürliche" Vorrang haben sollte, dann mögen sie manches Mal dem eigenen Wunsch gefolgt sein, lästige Vorschriften einfach über Bord gehen zu lassen. Sofern Mütter nicht allzu große sadistische Bedürfnisse ausagieren mußten, haben sie das wohl immer auch getan. Wenn sie durch eine eigene zufriedene Kindheit einen anderen Erfahrungshintergrund besaßen, mag es ihnen nicht so schwer gefallen sein. Sollten sie aber ihrerseits streng wilhelminisch-bürgerlicher Erziehung ausgeliefert gewesen sein, dann verfügten sie weder über Erfahrungen noch über Rückhalt. Je unsicherer aber Mütter in diesen Zeiten sozialer und politischer Umbrüche nach dem Ersten Weltkrieg waren, desto stärker war wohl ihr Bedürfnis nach allgemein gültigen Ratschlägen - und die in Johanna Haarers Buch sollten ja für ein tausendjähriges Reich gelten. Dabei mag manches zunächst einfach in Kauf genommen worden sein, getreu der Devise: Ohne Fleiß (Leid) kein Preis (Glück). Wo Mütter anders gehandelt haben im Kinderzimmer, dort drohte ihnen und den Kindern später in Kindergarten und Schule die Konfrontation mit dem bis dahin vermiedenen oder abgemilderten öffentlichen Zwang. Dann konnten nur noch Scheinheiligkeit und Heimlichkeit das eigene Gefühl der Natürlichkeit vor öffentlicher Kritik schützen.

Vieles schmerzt heute den Leser, besonders im Kapitel Sauberkeitserziehung. Einleitend mit dem Grundsatz versehen, wonach „die Freude an der Sauberkeit im Wesen jeder richtigen Frau liege", betont die Autorin zwar, daß keinesfalls - wegen möglicher Spätfolgen - zu früh mit der Sauberkeitserziehung begonnen werden dürfe, aber als Traumgrenze stellt sie doch das erste Lebensjahr dar, „allerdings oft leider noch nicht ganz erreichbar." Immer jedoch habe die Mutter versagt, wenn das Kind nicht erfreulich gepflegt erscheint. Die Autorität der Ärztin zwingt die Mütter, denn, „Nachlässigkeit der Mutter in diesem Punkt Sauberkeit" habe böse Folgen: „In solch einem Kinde entwickelt sich nicht der gesunde Abscheu vor allem Ekelhaften ... Das Ekelgefühl ist aber ein Warner und Bewahrer unserer Gesundheit. Wir vermissen es ohnehin zunächst schmerzlich an unseren kleinen Kindern. Wenn sie zum Beispiel alles mögliche und unmögliche in den Mund stecken, dann fragen wir uns entsetzt, ob sie sich denn gar nicht ekeln? Helfen wir ihnen also, ein gesundes Ekelgefühl zu bekommen! Stellen wir ihnen die Durchnässung mit Harn, die Beschmutzung mit Stuhl und schlechte Gerüche als etwas Abscheuliches hin und zeigen wir ihnen, daß derartiges immer sofort entfernt, beschmutzte Kleidung gewechselt werden muß. Wenn wir dies immer wieder unermüdlich tun, bekehren wir das Kind bald zu unserem Standpunkt. Es wird zunehmend unglücklich und unbehaglich, wenn es naß oder schmutzig ist. Es verlangt nach Sauberkeit. Haben wir es erst soweit, so ist der Kampf schon halb gewonnen[22]."

Für Mütter, denen diese Argumentation möglicherweise nicht einleuchten wollte, mag doch die tägliche Arbeit mit lästigem Windelwaschen in der Zeit

[22] Unsere kleinen Kinder (1938), S. 48.

ohne Wegwerfwindeln Motiv genug zur frühen Dressur gewesen sein. Wem das noch nicht genug Grund war, sich heftig in diesem Punkt gegen die natürlichen Bedürfnisse und Fähigkeiten des Kleinkindes zu stemmen, für den wurde in der NS-Zeit noch stärkeres Geschütz aufgefahren: Es drohe Schaden für das Volk durch den Anblick unsauberer Kinder. „Wer ein unsauberes, schlecht riechendes und mit seinen Entleerungen beschmutztes Kind um sich duldet, handelt den bevölkerungspolitischen Zielen unserer Staatsführung zuwider!" Denn, so wird ins Treffen geführt, die Lust zum Kinde könnte sich beim Betrachter (Männer oder Haushaltshilfen oder jungen Mädchen) verflüchtigen zum Nachteil für die Zeugungswilligkeit der Männer, die dadurch buchstäblich und bildlich die Nase vollbekommen und denken könnten, nach dem zweiten Kind: „Doch lieber nicht mehr davon[23]." Beunruhigung drohte auch für Mütter durch die Expansionsversuche ihrer Kinder. „Voll Entsetzen sieht die Mutter auf einmal ein immer aufs neue verschmiertes Kind um sich!" Entsetzen schon, weil Grundsätze der Sauberkeit und der Ordnung bedroht erscheinen?

Wo Nachlässigkeit, wo Fehler gleich zu Verstößen gegen das Volk deklariert werden, kann nur noch in ewiger Angst davor gelebt werden, man muß sich entweder schlecht oder als Versager oder Schuldiger fühlen, zur Heimlichkeit gezwungen oder zum Bekenntnis. Immer besteht höchste Spannung vor Zukunft wie vor Vergangenheit, nachträglichem Entdecken. Ein Kreislauf von Schamgefühl und Schuldverstrickung, der das Leben erstickt. Passend wären diese Gefühle von Entsetzen und von Scham allerdings gewesen, wenn sie sich auf die Mordgedanken gegenüber den für lebensunwert Deklarierten hätten beziehen dürfen. Das zur Unmenschlichkeit passende Gefühl wurde aber nicht an der Stelle erlebt, wo es angemessen gewesen wäre, sondern auf Harmloses (wie Ordnungsfragen) verschoben, das dadurch erst den hohen Stellenwert bekommen konnte.

Frau Dr. Haarers Bücher hatten im Dritten Reich bestimmt nicht deshalb so weite Verbreitung, weil die Autorin darin besonders Neues dargestellt oder empfohlen hätte. Im Gegenteil, sie erfüllte die Bedürfnisse einer Gesellschaft in hohem Maße, indem sie mit ihrem Werk in handhabbarer Form zementierte, was allgemein fest verankerte Vorstellung vom Kind und vom Naturell der Frau war/ist, der Frau als dem Wesen, das dazu bestimmt ist, die drei Dinge zu erfüllen, die seinerzeit als untrennbare Einheit gesehen wurden: zu empfangen, zu hüten und (haus)zuhalten. Darin waren sich allezeit über alle politischen Gräben hinweg die Parteien einig, und die Kirchen lagen ganz auf gleicher Linie: die Grenzen des weiblichen Rahmens galten, egal ob für Kirche, NS-Anhänger oder Atheisten, in schöner Übereinstimmung mit den Zielen von Gott, Vorsehung oder Natur als weit genug gesteckt, um ohne Mühe auch für die unverheiratete oder kinderlose Frau ein Plätzchen im caritativen Bereich zu weisen.

---

[23] Ebenda.

Der Gedanke an Emanzipation muß in diesen Jahren Lawinen an Ängsten bei Männern und Frauen ausgelöst haben: der allgemeine Schrei nach Errettung wurde gehört. Mit gutem Gespür für das politisch ausnützbare Bedürfnis nach Sicherheit konnten die Nationalsozialisten gleichsam auf einen fahrenden Zug aufspringen, sogleich Führerfunktion beanspruchen und das Ziel bestimmen. Mit ein paar Tricks, wie sie modernen Werbestrategen nicht besser hätten einfallen können, vermittelten sie sich als Retter und Tröster aus der Not. Sie erhoben eine neue Art von olympischer Disziplin für Deutsche aus der Taufe, Kinderkriegen als Volkssport, und sie ermöglichten es so, kostensparend für sich selber, all denen, die den täglichen Marathon des öden Einerleis im Putzen, Waschen, Flicken, Wickeln als Dauerstreß auf sich nehmen mußten, als Siegerinnen endlich auf einen bronzenen (nach 4), einen silbernen (nach 6) und einen goldenen Sockel nach der Erreichung der 8-Kindermarke zu steigen. Sie bekamen in Anerkennung ihrer Verdienste einen symbolträchtigen Orden, das „Mutterkreuz", wie Soldaten nach siegreicher Schlacht umgehängt. Sie konnten dieses fortan sichtbar sich selber anstecken als Zeichen des wohl oftmals schmerzlich vermißten Dankes und der gesellschaftlichen Anerkennung. Schauerlich genial mutet uns heute der Versuch an, mit so einem Stück Dekor alle, die Väter, Mütter und Geschwister, zu beruhigen, die wohl, freilich uneingestanden, oft Schuldgefühle haben konnten über ihre eigenen höchst ambivalenten Gefühle angesichts des Kindersegens in schlechten Zeiten.

Unvorstellbar, daß nach 1945 einfach alles gelöscht werden konnte, was an Wünschen und Ängsten geweckt worden war in der Beziehung von Mutter und Kind. Für den Umgang mit Freiheit und Mitbestimmung fehlten so alle inneren Erfahrungen. Selbst bei denjenigen, die in der Erschütterung darüber, daß der deutsche politische Karren von den Autoritäten restlos in den Graben gefahren worden war - in mörderischer Konsequenz des einmal und immer für richtig proklamierten -, guten Willen zum Neuanfang spürten und die Sehnsucht hatten nach demokratischen Formen, war es psychisch unmöglich, den für sicher gehaltenen Schatz innerer Beziehungen aus der frühen Mutter-Kind-Beziehung plötzlich zu entwerten. Das hätte bedeutet, daß die Götter in ihrer menschlichen und pathologischen Verstrickung hätten gesehen werden müssen. Das hätte unerträgliche tiefste Verunsicherungen und Zusammenbrüche bedeutet für alle, die ihren Göttern zuliebe (der Mutter u. a.) ihr (Eigen-)Leben geopfert haben.

Haarers Erziehungskonzept war - das muß klar betont werden, weil es hier nicht darum geht, eine Autorin als Alleinverantwortliche für einen Erziehungsstil dingfest zu machen -, das Erziehungskonzept der deutschen Gesellschaft im Nationalsozialismus. Es erfüllte die politischen Wünsche der Deutschen nach Weltgeltung, Sicherheit und Überschaubarkeit, Gesundheit und Stärke. Die Konsequenz, die das Konzept den Müttern abverlangte, sollte den Erfolg garantieren: Autorität der Mütter und absoluter Gehorsam der Kinder. So plagten sich wohl beide, die Mutter und das Kind: Die Mutter sollte ihrerseits ihre Gefühle verbergen, den Zweifel verdrängen, die Unsicherheit leugnen, auch das Kind seinerseits mußte seine Aggressionen abspalten, sich anderweitig Möglichkeiten suchen, mit seinen kritischen und seinen aggressiven Gefühlen, wie sie absoluter Gehorsam auslöst, fertig zu werden. Die Verlagerung von aggressiven Gefühlen, Wünschen und Ängsten, die im alltäglichen Umgang in Elternhaus, Beruf ect. entstanden waren, nach außen, auf andere Menschen (die politischen Gegner, die Außenseiter, die Kranken), war politisch gefördert und provoziert. Wut-, Haß- und Mordgefühle einer zu absolutem Gehorsam erzogenen bzw. veranlaßten Generation durften sich staatlich erlaubt austoben mit Konsequenz bis zum Mord und Massenmord. So betrachtet, brauchte die Gesellschaft im Nationalsozialismus zur Aufrechterhaltung ihres labilen Friedens im Inneren (Familie ebenso wie Bevölkerung) notwendig die Diskriminierten, um ihre eigenen Aggressionen abzureagieren, die sie an den Personen, die solche Gefühle eigentlich ausgelöst hatten, nicht abreagieren durften, an Mutter, am Vater, am Vorgesetzten: die Führer mußten samt unsinnigen Befehlen bedingungslos akzeptiert und verschont werden.

Lassen sich in den nach 1949 erschienenen Büchern Dr. Haarers zur Schwangerschaft, Geburt, Säuglingspflege und Erziehung Kontinuitäten finden? Sind etwa unter der modernisierten Gestalt der Bücher Haarers noch unauffällig alte Muster wirksam? Immerhin können es Großmütter/Schwiegermütter – da sie selbst das Haarerbuch gerne benützten – unbesorgt und gerne wieder an ihre Töchter, Schwiegertöchter und Enkelinnen weiterschenken. Die praktischen Fragen erscheinen als vom historischen Hintergrund isolierbare Probleme, die es den Müttern ersparen, über die Auswirkungen ihres Tuns nachzudenken.

Babypflege als quantité négligeable? Interesselosigkeit, weil es sich ja nur ums Praktische handelt? Wie kommt es, daß dies Phänomen so lange außerhalb der Diskussion ums väterlich-mütterliche Erbe der Vergangenheit blieb? Vielleicht verbindet uns ein gemeinsames Interesse, solange wir diese Phase des Lebens ausklammern aus dem kritischen Denken, es könnte darin zu suchen sein, daß wir alle in unserer Vorstellung ganz gerne eine Illusion, die Idee einer Idylle bewahren möchten, von einer Insel friedlicher trauter Zweisamkeit von Mutter und Baby, fernab von politischen Störungen und – weitgehend zugleich auch fernab von den Vätern. In den Haarer-Büchern jedenfalls kommt der Vater bis in die späten 80er Jahre hinein kaum vor; weder im Titel noch im Umschlagbild war ein halbes Jahrhundert lang Raum für ihn. Das Titelfoto verkörperte eindrucksvoll diese Idee einer Mutter-Kind-Idylle. 1977 sah man oder frau ein zufrieden schlafendes Baby, das Auge der Mutter beglückt darüber; die nächste Auflage 1979 bot dem Betrachter den Anblick von Mutter und Kind als sich zärtlich-lustvoll gegenseitig mit den Lippen an Bäckchen und Schulter berührendes Paar. In Bild und Inhalt wurde bis 1987 ein Beziehungsmuster tradiert auf der Schiene des angeblich rein Praktischen, das heißt: Mütter können ganz gut allein erziehen, es braucht dazu den Vater nur am Rande. Durch die längeren Arbeitszeiten, die Abwesenheit der Männer in Krieg und Gefangenschaft war es für eine Frauengeneration schicksalhafte Notwendigkeit, daß sie autark in der Rolle der Alleinerziehenden waren. Heute könnte es anders sein. Dennoch blieb der Vater randständig im Kinderzimmer: ein Problem hat sich tradiert. Angesichts der vielen Alleinerziehenden heute mag die psychoanalytische Frage gestellt werden, ob es möglicherweise nicht allein persönliche Entscheidung ist, wenn Eltern meinen, ein Partner genüge für Kindererziehung. Denkbar ist immerhin, daß eine Generation dem Wiederholungszwang unterliegt oder familiendynamisch gesehen einen von den Eltern übernommenen Auftrag zu lösen versucht, wonach Eltern sich und ihren eigenen Eltern beweisen müssen, daß es geht, besser und freiwillig vorgeblich, ohne den Vater bzw. immer (noch) auf der Suche nach einem anderen, besseren Vater für sich und die eigenen Kinder.

In der jüngsten „völlig neu bearbeiteten und erweiterten" Auflage von 1987 scheint auf den ersten Blick alles verbessert, der Ton vermittelt eine veränderte, lockerere Einstellung zum Kind und der Mutter; die Angst, ein Baby könnte verwöhnt werden, ist endlich verschwunden - und dennoch blieben genug Relikte der alten Erziehungs- und Beziehungsmuster zurück. Zum Beispiel reagierten Verlag und Autorinnen auf die neue Vätergeneration, die sich nicht mehr so einfach ausklammern läßt aus dem Erziehungsgeschehen. Nun wurde dem Vater auch im Titelfoto Platz eingeräumt. Inhaltlich wurde der Wandel zu einer verbesserten Mutter-Vater-Kind-Beziehung aber nicht vollzogen. Im Gegenteil. In vielen Fragestellungen, auf die die Autorin scheinbar fürsorglich eingeht, tradiert sich ein spezifisches einseitiges Beziehungsmuster. „Aber, so fragen sich viele Frauen, wie wird mein Mann sich dazu stellen (zur Schwangerschaft)? Wird er mich weiter lieben wie bisher, werden die körperlichen Veränderungen ihn nicht dazu bringen, sich von mir abzuwenden? Zum Glück haben die meisten Männer heute eine ganz natürliche und unverkrampfte Einstellung zu diesen Fragen ... Der Vater wurde in unserer Zeit gewissermaßen neu entdeckt - eine große Hilfe für die werdende Mutter[24]."

Der Vater bleibt wie eh und je der Mann, nach dem sich die Frau zu richten hat: Ihm darf keine Härte zugemutet werden wie zum Beispiel nächtliche Ruhestörung, an die sich die Frau angeblich rasch gewöhne: „Trotz der Störung sind Sie (die Mutter) morgens gut ausgeruht[25]." Bei der Geburt darf ihm nicht zu viel zugemutet werden. „Vielleicht sind Sie selbst dagegen, daß Ihr Mann dabei ist, wenn Ihr Kind geboren wird. Auch das ist verständlich. Denn gegen Ende der Entbindung geht es etwas turbulent zu. Nicht immer werden Sie dabei einen schönen Eindruck machen[26]."

---

24 Die Mutter und ihr erstes Kind (1987), S. 39.
25 Ebenda, S. 143.
26 Ebenda, S. 91.

Verblüffend direkt wird die Einseitigkeit der Elternbeziehung im Kapitel „Sexuelle Beziehungen nach der Entbindung" klargestellt: „Manchem jungen Mann wird es schwer fallen, viele Wochen enthaltsam zu leben. Sie sollten sich daher den Wünschen Ihres Mannes nicht völlig verschließen und versuchen, ihn auf andere Weise zu befriedigen. Es gibt viele Formen von Intimität und Zärtlichkeit. Lassen Sie sich eventuell von Ihrem Frauenarzt beraten[27]." Hier wird erkennbar, daß zweierlei Traditionen unreflektiert Fortsetzung finden selbst da, wo im Vergleich zu bisherigen Auflagen befreiende Offenheit zu herrschen scheint: Die Bedürfnisse des Mannes sind die vorrangigen, die Bedürfnisse der Frau werden gleich gar nicht erwähnt. Zugleich aber bleibt der Vater trotz scheinbarer Fürsorge ausgesperrt aus der direkten Beziehung. Seine Ehefrau soll sich im Problemfall nicht mit ihm, dem Ehemann, verständigen, sondern den Arzt (Mann) fragen. Hier wird zusätzlich zur einseitigen Partnerbeziehung ein Arzt-Patientverhältnis tradiert, das in Deutschland Kontinuität hat. Der Arzt, die Autorität, hat Vorrang. Die Frau/Mutter ist im Bündnis mit dem Autoritätsvertreter statt in der Beziehung mit dem Partner. So steht die Frau allenfalls vor der Auswahl, welche Autorität sie für sich entscheiden läßt: sie muß es in jedem Fall aber dem Manne - Ehemann oder Arztautorität - recht machen.
Ausgesprochen fatal und ärgerlich ist auch die Kontinuität bis zur neuesten Ausgabe hinsichtlich des Problems von Einzelkindern. Hier werden noch immer in alter Tradition sowohl Eltern wie Einzelkinder schlicht diskriminiert. „Aber immer wieder kann man sehen, wie lebenstüchtig und leistungsfähig die Menschen sind, die mit Geschwistern aufgewachsen sind, wie schwierig und oft unfähig die übermäßig behüteten und verwöhnten einzigen Kinder dagegen erscheinen[28]." Der Druck mit der Angst wird noch immer eingesetzt, wo überzeugende Argumente fehlen und politische Ziele verschleiert werden müssen.
Kontinuität von 1934 bis Ende der 70er Jahre gibt es auch hinsichtlich der spezifischen Einstellung des Ratgebenden und des Ratsuchenden. Dr. Haarer vermittelt hier eine Tradition, die auch außerhalb der Kinderzimmer weit verbreitet ist; sie besteht darin, daß einer vorgibt, genau zu wissen, wie etwas gemacht wird, und daß der andere, der Laie, sich lediglich genau an die Vorschriften zu halten habe. „Nur wenn dies alles richtig bedacht wird, werden Sie und Ihr Mann sich wirklich an dem Kinde freuen ... Deshalb bitten wir sehr, dieses Buch genau zu lesen und jeden Hinweis zu beachten[29]." Die Rollenteilung bleibt strikt erhalten, der Glaube an das ärztliche Wissen zementiert die Positionen. „Wir wollen Sie in gesundheitlichen Fragen gut beraten, selbstverständlich nach dem neuesten Stand der Wissenschaft, ohne schädli-

[27] Ebenda, S. 130.
[28] Ebenda, S. 270.
[29] Die Mutter und ihr erstes Kind (1979), Vorwort.

ches medizinisches Halbwissen zu vermitteln[30]." Ab 1987 verspricht die Autorin im Vorwort, die Leserin, die nach ihrem Buch lernt, vor zweierlei zu bewahren: vor unnötigem Fachwissen und vor unnötigen Fehlern. Es klingt milder im Ton, meint aber im Grunde noch immer dasselbe: wir Ärzte sagen, wie es richtig ist, Du Laie folge brav, dann wird es recht. Glaube und Vertrauen in die Kompetenz wird verlangt anstelle von Information, die offenbar der Leserin nicht gegeben werden darf, da sie schädlich sei. Schädlich wofür? Für die Position der Ärzte? Die Ruhe der Mütter? Als könnten so Ängste ausgeschaltet werden, indem einfach nicht informiert wird, sondern das Baby, sein Körper gewissermaßen abgegeben wird an den dafür zuständigen Arzt. Die Mutter ist immer noch eine Einrichtung, die nur alles richtig zu machen hat, dann kann sie sich in der Gewißheit wiegen, das Beste getan zu haben - laut ärztlicher Vorschrift. Wenn also etwas nicht klappt, dann hatte der Arzt unrecht oder sie war nicht konsequent genug, als eigenverantwortliche Person bleibt die Mutter ausgeschaltet.
Der Eindruck, den Haarers heute erhältlichen Bücher noch immer vermitteln, ist zwiespältig. So viel guter Rat, aber so beschwörend gegeben, so viel Warnungen, so viel „müssen", „sollen", „unbedingt": Angst vor Fehlern ist die eigentliche Gefühlsskala, die so vermittelt wird. Mißtrauen der Autorin auch in die Unfähigkeit, die Laschheit, die mangelnde Konsequenz der Leserinnen. Wie anders sonst ist der Rat zu verstehen, den sie stillenden Müttern im Kapitel Mutterschutzgesetzgebung gibt: „Dürfen wir Ihnen den Rat geben, sie (die Mutterschutzgesetze) nicht ungebührlich auszunützen? Sonst entsteht nämlich in den Betrieben eine ablehnende Einstellung gegen die Mütter, und das ist dann sehr bedauerlich[31]." Seit 54 Jahren - von 1934 bis 1988 beschließt Dr. Haarer ihre Bücher „Mutter und erstes Kind" auch in den vollständig neu überarbeiteten Auflagen mit den fast wörtlich gleichen Schlußgedanken. Sie weist damit der Leserin in konzentrierter Form noch einmal die gültigen Grundrichtungen und sie verbindet damit eine versteckte Drohung, die nur als Absicht verstanden werden kann, die Leserin zur Einhaltung des Empfohlenen zu veranlassen: Charakterfehler des Kindes werden als von der Mutter vermeidbare Fehler deklariert: „Wir haben an die früheste Zeit unserer Kindheit keine bewußte Erinnerung, sie setzt erst in späteren Jahren ein. Durch die Forschungen der Ärzte und Psychologen ist aber erwiesen, daß man trotzdem gerade diese erste Lebenszeit gar nicht wichtig genug nehmen kann. Die ersten Erlebnisse und Eindrücke wirken im Unbewußten weiter. Es ist unendlich wichtig, daß jetzt alles ‚richtig' ist und stimmt. Das erste Erlebnis des ‚DU', die erste Berührung mit der Außenwelt, die Stillung der ursprünglichen Bedürfnisse wie Durst und Hunger, die erste Notwendigkeit, etwas zu tun, was man nicht mag, und etwas zu unterlassen, was man gern möchte, können entscheidend sein fürs spätere Leben. Nicht

---

[30] Ebenda.
[31] Ebenda, S. 117. Diese Sätze fehlen in der Ausgabe von 1987.

umsonst sagt man von Menschen, die charakterliche Mängel oder Fehler im Verhalten zeigen, sie hätten keine gute Kinderstube gehabt[32] ."

Das alte deutsche Erziehungskonzept basierte auf der Angst vor Fehlern, es war gekoppelt mit dem unbedingten Wunsch, alles richtig zu machen, und gründete in der Hoffnung, auf diesem Wege eine bessere angstfreiere Zukunft für die neue Generation zu erreichen. Dieses Konzept vertiefte die Neigung des Menschen zur Spaltung in Gut oder Böse, Richtig oder Falsch, Gehorsam oder Befehlen, Fachmann oder Laien, Kranke oder Gesunde. Die Suche nach dem einzig richtigen Weg bzw. Rat verbaute den Eltern den Weg zur Übernahme von Eigenverantwortung und erhöhte die Abhängigkeit der Eltern vom Ratgebenden. Es führte zu der Entwicklung, daß die ärztliche Kompetenz mit der ganzen Verantwortung belastet wurde und daß die Laien, die Eltern, um den Preis der Abhängigkeit von fremdem Rat von ihrer Eigenverantwortung entlastet bis entmündigt wurden. Ärzte erschienen als mächtig, Laien als ohnmächtig, befreit von Zuständigkeit, aber auch von Lebendigkeit.

Das Konzept wirkt heute noch immer, so ist es z. B. in Beratungsstellen für Eltern und Kinder deutlich spürbar: Wo es vordergründig um die Probleme von Kindern geht, zeigt sich bei tieferem Verstehen, daß die Eltern aus Angst vor Schuldzuweisung in ihrer Lebendigkeit erstarrt sind. Ihre Angst davor, einen Fehler gemacht zu haben und zur Verantwortung gezogen zu werden, stellt ein schwer zu behebendes Hindernis in der Arbeit mit Eltern dar. Wie fühlt sich eine junge Mutter, die am Beginn ihres gemeinsamen Lebens mit dem Baby - aufregend genug ist die neue Lebenssituation wahrhaftig - solche Gedanken angetragen bekommt? Wirft sie das Buch als untauglich in die Ecke und sucht freundlichere Lektüre? Vertraut sie lieber eigenen Kräften? Wenn sie angstfrei ist und Auswahl hat, mag das wohl sein. Muß sie sich nicht schrecklich davor fürchten, einen Fehler zu machen mit dem Neugeborenen, eine unvollkommene und schlechte Mutter zu sein, wenn Charakterfehler als von der Mutter verschuldetes Menetekel an die Wand gemalt werden? Wie soll sie der Versuchung entkommen, in der (unguten) Tradition der Deutschen zu leben, nach der eine Mutter ausschließlich eine gute Mutter zu werden hat?

---

[32] Ebenda, S. 249; fast identisch der Wortlaut in der neuesten Ausgabe (1987), S. 270.

Robert Sigel

Heilkräuterkulturen im KZ

Die Plantage in Dachau

Wegen möglicher diplomatischer Querelen - so entschied Himmler im Februar 1942 - könne die Expedition erst nach Kriegsende stattfinden. Auf dieser Expedition der SS-Stiftung „Ahnenerbe" in Dschungelgebiete Südamerikas sollten all jene Wunderpflanzen aufgesucht werden, von deren Wirkung ihm der Wehrmachtshauptmann Emmerich von Moers in einem Schreiben anschaulich und in leuchtenden Farben berichtet hatte: Die Pflanze zur vollständigen Heilung der Malaria, verschiedene wertvolle pflanzliche Heilmittel gegen Syphilis, Pflanzen, die unfehlbare Heilkräfte gegen eine Reihe von schweren Hautkrankheiten enthielten, eine Anzahl von Pflanzen, die als starkes Aphrodisiakum wirkten und andere mehr[1].
Zweifel an Moers blumigen Schilderungen hatte Himmler nicht, obwohl ihm dessen einigermaßen abenteuerliche, durchaus zu Skepsis Anlaß gebende Biographie bekannt war.
Himmlers Vorliebe für alle möglichen Formen sogenannter naturgemäßer Lebens- und Heilweisen schloß so obskure Entwürfe wie den oben genannten durchaus mit ein, war aber mehr als nur eine persönliche Marotte, sollte doch gerade die Heilpflanzenkunde zu einem der Fundamente der nationalsozialistischen Medizin werden.
Diese neue Medizin oder neue Deutsche Heilkunde, wie sie genannt wurde, sollte weg von der bisherigen naturwissenschaftlichen Ausrichtung hin zu einem auf die Arbeitsfähigkeit des einzelnen orientierten Vorsorgedenken, hin zu Gesundheitspflege und Gesundheitsführung, zu einer Arbeits- und Leistungsmedizin, in der Gesundheit Pflicht war. Solche Abkehr von der naturwissenschaftlichen Medizin konnte anknüpfen an den Vorurteilen und Vorlieben, die in der nach Millionen zählenden Anhängerschaft verschiedenster Richtungen der Naturheilkunde weithin verbreitet waren[2].
Bereits 1934 wurde an der Heidelberger Universität die „Arbeitsgemeinschaft für Heilpflanzenkunde an der Rudolf-Krehl-Klinik" gegründet, die eine Reihe verschiedener Anbauunternehmen initiierte; Gründungsmitglied war

---

1 Archiv Institut für Zeitgeschichte, München, MA 290, Folder 226.

2 Hierzu und zu den folgenden Ausführungen zur organisatorischen Entwicklung der Neuen Deutschen Heilkunde siehe: Gerhard Baader und Ulrich Schultz (Hg.): Medizin und Nationalsozialismus. Tabuisierte Vergangenheit - ungebrochene Tradition? Dokumentation des Gesundheitstages Berlin 1980 Bd. 1, 2. verb. Auflage Berlin 1983, darin insbesondere den Beitrag von Walter Wuttke-Groneberg, S. 113-138.

u.a. R. Lucaß, Gartenbaumeister, später Referent für Heil- und Gewürzpflanzenanbau in der Reichsführung-SS. Ein Jahr später gründete auch die Reichsärzteführung eine „Reichsarbeitsgemeinschaft für Heilpflanzenkunde und Heilpflanzenbeschaffung".

1936 wurde von der Heidelberger Arbeitsgemeinschaft ein Heilkräutergarten in der Führerschule der Deutschen Ärzteschaft in Alt Rehse angelegt, 1937 begann Lucaß den Anbau von Heilkräuterlehrkulturen im SS-Hilfswerk in Schleißheim. Das Schleißheimer Projekt ging ein Jahr später im Kräutergarten des Konzentrationslagers Dachau auf.

Neben der gesundheitlichen Bedeutung im Rahmen der neuen Medizin hatte der Heilkräuteranbau auch seine Funktion in der Autarkie- und Kriegsvorbereitungspolitik des Nationalsozialismus. In einem Vortrag im Haus der deutschen Ärzte in Berlin machte Georg Gustav Wegener, der Leiter des Hauptamtes für Volksgesundheit in der Reichsleitung der NSDAP, bereits im Jahre 1935 deutlich: „Der starke Verbrauch an pflanzlichen Heilmitteln im Kriege erfordert eine Organisation, die im gegebenen Augenblick in der Lage ist, den Ausfall der Auslandsdrogen zu ersetzen und die erhöhten Anforderungen zu befriedigen. Die Mobilisierung der Schulen zum Einsammeln wildwachsender Heilkräuter war und bleibt nur ein Notbehelf. Die Akklimatisierung unentbehrlicher ausländischer Heilpflanzen gewinnt von der wehrpolitischen Seite aus gesehen erhöhte Bedeutung"[3].

Die Reduzierung der Ausgaben für Arzneimittelimporte um geschätzte achtzig Prozent bereits in Friedenszeiten sollte zudem notwendige Einsparungen im Gesundheitswesen erbringen und damit Gelder für wichtigere Ausgaben freimachen.

All diese unterschiedlichen Motive, Himmlers Vorliebe, sein Glaube an das sogenannte Heilgut der Natur, die Entwicklung der nationalsozialistischen Medizin, (kriegs-)wirtschaftliche Erwägungen trafen sich im Ziel, den Anbau von Heilpflanzen systematisch und in großem Stil zu beginnen und durch die Gründung eines eigenen Institutes wissenschaftlich zu begleiten und zu fundieren.

Großflächiger Anbau von Heilkräutern allerdings, insbesondere unter den gegebenen klimatischen Bedingungen, erforderte eine sehr hohe Arbeitsintensität; die Wirtschaftlichkeit eines solchen Projektes unter den üblichen Bedingungen der Entlohnung von Arbeitskräften war damit kaum möglich. Es war deshalb für die Initiatoren des Projektes naheliegend, auf diejenigen zurückzugreifen, deren Arbeitskraft rücksichtslos, auch bis zur physischen Vernichtung, ausgebeutet werden konnte und die damit die Rentabilität des

---

[3] G. Wegener, Die Bedeutung des deutschen Heilpflanzenprojektes nach volksgesundheitlichen, wissenschaftlichen und wirtschaftlichen Gesichtspunkten. Aus dem Vortrag, gehalten am 16. April 1935 im Haus der deutschen Ärzte in Berlin; zitiert nach: Walter Wuttke-Groneberg, Medizin im Nationalsozialismus. Ein Arbeitsbuch, Tübingen 1980, S. 189f.

gesamten Unternehmens garantierten: die Häftlinge der Konzentrationslager.

Die SS, der die Konzentrationslager unterstanden, hatte seit Mitte der dreißiger Jahre begonnen, sich eigene Wirtschaftsunternehmen anzugliedern bzw. aufzubauen[4], deren Zahl schließlich mehrere Dutzend umfaßte, Ernährungsbetriebe ebenso einschloß wie Holzbearbeitung, Bauwesen, wie Porzellanherstellung u.a. Sämtliche Unternehmungen einschließlich der Wirtschaftsbetriebe in den Konzentrationslagern wurden 1938 dem SS-Verwaltungshauptamt unterstellt, aus dem später das SS-Wirtschafts-Verwaltungshauptamt (WVHA) hervorging. Sein Leiter war Oswald Pohl, zuletzt SS-Obergruppenführer. Pohl war wie Himmler Anhänger sogenannter naturgemäßer Lebens- und Heilweisen.

Am 23. Januar 1939 gründete Pohl die „Deutsche Versuchsanstalt für Ernährung und Verpflegung G.m.b.H.". Gesellschafter waren die „Deutsche Erd- und Steinwerke GmbH", ebenfalls ein SS-Unternehmen, sowie ein Mitglied des SS-Wirtschafts-Verwaltungshauptamtes; zwar findet man dessen Namen in den vorhandenen Quellen nicht, wird aber davon ausgehen können, daß es sich um den SS-Standartenführer Dr. Salpeter handelt, der jedenfalls Ende des Jahres 1939 als treuhänderischer Gesellschafter geführt wurde[5]. Schwerpunkt des Unternehmens waren Anbau und Erforschung von Heil- und Gewürzkräutern. Es unterstand der Geschäftsführung des Hauptsturmführers, späteren Obersturmbannführers Heinrich Vogel im Amt W V des WVHA.

Laut Gesellschaftsvertrag hatte die Versuchsanstalt folgende Aufgaben:

a) Planmäßige Erforschung und Anbau der in Deutschland wachsenden Heilkräuter im Interesse der deutschen Volkswirtschaft,
b) die Versorgung des deutschen und ausländischen Marktes mit deutschen Drogen,
c) Herstellung neuer Drogen und Mischungen auf Grund wissenschaftlicher Untersuchungen,
d) Unterhaltung von Laboratorien,
e) Erwerb von Grundstücken,
f) den Vertrieb aller kaufmännischen und landwirtschaftlichen, mit dem Unternehmen in Verbindung zu bringenden Geschäfte, z.B. Geflügel- und Kleintierfarmen, Mästereien usw[6]."

Kernstück des gesamten Unternehmens waren die Anlagen beim Konzentrationslager Dachau, neben diesen gehörten eine ganze Anzahl weiterer Pro-

---

4 Siehe Enno Georg, Die wirtschaftlichen Unternehmungen der SS, Stuttgart 1963.

5 Siehe den Bericht über das 1. Geschäftsjahr der Deutschen Versuchsanstalt für Ernährung und Verpflegung GmbH, S. 1, Archiv Institut für Zeitgeschichte, München, NO 1044.

6 Bericht über das 1. Geschäftsjahr der Deutschen Versuchsanstalt für Ernährung und Verpflegung GmbH, a.a.O., S. 2f.

jekte dazu; waren es Ende 1939 noch drei (Dachau, Ravensbrück, Bretsteintal in der Steiermark), so umfaßte die „Deutsche Versuchsanstalt für Ernährung und Verpflegung GmbH“ im Jahre 1944 über zwanzig landwirtschaftliche Betriebe, daneben Fischzuchtanlagen sowie die Verwaltung und Betreuung von Gütern in den besetzten Gebieten der Tschechoslowakei, Polens und der Sowjetunion.

Neben den Anlagen beim KZ Dachau und kleineren Plantagen im KZ Ravensbrück, die von einigen wenigen zivilen Arbeitskräften abgesehen allein von Häftlingen bewirtschaftet wurden, waren die übrigen Besitzungen, die über das ganze Reichsgebiet und Österreich verstreut lagen, weniger arbeitsintensiv und wurden nur zum Teil von Häftlingen bearbeitet. Sie dienten der Erprobung der biologisch-dynamischen Anbauweise, der Himmler und Pohl anhingen, sowie der Rinderzucht, Schafzucht, veterinärmedizinischen Versuchen u.a.

Als zu Jahresbeginn 1939 die „Deutsche Versuchsanstalt für Ernährung und Verpflegung GmbH“ gegründet wurde, gab es beim Konzentrationslager Dachau bereits Anlagen, die übernommen werden konnten. 1935 war auf einem Gelände gegenüber dem Osttor des Lagers begonnen worden; die für den Anbau vorgesehene Fläche mußte erst mühsam kultiviert werden. Neben dem sehr ungünstigen Klima waren ja auch die Dachauer Moorböden für die geplanten Kulturen äußerst ungeeignet. So mußten die Häftlinge zunächst den Boden durch kilometerlange Gräben entwässern, mußten Torf stechen, Pfützen und Tümpel zuschütten und auf den schweren Moorboden eine Humusschicht auftragen. Maschinen wurden nicht verwendet.

1938/39 wurde dann in großem Maße mit der Trockenlegung des riesigen Moorgebietes begonnen. Als Arbeitskräfte wurden Zigeuner und vor allem jüdische Häftlinge aus dem KZ verwendet, ihr Leben galt nichts, Hunderte von ihnen starben an dieser Sklavenarbeit und an der Brutalität von SS und Kapos.

Häftlingsaussagen wie die folgende gibt es zahllose:

> „Die Praxis auf der Plantage zur Vernichtung war die:
> 1. Schwimmbad
> 2. Schiebkarrenlauf durchs Moor
> 3. über die „Postenkette-Jagen“
> Die anderen Methoden waren zu umständlich. Man mußte Phantasie aufbringen. Z.B. mit der Schlinge um den Hals vom ersten Stockwerk auf einen Heu- oder Strohhaufen springen. War das Seil zu kurz, dann konnte man sich ausmalen, was geschehen mußte[7].“

Einer der Berüchtigtsten war der Kapo Christoph Knoll, dem von der SS für

---

[7] Hans Schwarz, Wir haben es nicht gewußt. Erlebnisse, Erfahrungen und Erkenntnisse aus dem Konzentrationslager Dachau. Manuskript im Archiv der KZ-Gedenkstätte Dachau, S. 90.

den hundertsten umgebrachten Juden eine besondere Brotzeit versprochen worden war. Knoll wurde im ersten Dachau-Prozeß von einem amerikanischen General Military Government Court am 13. Dezember 1945 zum Tode verurteilt und in Landsberg hingerichtet.
Im Juni 1939, ein halbes Jahr nach der Gründung der Versuchsanstalt für Ernährung und Verpflegung, wobei jedoch die Heilkräuter- und Gewürzkulturen bereits länger existierten und von der Gesellschaft übernommen worden waren, hieß es in einem ersten Bericht des zuständigen Amtes: „Die ersten Geschäfte, welche für dieses Unternehmen eingeleitet worden sind, können - privatwirtschaftlich gesehen - nicht als günstig bezeichnet werden“[8]. Dabei waren an Investitionen für die Dachauer Anlagen bis dahin schon nahezu eine Million Reichsmark ausgegeben worden; im einzelnen wurden folgende Ausgaben aufgeführt:

„*Pfeffermühle Prittlbach*		
Bauten, Maschinen, Rohprodukte,		
Grundstücke ev. unentgeltlich	410 000,-	
Forderung auf Patentverfahren	17 000,-	
Betriebskapital usw.	25 000,-	452 000,-
Versuche Dr. Fahrenkamp		
Bauten und Laboratorien		
incl. Einrichtung	215 000,-	
Betriebskapital usw.	5 000,-	220 000,-
Versuche Wegener		
Bauten und Gewächshäuser		
incl. Einrichtung	215 000,-	
Betriebskapital usw.	6 000,-	221 000,-“[9]

Um die Anlage wirtschaftlicher zu führen, Rentabilität zu sichern, erhielt der Dachauer Betrieb einen neuen Leiter, den SS-Untersturmführer Emil Vogt. Der Chef des WVHA, Pohl, hatte Vogt, der ursprünglich eine Mühle in Banja Luka in Jugoslawien geführt hatte und dort einer NSDAP-Ortsgruppe angehörte, für die Tätigkeit in den SS-Unternehmen angeworben.
Vogt trat sein neues Amt als Werkleiter der GmbH am 1. September 1939 an und erhielt Prokura für die Gesellschaft. Im Gegensatz zu seinem Vorgänger

[8] Archiv Institut für Zeitgeschichte, München, NO-542.
[9] Ebenda, S. 20. Die im Zusammenhang mit der Pfeffermühle genannten Grundstücke, die der Gesellschaft tatsächlich unentgeltlich überlassen wurden, gehörten der NSDAP, die sie bereits früher für die Erweiterung des Konzentrationslagers erworben hatte.
Der Arzt Dr. Fahrenkamp, Herzspezialist, untersuchte mit einem patentierten Verfahren die Einwirkung glykoider Gifte auf Wachstum und Fruchtergiebigkeit von Pflanzen. Bei den Versuchen Wegeners ging es um die Herstellung des sogenannten Deutschen Pfeffers.

kam es ihm in der Tat auf eine effiziente Bewirtschaftung an, Grausamkeiten gegen Häftlinge waren seine Sache nicht. Die SS-Wachmannschaften allerdings unterstanden nicht seinem Befehl, sondern dem des Lagerkommandanten, auf ihr Verhalten gegenüber den Häftlingen hatte er nur wenig Einfluß. Vogt wurde bald zum Obersturmführer, später noch zum Hauptsturmführer befördert.

Trotz andauernder Ausdehnung der Anbauflächen und der Errichtung von Trockenböden, Trockenschuppen, weiteren Gewächshäusern und zahlreichen anderen Einrichtungen und trotz einer stetig forcierten Ausnützung der Arbeitskraft der Häftlinge war die Plantage insgesamt nicht profitabel. Gewinn allerdings erbrachte der Gewürzanbau, nicht zuletzt die Pfeffermühle, wo nach einem besonderen Verfahren aus bestimmten Pflanzen ein pfefferähnliches Gewürz hergestellt wurde, der sogenannte Deutsche Pfeffer. Die durch den Krieg entstandene Knappheit an ausländischen Gewürzen begünstigte diese Entwicklung ebenso wie die Anordnung Himmlers, bei SS und Polizei nur mehr deutsche Gewürze zu gebrauchen. Auch die Wehrmacht bezog ihre Gewürze überwiegend aus den Dachauer Anlagen[10].

1942 hatte die Versuchsanstalt für Ernährung und Verpflegung ein Kapital in Höhe von 1555000,- Reichsmark, das sich zu hundert Prozent in den Händen der SS befand. Das Gründungskapital hatte 35000,- Reichsmark betragen. Der Umsatz der Gesellschaft belief sich 1942 auf 2607500,- Reichsmark[11]. Insgesamt allerdings blieb die Deutsche Versuchsanstalt, was die Erträge anging, immer eines der problematischen Unternehmen der SS[12].

Mit dem Gewürzanbau einerseits, dem Forschungsinstitut für Ernährung andererseits gehörten zum Dachauer Komplex der Versuchsanstalt sowohl der profitabelste Bereich der Gesellschaft wie auch derjenige, der von vornherein als Zuschußbetrieb konzipiert war, auch wenn man anfangs hoffte, für die sogenannte wissenschaftliche Arbeit Zuschüsse aus öffentlichen Kassen zu erhalten. Die „Plantage", wie die ganzen Dachauer Anlagen der Versuchs-

---

10 Enno Georg, Wirtschaftliche Unternehmungen der SS, S. 63. Bereits in dem erwähnten Bericht über das 1. Geschäftsjahr der Deutschen Versuchsanstalt für Ernährung und Verpflegung GmbH hieß es hierzu: „Die durch die Kriegsverhältnisse entstandene Knappheit an Gewürzen läßt eine günstige Verwertung der anfallenden Gewürze erwarten. Während das Institut stets großer Zuschüsse bedürfen wird, kann die Pfeffermühle voraussichtlich in späteren Jahren die Zinsen für die investierten Geldbeträge aufbringen, vorausgesetzt, daß es gelingt, nach Kriegsende die Einfuhr des ausländischen Pfeffers zu drosseln". (NO-1044, S. 6 f.)

11 Siehe „Kapital und Umsätze der wirtschaftlichen Unternehmungen des SS-Wirtschafts-Verwaltungshauptamtes"; NO-551, Archiv Institut für Zeitgeschichte, München.

12 Siehe Mindener Bericht, d.i. der von den Angeklagten Dr. Hohberg, Dr. Volk, Dr. Mummenthey in der Untersuchungshaft in Minden verfaßte Bericht „Das SS Wirtschafts-Verwaltungshauptamt und die unter seiner Dienstaufsicht stehenden wirtschaftlichen Unternehmungen". NO-1573, S. 194, Archiv Institut für Zeitgeschichte, München.

anstalt im Lager treffend genannt wurden, umfaßte jedoch wesentlich mehr Bereiche. Acht Aufgabengebiete waren es insgesamt, in die sie sich gliederte, nämlich Verwaltung, Gartenbau, Gewürzanbau, Gewürzverarbeitung, Forschungsinstitut für Ernährung, botanischer Versuchsgarten, Landwirtschaft, Werkstätten.

Entworfen hatte die Anlage der Plantage der Österreicher Emmerich Zederbauer, Professor an der Wiener Hochschule für Bodenkultur, der nach dem Anschluß Österreichs in das Dachauer Konzentrationslager verschleppt worden war. Im Forschungsinstitut waren als Zivilangestellte Ärzte, Apotheker und Laborantinnen tätig, dazu kamen aus den Reihen der Häftlinge Dolmetscher für insgesamt zwölf Sprachen, die unter anderem mittelalterliche Kräuterbücher, meist aus Klöstern nach Dachau gebracht, übersetzten. Außerdem wurden Botaniker, Agronomen u.a. beschäftigt. Zum wissenschaftlichen Bereich gehörte auch ein Kommando „Botanische Maler", in dem sechs Häftlinge die Heilpflanzen nach der Natur zu zeichnen hatten.

Auf den Anbauflächen wurden vier Arten von Böden verwendet: Moorboden, Sandboden, Gartenboden und gemischte Böden. Angebaut wurden Thymian, Basilikum, Estragon, Rosmarin, Melisse, Pfefferminz, Kümmel, Majoran, Salbei und vieles andere. Fünf Hektar wurden nur mit Gladiolen bepflanzt, um deren Gehalt an Vitamin C verwerten zu können. Kartoffeln, Tomaten, Steckrüben, Zwiebeln, Lauch, Gurken usw. wurden gewonnen, Honig aus eigener Imkerei. Zum Bereich Landwirtschaft gehörte eine kleine Zahl von Kühen und Pferden, gehörte eine Schafzucht sowie eine eigene Kompostgewinnung. Teil der Werkstätten waren eine Schlosserei, eine Schreinerei, eine Glaserei, eine Uhrmacherei und eine Korbflechterei. Selbst die Buchhaltung in der Verwaltung wurde von einem Häftling geführt.

War die Plantage in den Anfangsjahren vor allem durch jüdische Arbeitskommandos errichtet worden, so gelang es Professor Zederbauer zunehmend, österreichische Häftlinge dort unterzubringen. Viele der Kapostellen hatten Österreicher inne, auch Oberkapo wurde ein österreichischer Häftling. Auf der nahezu 80 Hektar großen Anbaufläche der Plantage waren ab 1941 täglich zwischen 800 und 1200 Häftlingen beschäftigt[13]. Diese Zahl stieg später noch an. Neben den SS-Kommandoführern sorgten zwölf Kapos und 25 Unterkapos für Arbeitszuweisung und Ordnung.

Es gab in der Plantage Arbeitsplätze, welche beliebt und begehrt waren, im Kaninchenstall etwa, in Baracken, Gewächshäusern, wo die wissenschaftlichen Versuche stattfanden, bei Schreibarbeiten, aber es gab daneben die ungleich größere Zahl von Arbeitskommandos mit extrem harten und grau-

---

13 Schreiben des Leiters der zuständigen Amtsgruppe, SS-Sturmbannführer Heinrich Vogel vom 19.8.1941 an den Chef des WVHA, Pohl, NO-543, Archiv Institut für Zeitgeschichte, München.
Zur Größe der Anbauflächen gibt es unterschiedliche Angaben, die bis zu einer Zahl von 300 Hektar reichen.

samen Arbeitsbedingungen, die Arbeit auf den Trockenböden etwa, in der Mühle, in den Heilkräuterkulturen, Arbeiten, die die Plantage zu einem der gefürchtetsten Kommandos machten.
Der durch den Krieg bedingte Mangel an Arbeitskräften führte ab Beginn des Jahres 1942 dazu, daß das WVHA Schritte unternahm, die Arbeitskraft der Häftlinge in den Konzentrationslagern noch systematischer und erschöpfender auszubeuten. In diesem Zusammenhang wurde auch der Arbeitseinsatz auf der Plantage neu geregelt, vom April 1942 an wurde die Plantage zum Arbeitsplatz der in die Konzentrationslager verschleppten Geistlichen. Am 21. April wurden die Kommandanten aller Konzentrationslager von dieser Regelung in Kenntnis gesetzt[14].
Lediglich die polnischen und litauischen Geistlichen wurden ausgenommen; sie sollten weiterhin „richtig arbeiten", wie es in der Anordnung hieß. Mit Rundschreiben vom 1. Mai 1942 an die Lagerkommandanten wurde der Transport der Geistlichen aus allen Konzentrationslagern in das Lager Dachau in die Wege geleitet:

> „Gemäß Mitteilung vom 21.4.1942 sollen die deutschen, holländischen und norwegischen Geistlichen in den Heilkräutergärten in Dachau beschäftigt werden. Die Konzentrationslager melden bis zum 8. Mai 1942 schriftlich, wieviel Geistliche vorhanden und welcher Nationalität diese sind.
> Die Überstellung nach Dachau zum Arbeitseinsatz in die Heilkräutergärten wird dann angeordnet. Die polnischen und litauischen Pfaffen verbleiben in den Lagern, in denen sie sich jetzt befinden[15]."

Die Leitung des Wirtschafts-Verwaltungshauptamtes der SS ging davon aus, daß die Arbeit auf der Plantage kaum wirkliche Arbeit sei, weswegen die dort arbeitenden Häftlinge auch nicht die zusätzliche Brotration erhielten, die den Häftlingen in Arbeitskommandos sonst zugeteilt wurde.
In Wirklichkeit begann mit der Entscheidung über den generellen Arbeitseinsatz der Geistlichen auf der Plantage für die allermeisten von ihnen ein langdauerndes Martyrium, das sich in den zahlreichen Erinnerungen der Überlebenden widerspiegelt:

> „Das Frühjahr 1942 war sehr kalt. Tagelang trieb ein heftiger Wind Massen von Plantagenstaub hoch. Die Häftlinge, welche auf dem Freiland arbeiteten, kamen mittags und abends mit ganz schwarzem Gesicht wieder. Der Staub hatte sich auf Zeug und Gesicht abgesetzt. Gerade auf dem sogenannten Freiland arbeiteten die meisten Geistlichen. Sie kamen mit aufgedunsenem Gesicht, vielleicht kam es vom Wasser, vielleicht vom Wind. Das Kommando, das am Abend von der Plantage heimkehrte, bot

---

14 NO-1284, Archiv Institut für Zeitgeschichte, München.
15 NO-604, Archiv Institut für Zeitgeschichte, München.

wirklich einen schmerzlichen Anblick. In der Regel ging am Ende eine Handvoll Häftlinge mit schwerem Schritt, bekannte Freunde stützten sie von beiden Seiten. Sie konnten sich nicht mehr auf den Beinen halten, und doch mußten sie das alles. Ins Revier nahm man sie ohnehin nicht auf. Sie starben auf dem Felde, auf der Plantage, nachts auf dem Block. Wer bis zum Morgen lebte, ging nach dem Appell wieder zur Arbeit, auch wenn er dort zu leiden hatte und langsam dahinsiechte"[16].

Über die Arbeitsbedingungen, die das Plantagen-Kommando zu einem besonders gefürchteten machten, berichtete der Benediktinerpater Sales Hess, der ab März 1943 als Schreiber und Photograph im Kräutergarten arbeitete:
„Die erste Plage, die große Kälte, war Mitte Mai gebrochen. Schon folgte die zweite, eine monatelange Regenperiode. Es regnete täglich. Mäntel und Unterjacken waren inzwischen wieder eingesammelt worden. Was der April versäumte, holten Mai und Juni nach. Ein Regenschauer nach dem anderen prasselte hernieder. Den Häftlingen wurde nicht erlaubt, sich unterzustellen. Wehe, wenn der Kommandoführer, ein SS-Mann, einen dabei sah! Vom Bienenhaus, das etwa in der Mitte der Plantage lag, beobachtete er mit einem Feldstecher das ganze Gelände. Wer sich erwischen ließ, erhielt eine Meldung wegen ‚Faulheit bei der Arbeit'. Hierfür diktierte die Lagerleitung dem Häftling ‚fünfundzwanzig', eine Stunde ‚Baum' oder eine ähnliche Lagerstrafe"[17].
Pater Lenz, ein Österreicher, war Läufer in der Plantage. Auch er berichtet von der Kälte, unter der die Priester des Kommandos litten, aber auch vom Hunger:
„Zur Blütezeit der Königskerze, Malve, Kamille, Kornblume, Ringelblume, ... zwang uns der Capo Walter Sch. auch sonntags zur Arbeit. Trotz Erschöpfung und Hunger. Nicht einmal zum Gottesdienst ließ man uns in die Kapelle. Und wer nicht sein gutes Pensum erreichte, den sandte der Capo ins ‚Freiland'. Für Schwache und Kranke war dies lebensgefährlich. – ‚Hilf mir, Pater Lenz, daß wir viele Blüten zusammenbringen, sonst schickt mich der Capo Schneider ins Freiland, und das ist mein Tod!' Es klang wie der Bittruf eines Sterbenden[18]."
Diese gefürchtete Plantage war es allerdings auch, die zu einem wichtigen Ort des Widerstandes, der Selbstbehauptung der Häftlinge und ihrer illegalen Selbstverwaltung wurde. Die Plantage hatte eine Verkaufsstelle, in der nor-

---

[16] Bedřich Hoffmann, A Kdo Vás Zabije ... Život a utrpení Kněžstva v Koncentračních Táborech, Přerov 1946 (Friedrich Hoffmann, Und wer Euch tötet ... Leben und Leiden der Priester in den Konzentrationslagern), dt. Übersetzung (Manuskript) im Archiv der KZ-Gedenkstätte Dachau.

[17] Pater Sales Hess O. S. B., Dachau. Eine Welt ohne Gott. Nürnberg 1946, S. 150.

[18] Johann Maria Lenz, Christus in Dachau oder Christus der Sieger, Wien-Mauer 1957, S. 138.

male Bürger von außerhalb des Lagers Setzlinge und anderes kaufen konnten. Den Verkauf führte ein Geistlicher unter Aufsicht der SS. Dieses Verkaufsbüro sowie die Laboratorien wurden zur Schaltstelle, wo Post ein- und ausging, wohin der Häftlingsarzt Dr. Bláha illegal Medikamente kommen ließ, die für die Versorgung der Häftlinge in den Krankenbaracken verwendet wurden, wohin Hostien und Wein geschmuggelt wurden für die heimlichen Gottesdienste[19].

Aus der Plantage wurden auch jahrelang unter dem Risiko schwerster Strafen, die bis zur Ablösung vom dortigen Arbeitskommando und der Einteilung zu einem der sogenannten Invalidentransporte, d. h. dem sicheren Tod, reichen konnten, beträchtliche Mengen von Gemüse geschmuggelt, mit denen das Leben ungezählter Häftlinge gerettet werden konnte[20]. Auf den Trockenböden der Plantage installierte die aus allen nationalen Gruppen zusammengesetzte Häftlingsverwaltung auch ihre heimliche Radiostation, in der die Nachrichten der Alliierten in allen Sprachen abgehört wurden. Von dort aus wurden sie im ganzen Lager verbreitet und gaben den Häftlingen jene Hoffnung und Kraft, die sie zum Überleben brauchten[21].

Nach der Befreiung blieb der Versuch, die Dachauer Anlagen der Versuchsanstalt für Ernährung und Verpflegung unter staatlicher Regie treuhänderisch fortzusetzen, letzlich erfolglos. Von der endgültigen Einstellung des Betriebes und der Entlassung der letzten Arbeiter und Angestellten berichtete am 22. April 1949 die Presse unter der Überschrift „Das Ende der SS-Plantage".

Die Rettungsversuche waren mißlungen. Schon vor der Währungsreform hatte der Betrieb - nach Kriegsende noch mit 280 Arbeitern und 65 Angestellten - mit Verlust gearbeitet. Personalabbau und Sparmaßnahmen verzögerten das Ende nur wenig. Unabsetzbare Gewürze im Wert von 100 000 DM waren im Frühjahr noch auf Lager:

„Nun sind die letzten 59 Arbeiter und 6 Angestellten jener ‚Deutschen Versuchsanstalt' in Dachau entlassen, die Deutschland von ausländischen Gewürzen und Drogen unabhängig machen sollte. Mit Tausenden von Häftlingen hatte die SS, in deren Hände diese Aufgabe und die erwarteten riesigen Gewinne gelegt waren, das Unternehmen buchstäblich aus dem moorigen Boden gestampft. Nur wenige wußten freilich, wieviele Menschenleben dabei umkamen[22]."

---

19 Siehe N. Kayser, Paris-Dachau. P. Stoffels - P. Wampach, Leiter der Mission France-Luxembourg, Luxemburg 1964, S. 119 f. sowie: Trial Transcript, Vol. 5, S. 1728, Roll 3, Target 3, Bayerisches Hauptstaatsarchiv München, Dachauer Kriegsverbrecherprozesse, Mikrofilm 1/3.

20 Siehe hierzu etwa Hans Schwarz, Wir haben es nicht gewußt, S. 92 f.

21 Ebenda, S. 93.

22 Münchner Merkur Nr. 47, 22. April 1949.

Eugène Ost

Die Malaria-Versuchsstation im Konzentrationslager Dachau

Im Aprilheft 1936 der populärwissenschaftlichen Zeitschrift „KOSMOS Handweiser für Naturfreunde“ lesen wir: „Neue Verfahren der Schutzimpfung gegen die Tsetsekrankheit hat der deutsche Forscher Professor Dr. Claus Schilling vom Institut Robert Koch in Berlin während eines Aufenthaltes im Tanganjika-Gebiet von 1933 bis 1935 ausgearbeitet. Es gelang ihm, durch Vorbehandlung mit den Krankheitserregern (Trypanosomen), die durch Trocknen abgetötet waren, die natürliche Widerstandsfähigkeit von Fohlen und Kälbern gegen die Ansteckung in bisher noch nicht erreichter Weise zu steigern. Ein anderes Verfahren besteht darin, daß Professor Schilling durch eine sog. „unterschwellige“ Ansteckung mit kleinsten Mengen Trypanosomen (weniger als 50) eine Abtötung der eingespritzten lebenden Erreger durch den Tierkörper bewirkte und so eine Schutzstoff-Bildung herbeiführte. Weitere Versuche müssen lehren, ob ähnliche Verfahren der Impfung gegen die ebenfalls von Trypanosomen hervorgerufene menschliche Schlafkrankheit in Frage kommen. Schon die erfolgreiche Bekämpfung der Tsetsekrankheit oder Naganaseuche, die in Zentralafrika alle Arten von Nutztieren befällt, würde von ungeheurer kolonialwirtschaftlicher Bedeutung sein, da in diesen riesigen verseuchten Gebieten der Pflug wegen der Unmöglichkeit der Haltung von Zugtieren unbekannt ist. Die Bearbeitung des Bodens sowie die Viehzucht würden dadurch einen ungeahnten Aufschwung nehmen.“

Professor Schilling war von 1905 bis 1936 Chef der Abteilung Tropenkrankheiten im Robert-Koch-Institut Berlin gewesen. 1941 arbeitete der Emeritus in Italien auf der Suche nach einem Malaria-Impfstoff. Um die Jahreswende 1941/1942 machte der „Reichsgesundheitsführer“, Dr. Leonardo Conti, den inzwischen 74jährigen Schilling mit Himmler bekannt und ermunterte ihn, seine Malaria-Forschungen in Dachau weiterzuführen. Anfang Februar 1942

Eugéne Ost, 1913 in Luxemburg geboren, war Lehrer gewesen, ehe er 1939 an der Freien Universität Brüssel zu studieren begann. Im Mai 1940 wurde die Brüsseler Universität geschlossen, anschließend war er bis 1942 wieder als Lehramtsanwärter tätig. Nach der Dienstverpflichtung verhaftete man ihn wegen der Verweigerung des Treuegelöbnisses auf Hitler im Juni 1942, über das Gefängnis in Trier wurde er ins KZ Dachau eingeliefert. Nach der Befreiung im Jahr 1945 nahm E. O. seine medizinischen Studien wieder auf und arbeitete ab 1949 im bakteriologischen Staatslaboratorium in Luxemburg. Die in diesem Bericht zitierten Unterlagen befinden sich im Besitz von Dr. Ost oder im Archiv der KZ-Gedenkstätte Dachau.

W. B.

begann Schilling seine Versuche an Häftlingen; er führte sie bis Mitte März 1945 fort. Zu dieser Zeit unterzog er sich in München einer Operation und erschien dann nicht mehr im Lager. Anfang April wies ein telegraphischer Befehl des Reichsführers SS den Lagerkommandanten an, „die Versuchsreihe des Professor Schilling sofort abzubrechen".

Ich war Schreiber auf der Malaria-Versuchsstation. 1942, nach zwei Monaten Untersuchungshaft im Landgerichtsgefängnis Trier, wurde ich am 19. August im Gefangenenwagen nach Dachau überstellt, wo wir nach Übernachtung in Frankfurt und Nürnberg am 21. August 1942 gegen 16 Uhr am Bahnhof „empfangen" und im Lastwagen ins KZ geführt wurden. Auf dem Zugangsblock 15 wurden wir geschliffen. Nach etwa 14 Tagen kam ich auf Block 2, Stube 1. Blockältester war Karl Frey. Es muß am 10. September gewesen sein, als Professor Schilling mich als Schreiber versuchsweise aufnahm. Zwei Kameraden waren nacheinander entlassen worden. Ich war der dritte und blieb bis zum Schluß.

Zuerst wurde ich drei Kameraden, August, Max und Adam, vorgestellt. Mit August ging ich gleich zur Schreibstube, um eingetragen zu werden, in das Bekleidungslager, wo ich anständig angezogen wurde und ein Paar Lederschuhe bekam. Auf der Rückkehr wurde ich dem Revier-Capo vorgestellt. Danach lernte ich eine regelrecht eingerichtete Station kennen. Auf Block B gab es ein Laboratorium mit einem Tisch für den Schreiber, einem Tisch für das Präparieren und Färben der Blutabstriche, einen kleinen Mückenraum mit gleichbleibender Temperatur von 22° und dahinter eine Dunkelecke für das Mikroskop. Auf der Seite zum Gang standen unsere Spinde. Daneben hatte der Professor sein Büro, und daran anschließend war unser Schlafraum. Am Schluß, der Lagerstraße zu, gab es einen Raum für den Essenverteiler, ein Wäsche- und Bügelzimmer (die SS-Leute hatten manchen Wunsch), eine Badewanne und ein Klosett.

Die Patienten, die für Versuche aufgenommen wurden, lagen auf Block 1 und 3, jeweils in Stube 1. Sie wurden erst auf ihre Tauglichkeit untersucht, von Schilling, von seinem Assistenten oder vom SS-Lagerarzt. Die Strafkompanie lieferte die ersten Opfer: im Februar 3, ab Monat März bedeutend mehr, am 18. März 1942 waren es 30 auf einmal. Auf die Strafkompanie folgten der Block 28, polnische Geistliche, danach Russen und Italiener und später nur Arbeitsunfähige und Invalide. Rund 1100 Lagerinsassen mußten Malaria-Versuche durchstehen. Unter den Geistlichen waren 176 Polen, 4 Tschechen und 5 Reichsdeutsche. Bei einer der letzten Gruppen, die dem Professor vorgeführt wurde, konnten die meist zum Gerippe Abgemagerten nicht mehr auf den Beinen stehen. Alle brauchbaren Kameraden mußten arbeiten. „Verdammt nochmal, zuerst kommen doch meine Versuche", ärgerte sich der Chef.

Bis zum Schluß gab es rund 115 verschiedene Versuchsgruppen. Gearbeitet wurde nur mit Parasiten der „Plasmodium vivax", aber anfangs mit mehreren Plasmodienstämmen: Stamm Böhrer, Stamm Bunke, Stamm Rose, Stamm

Moninger, Stamm Ilmensee, Stamm Madagaskar, Stamm Moskau. Zum Schluß wurden nur noch drei Stämme beibehalten. Diese mußten streng voneinander getrennt gehalten werden. Mehrere Versuche liefen mit verschiedenen Stämmen parallel. Anfang 1943 ließ Schilling das Wort „Versuchsstation" streichen: hier würden wissenschaftliche Untersuchungen und keine Versuche angestellt.

Drei Assistenten waren auf der Malaria-Station tätig. SS-Hauptsturmführer Dr. Rudolf Brachtel kam aus dem Egerland, er war 2. Lagerarzt (1. Lagerarzt war Dr. Waldemar Wolter), er beschäftigte sich besonders mit den Tuberkulosekranken, mit Leberpunktionen und er war zugleich Schillings Assistent bis etwa April 1943. SS-Hauptsturm-, später Sturmbannführer Dozent Dr. Kurt Plötner stammte meiner Erinnerung nach aus Breslau oder Leipzig, er kam auf die Station Block 5, nachdem Dr. S. Rascher nach seinen Höhen- und Unterkühlversuchen abgeschoben und später erschossen worden war. Plötner führte besonders die Untersuchungen über das Blutgerinnungsmittel Polygal weiter. Im Februar 1945 verlegte er sein Laboratorium nach Schlachters am Bodensee. Der dritte war Fahnenoberjunker Dr. Lauk aus Freiburg im Breisgau, neugebackener Arzt, der sein Studium in Straßburg abgeschlossen hatte. Er blieb nicht allzu lange und wurde nicht mehr ersetzt.

Der Professor und seine Untersuchungen unterstanden direkt Berlin. Die Station nahm also im Lager eine Sonderstellung ein. Für die Versuchspersonen ordnete Professor Schilling die Art der Untersuchungsreihen an. Im Prinzip setzte er oder sein Assistent die Infektion durch Übertragung von infiziertem Blut oder Sichelkeimen, die aus der Speiseröhre infizierter Mükken herauspräpariert worden waren. Manchmal erfolgte die Ansteckung durch Stiche von infizierten Mücken, die in kleinen Käfigen gehalten wurden, die der Patient unter seinem Vorderarm oder zwischen den Beinen hielt, bis er gestochen war. Die Mücken selbst wurden teils selbst gezüchtet, teils von einem Mückensuchkommando (bestehend aus einem Kommandoführer und einem Häftling) in den um Dachau gelegenen Sümpfen und Wasserläufen gefangen. Gelegentlich versuchte dieses Kommando auch die Mückenplage einzudämmen, in dem es verschiedene Brutstätten mit „Schweinfurter Grün" (eine giftige Kupferverbindung) bestreute.

Bei den auf die Station aufgenommenen Versuchspersonen wurden Tag und Nacht alle drei Stunden Temperatur und Puls gemessen und auf die Fieberkurve eingetragen. Wenn die Infektion angegangen war, wurden auch täglich die Parasitenbefunde auf dem Krankenblatt vermerkt. Wöchentlich wurde eine Urinanalyse vorgenommen und deren Befund ebenfalls eingetragen. Außerdem wurde die Art der Behandlung mit Zahl und Höhe der Einzelgaben auf dem Blatt notiert. Die Kranken- und Fieberblätter gaben also für jeden Tag ein genaues Bild über den Stand des Versuches. Diese Angaben mußte der Schreiber auf zwei Karteikarten übertragen (gelbe Karteikarten: Patientennamen nach dem Alphabet geordnet, rote Karten: Namen nach der Versuchsanordnung).

Professor Schilling wohnte mit seiner Frau in Dachau und erschien meistens gegen 9 Uhr in seinem Büro. Bis dahin mußten die Krankenblätter mit den Eintragungen von 6 Uhr mit den Parasitenbefunden bereitliegen und vom Schreiber vorgelegt werden. Nach Durchsicht der Kurven besuchte Schilling die Kranken auf beiden Stuben, im Beisein seines Schreibers und der Pfleger, wenn möglich auch seines Assistenten. Dann ging er die einzelnen Versuche noch einmal durch und gab seine Anweisungen über den weiteren Verlauf, über eventuelle Behandlung und Neuübertragung der Infektion. Vom Schreiber notiert, wurden sie dem SS-Assistenten übergeben. Er war eigentlich für deren Ausführungen verantwortlich. Aber ein Herrenmensch beschmutzte nicht gerne seine Hände an den Lagerinsassen, und die Arbeit wurde auf das Häftlingspersonal abgewälzt. „Hier, was der Chef angeordnet hat, sehen Sie zu, daß alles klappt! Andernfalls, Sie wissen ja." Die ganze Last lag auf uns Häftlingen, denn jeder, ob Arzt oder Chemiker, ob Schreiber oder Mückenzüchter, ob Pfleger oder Nachtwächter, wußte was bevorstand, wenn eine Unregelmäßigkeit aufgedeckt wurde. Der Chef verlangte von seinem Häftlingspersonal peinlichst genaue Durchführung seiner Anordnungen. Das Wort: „Strafmeldung" kam ihm leicht auf die Zunge. Einen persönlich-menschlichen Kontakt gab es nicht, er war auch bei seinem Auftreten nicht denkbar. Schilling war ein wortkarger Mensch und schien außerhalb des Weltgeschehens zu leben. Der direkten Wirklichkeit und dem, was er im Lager mit ansehen mußte, schien er bewußt aus dem Wege zu gehen. Soweit wir beurteilen konnten, beschränkte sich sein Umgang mit der Lagerleitung und den SS-Leuten - seine SS-Assistenten mit einbegriffen - auf das Allernotwendigste. Wohl aß er im Führerheim zu Mittag und ließ sich anfangs im Dienstwagen von seiner Wohnung ins Lager und abends wieder zurückbringen. Gegen Schluß wurde ihm kein Wagen mehr zur Verfügung gestellt, und er verschaffte sich ein Fahrrad. Seine Haltung, auch den SS-Ärzten gegenüber, war betont zurückhaltend, manchmal sogar abweisend und erschöpfte sich in rein äußerlicher Höflichkeit. So gab es selten eine Diskussion, außer mit Dr. Plötner, der als Hämatologe einiges Interesse für die Versuche aufbrachte. Daraufhin verstärkte sich des Professors Mißtrauen, wie uns schien. Er hielt sehr wenig auf die Mitarbeit seiner Assistenten. Daher war er umso mehr auf die Arbeit der Häftlinge angewiesen, die er auf seiner Station beschäftigte, obschon er sie verschiedentlich als Gesindel bezeichnete und auch als solches zu betrachten schien. Ein Beispiel, wie er sich uns gegenüber benahm: Unser Patient Bruno Stachowski, ein polnischer Geistlicher, hatte plötzlich (es war im Dezember 1942) nachts Erstickungserscheinungen, die an ein akutes Lungenödem erinnerten. Daher machte ihm unser Häftlingsarzt einen Aderlaß. Der Exitus war aber unvermeidlich, da es sich, wie später bekannt wurde, um eine Arsenvergiftung im Gefolge von Neosalvarsaninjektionen handelte. Am Morgen wird Schilling vom Ableben benachrichtigt: „Wie kommen Sie dazu, einen Aderlaß zu machen?" - „Ich dachte ..." - „Sie haben nicht zu denken. Ich verbiete Ihnen das Denken und jede ärztliche Betätigung."

Bei unseren Kranken kam es öfter anders als erwartet. Nachdem sie behandelt und längere Zeit parasitenfrei waren, wurden sie auf ihren normalen Block entlassen und gingen wieder zur Arbeit. Viele wurden mehr oder weniger schnell rückfällig. Hatte die Arbeit einen Einfluß auf die Krankheit? Der Chef ließ auf Block 3, bei der Tür des Waschraums, eine Rolle an der Decke anbringen. Hier mußten die Behandelten versuchsweise mit dem Seil Sandsäcke von verschiedenem Gewicht hochziehen. Kein Resultat.
Neben seiner Hauptarbeit, der Suche nach einer Immunisierungsmöglichkeit gegen Malaria, hatte er eine Reihe von Nebenplänen. Eine Zeitlang gab es auf der Station einige Kanarienvögel mit Vogelmalaria, zu welchem Zweck, konnten wir nie in Erfahrung bringen. In einem Aquarium mit Gambusien wurden diese kleinsten exotischen Fische mit Anopheleslarven gefüttert. Die Fische scheinen in ihrer Heimat große Larvenvertilger zu sein, und es war vielleicht möglich, sie allmählich an die Temperaturen unserer Gewässer zu gewöhnen. Der Versuch schlug fehl.
Eine Reihe von Versuchspersonen wurden mit dem Erreger des Recurrensfiebers infiziert, ohne daß klar wurde, zu welchem Zweck. Leber und Milz von an Malaria verstorbenen Frontsoldaten, sowie Rindsaugen aus einem Dachauer Fleischbetrieb brachte der Chef mit, ließ sie zerschneiden und verarbeiten, um das schwarze Pigment herauszupräparieren. Dieses wurde dann verschiedenen Häftlingen, mit oder ohne Malariainfektion, in die Haut gespritzt. Auf der Karteikarte wurde vermerkt: Pigmentinjektion i.c. Präp. 709 u. 710. Zwei Tage später: Pigment 709 Reaktion 0, gut erhalten, - Pigment 710 Reaktion 1, Bläschenbildung. - Wir konnten nichts weiter erfahren.
Die pharmazeutische Industrie machte Anstrengungen, wirkungsvolle einheimische Produkte zu erzeugen. So wurden monatelang Boehringers Präparat 2516 - ein Chininersatz, wie es schien, bei der Behandlung von Malariakranken ausprobiert, der Erfolg war gering. Im streng vertraulichen „Bericht über das Präparat Boehringer 2516", datiert vom 20. November 1944, hieß es: „Das Krankengut bestand aus 66 erwachsenen Personen, die entweder in Malariagebieten spontan erkrankt und rezidiviert waren; aus psychisch Kranken, welche therapeutisch mit Malaria geimpft wurden, aus Malariakranken, welche sich im Stadium der labilen Infektion (Parasiten im Blute, aber kein Fieber) befanden, endlich aus früheren Malaria-Erkrankten, deren Immunität gegen Superinfektion geprüft wurde. Es wurden nur mit Malaria tertiana Infizierte und fast alle gelegentlich akuter Anfälle behandelt."
Vierteljährlich wurde dem Reichsarzt SS und Polizei, Dr. Grawitz, ein Rechenschaftsbericht geschickt („Sehr geehrter, lieber Herr Kollege"). Unter dem Datum 1. April 1943 berichtete Schilling beispielsweise: „Die Versuche der Malariastation haben bereits eine Fülle von einzigartigen, völlig neuen, wissenschaftlich sehr beachtlichen Ergebnissen gezeitigt. Es würde meine Arbeit vereinfachen, wenn schon jetzt eine Äußerung des Herrn Reichsführers-SS erwirkt werden könnte, ob er beabsichtigt, später die Einzelheiten der

Versuche und ihre Ergebnisse Fachgenossen zugänglich zu machen. Sie für die Allgemeinheit zu veröffentlichen, dürfte weder zweckmäßig noch nötig sein; aber es läge mir daran, sie der Diskussion und Kritik einiger weniger speziell Sachverständiger zu unterbreiten. Dies könnte durch vertrauliche Mitteilung eines ausführlichen Berichtes an solche, von mir zu benennende, vom Herrn Reichsarzt SS zu überprüfende Kollegen geschehen.
Eine der wichtigsten Fragen in der weiteren Verfolgung des ganzen Problems ist das (in meinem ersten Arbeitsplan als Ziffer 12 bereits ins Auge gefaßte) Verhalten neugeborener Kinder gegenüber der experimentellen Immunisierung. Gilt es doch, auch die in ein Malariagebiet hinein Geborenen gegen die Seuche zu schützen. Viele Erfahrungen sprechen dafür, daß sich Kleinkinder Infekten gegenüber anders verhalten als Erwachsene. Jene müßten in den ersten Lebensmonaten gegen die Infektion geschützt, der Schutzimpfung unterzogen und dann in ihrer Heimat der natürlichen Infektion ausgesetzt werden. Solche Versuche wären vielleicht z. B. in Griechenland möglich. Persönliche Beziehungen zu einem der einflußreichsten griechischen Hygieniker ... würden es mir ermöglichen, in dieser Richtung vorzufühlen.
Wäre es möglich, Häftlinge mit lange dauernden Freiheitsstrafen hier vorzubehandeln, sie dann in notorisch schwer verseuchte Malariagebiete z. B. Südrußland oder Rumänien zu versetzen und sie dort unter Beobachtung zu halten?
Ehe man die Impfung deutschen Siedlern u. ä. empfehlen kann, wird ein solcher Versuch, der die praktische Gefahr einer natürlichen Infektion einschließt, notwendig sein. Ich bitte diese Möglichkeit prüfen zu wollen."
Besuch wurde manchmal angemeldet. Dann wurde in unseren Zimmern alles auf Hochglanz poliert. Ich erinnere mich an den Reichsarzt und an Schillings Kollegen Professor Gerhard Rose vom Berliner Robert-Koch-Institut.
Die Todesfälle habe ich nicht vergessen können. Der zweite polnische Geistliche, Franciszek Dachtera, geb. 22.9. 1910, gehörte zu einer der Gruppen Ende 1942. Nach seiner Behandlung hatte er einen Hautausschlag bekommen, der nicht mehr heilen wollte, so daß er lange Zeit im Revier gepflegt werden mußte. Schilling wußte auch keinen Rat. Zum Schluß bekam er ein Leberleiden und starb im August 1944. Die Ärzte konnten nicht mit Sicherheit sagen, ob es Krebs war oder eine Folge der durchgestandenen Malaria.
Der dritte Pole, Olesjuk, starb am 19.6. 1944. Während der Häftling Galimow seine Malaria durchmacht mit den regelmäßig alle 48 Stunden auftretenden Fieberzacken, stellt sich ein interkurrentes Fieber ein, hervorgerufen durch eine Enteritis-Gärtner-Infektion. Dieses Fieber klingt am 15. Tage ab, am 14. Tage sind bereits die Malariaparasiten verschwunden, und dies ohne jede Behandlung. Dr. Plötner konnte Professor Schilling im Zusammenhang mit dieser Feststellung überreden, eine neue Versuchsreihe (Nr. 86) anzustellen, wobei den Versuchspersonen beim ersten Auftreten der Parasiten Pyrifer oder Stimulol injiziert werden sollte, um künstlich Fieber zu erzeugen. Oles-

juk bekam nach seiner ersten Stimuloleinspritzung bis 41,4 Temperatur und fiel in Agonie. Trotz intravenöser Chiningabe verstarb er anderntags. Plötner berichtete dem Chef von dem fatalen Ausgang. „Das kann uns natürlich nicht abhalten, Herr Kollege, die Versuchsreihe fortzusetzen," war dessen Stellungnahme.

Im Lager war die Gelbsucht eine häufige Krankheit. Warum sollte ein Arzt, dem unter den gegebenen Verhältnissen das Recht auf Leben und Tod der Kranken zustand, der also nicht eine Einwilligung des Patienten brauchte, nicht auf die Idee kommen, Leberpunktionen durchzuführen. Daß Dr. Rudolf Brachtel von Schilling die Erlaubnis erhielt, dies auch an verschiedenen Malariakranken vorzunehmen, lag wohl daran, daß diese Punktionen seine Versuche nicht störten. Selbst wenn es dabei zu einem Exitus kam, die Versuchsreihe konnte mit neuem Material weitergeführt werden.

Johann Pausch, Häftling Nr. 24351, wird am 8. Juni 1942 mit Blut infiziert, am 23. Juni beginnt die Krankheit mit 38,6 Temperatur und positivem Parasitenbefund, am 1., 2., 3. und 4. Juli erhält er je 3 gr. Pyramidon, am 6. Juli bekommt er eine Gelbsucht und erhält 2 gr. Chinin i. m., am 7. Juli wird die Leberpunktion durchgeführt und der Patient stirbt im Laufe des Tages.

Ebenso bei Max Latowsky, Häftling Nr. 15534, der am 6. Juni 1942 mit Blut infiziert wird, am 16. Juni einen Icterus infectiosus (durch das injizierte Blut übertragen?) macht, am 18. Juni eine Leberpunktion erduldet, am 22. Juni seine Malaria beginnt, die am 24., 25. und 26. Juni mit Chinin behandelt wird. Der Tod erfolgt am 30. Juni auf der inneren Abteilung. Schillings Eintragung auf der Karteikarte lautet: gestorben an gelber Leberatrophie. Ein weiterer Malariakranker bekommt eine Leberpunktion gemacht mit Abgang durch Tod. Dr. Brachtel entfernt die beiden Karteikarten.

Vier Patienten, Balcerek, Mielcarek, Oratowsk und Walczak, erhielten am 18. Januar 1945 3 ccm Blut injiziert, ab 27. Januar an 8 resp. 9 aufeinanderfolgenden Tagen je 3 × 1,0 g Pyramidon. Sie wurden am 4. bzw. 5. Februar mit unklarem Krankheitsbild auf die innere Abteilung verlegt, wo sie alle 4 im Laufe des 5. Februar verschieden, an „Toxinaemia", wie es im Sektionsbefund hieß.

Zehn verstorbene Kameraden kann man als regelrechte Opfer der Malaria-Versuche betrachten. Bis zu unserer Befreiung am 29. April 1945 sind 85 Kameraden, die aus der Malaria-Station als geheilt entlassen worden waren, wohl durch eine der vielen anderen Ursachen gestorben.

Zu den ersten Versuchspersonen gehörte der Schutzhäftling Nr. 20777, Josef Lanzer, jüdischer Abstammung. Im Namen der Wissenschaft wurde er mit Malaria infiziert, nach Ausbruch der Krankheit behandelt und auf den Block entlassen. Später, bei Durchsicht der Karteikarten zur Prüfung der erzielten Resultate, fand der Chef auch diejenige von Lanzer. Der Fall erschien ihm interessant und er beauftragte mich, diesen Patienten zu einer Kontrolle ins Revier zu bestellen. Die Lagerschreibstube teilte mir mit, der Häftling Lanzer sei am 19. Oktober 1942 nach Auschwitz überstellt worden. Am 14. Januar

1944 ging folgendes Schreiben nach Auschwitz (unterzeichnet von einem SS-Lagerarzt, nicht vom Leiter der Versuchsstation): „Am 19.10. 1942 wurde nach dort der Häftling Lanzer Josef, Nr. SchP 20777, geb. 20.8. 93 überstellt. Da dieser hier Malaria durchgemacht hat und zu wissenschaftlichen Forschungen weitere Überprüfung nötig ist, wird gebeten, nachstehende Fragen zu beantworten:

1. Hat der Häftling seit seiner Überstellung bzw. seit der letzten Anfrage einen Malariaanfall durchgemacht?
2. Ist der Malariaanfall durch Blutuntersuchung festgestellt?
3. Klagt der Häftling über Beschwerden, welche als Folge der Malaria aufgefaßt werden könnten?

Um Rücksendung dieses Blattes mit den ausgefüllten Fragen wird gebeten."

Dieses Blatt kam zurück mit folgender Antwort (23. Januar 1944): „L. ist sofort nach Überstellung an Herzmuskelinsuffizienz verstorben. Feststellungen nach 1-3 konnten deshalb nicht gemacht werden." Nach Eingang dieser Antwort verlangte der Professor nochmals die Karte des Patienten zu sehen. Ich brachte sie ihm in sein Büro. Er betrachtete die Karte, dann das Schreiben und meinte: „Wie kann der denn sofort nach der Überstellung an Herzmuskelinsuffizienz gestorben sein? Das kann doch nicht mit der Malaria in Zusammenhang stehen. Sonderbar." Ich konnte den Mund nicht halten: „Aber Herr Professor, Sie sehen doch auf der Karte, daß Lanzer Jude war." – „Ja, und ..." Es folgte eine längere Pause. „Gut, Sie können gehen." Ich verließ sein Zimmer.

Ich will versuchen, einen Gesamtüberblick über die Experimente zu geben, die auf der Versuchsstation während der drei Jahre ihres Bestehens durchgeführt wurden. Die Versuche wurden ausschließlich an Häftlingen durchgeführt, von denen nur wenige vor ihrer Verhaftung an Malaria erkrankt waren. Den Patienten wurden die Krankheitserreger entweder durch Einspritzen von infiziertem Blut, oder von Sporozoiten oder durch den Stich von ansteckenden Mücken in den Körper gebracht. Die ersten dieser Anopheles-Mükken kamen von Berlin, später wurden sie auf der Station gezüchtet.

Obschon Schilling sich ganz auf unsere Mitarbeit verließ, sprach er nie mit uns „gemeinen Häftlingen" über den Sinn und das Ziel der verschiedenen Versuche. Aber wir überwachten die Fieberkurven, verfolgten die Anordnung und den Verlauf der verschiedenen Versuchsreihen und konnten so den Zweck der Arbeit erahnen. Schließlich lieferten die Karteikarten, auf welchen Tag für Tag alle Einzelheiten über den Krankheitsverlauf vermerkt wurden und von denen wir viele vor dem Feuer retten konnten, die Grundlage für diese Abhandlung.

Eine Idee leitete des Professors Arbeiten und hatte zur Errichtung der Versuchsstation geführt: es gibt eine Immunität gegen Malaria. Somit war das Ziel aller Versuche, einen Weg zu finden, den menschlichen Körper in dem Maße zu immunisieren, daß eine Ansteckung mit Plasmodium vivax nicht mehr zur Krankheit führe. Bevor man nun eine Methode zur Immunisierung ausarbeiten will, muß man sicher sein, daß eine solche Feiung möglich ist, und dies auch beweisen. Man muß also nachweisen, daß der Malaria-Parasit als Antigen wirkt und der menschliche Körper durch die Bildung entsprechender Antikörper auf die Infektion antwortet.

So wurden die Versuche in zwei Gruppen geteilt: eine erste Gruppe sollte den Nachweis erbringen, daß im Organismus wirklich spezifische Antikörper entstehen, eine zweite suchte durch verschiedene Methoden die Immunisierung zu erreichen.

Erste Gruppe. Nach Schillings Auffassung sind die charakteristischen Fieberanfälle bedingt durch den Kampf, der sich abspielt zwischen verschiedenen Generationen von Parasiten mit Antigen-Wirkung und den entsprechenden Antikörpern. Eine erste Parasitengeneration erlangt eine gewisse Resistenz gegenüber ihren Antikörpern und bewirkt den ersten Temperaturanstieg. Aber diese resistenten Parasiten wirken erneut als Antigen und neue Antikörper werden gebildet, besonders nach dem Fieberanfall. Es gibt jedoch immer wieder Parasiten, die eine spezielle Resistenz erwerben, so daß die Antikörper ihnen gegenüber unwirksam sind, sie rufen den nächsten Fieberanstieg hervor.

Nach dieser Auffassung also spricht der Organismus besonders auf jene Antigene an, die den Fieberanfall herbeiführen, und enthält am meisten Antikörper im fieberfreien Intervall. Der Versuch zum Nachweis dieses Kräftespiels ist also einfach. Ein Beispiel: Einer Versuchsperson wird intravenös Blut eines Malariakranken eingespritzt. Drei Stunden vor dem 3. Fieberanstieg wird ihm Blut entnommen, dieses wird defibriniert und bei + 8 °C aufbewahrt. 10 Stunden später, d.h. 7 Stunden nach dem maximalen Temperaturanstieg wird erneut Blut zur Serumgewinnung entnommen. Dieses Serum wird während 45 Minuten auf 45 °C erwärmt. Dann werden 16 ccm Serum mit 4 ccm Blut gemischt, das Gemisch wird während einer Stunde auf 16-17 °C gehalten und dann einer gesunden Versuchsperson unter die Haut gespritzt. Bei den letzten Versuchen dieser Art wurde das Serum nicht mehr erwärmt, sondern bei 3000 U/Min. zentrifugiert. Und da zum Schluß bei einer Reihe von Kranken Parasitenbefall ohne Fieber nachgewiesen werden konnte, was Schilling als „labile Infektion“ bezeichnete und die seiner Ansicht nach auf einem labilen Gleichgewicht zwischen Antigen und Antikörper beruhte, lieferten diese Patienten das Serum für die letzte Versuchsreihe.

Die Resultate waren unserer Meinung nach wenig überzeugend. Ich berufe mich auf einen von Schilling 1943 in der „Zeitschrift für Immunitätsforschung“ veröffentlichten Artikel über diese Versuche zum Nachweis der Antikörper. Er führt 11 Versuche an, von denen 6 ein positives Resultat ergeben hätten, was seiner Meinung nach das Vorhandensein spezifischer Antikörper genügend beweise. Nach denselben Resultaten zu urteilen, bilden sich die Antikörper besonders zwischen der 12. und 18. Stunde nach der Fieberzacke. Schilling berücksichtigt bei diesen Versuchen nur das Serum. Mein Häftlingskamerad, der polnische Arzt Dr. Adam Cyrkowicz, fragte sich, ob nicht auch das Blut mitbestimmend für den positiven Ausfall der Versuche sei. Etwas fiel jedenfalls auf: das Blut, auf das die Antikörper wirken sollen, wird zu verschiedenen Zeitpunkten zwischen 2 und 12 Stunden nach der Akme entnommen. In 4 der 6 positiven Fälle beträgt diese Zeitspanne mindestens 6 Stunden. Es stellt sich also die Frage, ob der Zeitpunkt der Blutentnahme, d.h. das Entwicklungsstadium des Parasiten nicht auch den Ausgang des Versuches mitbestimmt. Nach einer diesbezüglichen Unterredung mit dem SS-Assistenten Dr. Kurt Plötner, wiederholt dieser die Versuchsreihe während Schillings Abwesenheit. 4 Versuche, bei denen das Blut eine Stunde vor der Fieberzacke entnommen wird, ergeben ein vollständig negatives Resultat. Bei 4 anderen Versuchen wird das Blut 15 Stunden nach der maximalen Temperatur entnommen. 2 Versuchspersonen zeigen keine Zeichen von Infektion, die 2 andern werden nach einer längeren Inkubationszeit krank. Dabei stammte das Serum nicht von Malariakranken, sondern von gesunden Versuchspersonen, bei denen Plötner durch Pyriferininjektionen Fieberanfälle hervorruft. Die Meinungsverschiedenheit zwischen Chef und Assistent läßt diese interessante Frage offen.

Zweite Gruppe. Da spezifische Antikörper nachgewiesen werden konnten, gilt es nun die Immunisierung zu verwirklichen. Ist der einzuschlagende Weg nicht schon vorgezeichnet? War es Schilling nicht gelungen, Rinder gegen Nagana zu immunisieren, dadurch daß er den jungen Kälbern, die später nach Afrika gebracht werden sollten, in bestimmten Zeitabständen Trypanosomen mit zunehmenden Dosen einspritzte? Sollte sich dieses Verfahren nicht auch bei anderen Protozoen bewähren?

Nehmen wir ein Beispiel. Die Versuchsperson erhält eine erste Injektion von 0,1 ccm infiziertem Blut. Gemäß seiner Auffassung über die Bildung der Antikörper gibt Schilling vom 8. Tage an Medikamente, damit die Wirkung der ersten Serie von resistenten Parasiten nicht zum Ausdruck kommt. Ein Monat nach der ersten Injektion wird erneut 0,1 ccm Blut gespritzt. Da am 5. Tage ein leichter Temperaturanstieg möglicherweise das Angehen der Infektion andeutet, werden wieder Medikamente gegeben. Die 3. Blutinjektion erfolgt einen Monat nach der zweiten. 8 Tage später tritt leichtes Fieber auf, und der Patient erhält Chinin. Nach 4 Wochen wird zum letzten Mal 0,1 ccm Blut injiziert. Während 3 Wochen zeigt sich keine Reaktion, der Patient erhält dennoch sein Chinin. Nun muß bewiesen werden, daß die so vorbehandelte Versuchsperson genügend Antikörper produziert hat, um einer massiven Infektion zu widerstehen. 14 Tage nach der letzten Chiningabe wird er von 2 Mücken gestochen, die sich bei der anschließenden Untersuchung als stark infiziert erwiesen haben. Eine zweite Serie von Versuchspersonen wird in ähnlicher Weise mit Sporozoiten vorbehandelt, die in steigender Dosis in die Haut gespritzt werden. Das waren die zwei Hauptmethoden, die zur Immunität führen sollten.

Und das Resultat? Sehr oft führten die 2. oder 3. Injektionen schon zur Infektion. Oder aber die letzte Probe führte zu Fieber und die Parasiten erschienen im Blut. Es kam allerdings auch vor, daß die Reaktion auf die Schlußprobe mit Verspätung auftrat, besonders wenn diese in einer Blutinjektion bestand (5-10 ccm infiziertes Blut subkutan). Es gab also eine verlängerte Inkubationszeit. Wenn die Versuchsperson zur Probe von einer Mücke gestochen wurde, trat die Krankheit mit Sicherheit auf. Es gibt allerdings Ausnahmen. Der als Beispiel zitierte Patient vertrug sehr gut die letzte Injektion. Während der 6 Monate dauernden Kontrolle trat kein Krankheitszeichen auf. Bei einer zweiten Versuchsperson war derselbe Erfolg zu verzeichnen. Das sind die zwei einzigen wirklich positiven Ergebnisse. (Nach der Befreiung sollten wir erfahren, daß viele Versuchspersonen sich auf dem Kommando Chinin beschafften oder von zu Hause schicken ließen, so daß auch diese Resultate mit Vorsicht zu beurteilen sind.) Dennoch sollte ein Drittel aller Versuche zur Immunität führen.

Trotz der Versager wird in der Folgezeit, mit Ausnahme von geringen Abweichungen, nichts an dem eingeschlagenen Weg geändert. Vielleicht erzeugt die geringe Anfangsdosis zu wenig Antikörper. Geben wir also größere, ja sogar massive Dosen. Das ändert nichts am Resultat. Versuchen wir es mit dem Blut eines Patienten, der schon mit Chinin oder Atebrin behandelt wurde, vielleicht sind dessen Parasiten abgeschwächt. 4 Injektionen werden in den üblichen Abständen gemacht, und in der Zwischenzeit nimmt die Versuchsperson Medikamente. Zum Schluß erfolgt die Probeinjektion. Das Resultat ist auch nicht besser.

Mit der Zeit erreichen viele, um nicht zu sagen, alle Patienten, nach einem oder mehreren Rückfällen, das Stadium der „labilen Infektion". Die Parasiten kreisen im Blut, verschwinden und kommen wieder, ohne daß die Temperatur über 37,6 ansteigt. Sogar eine Superinjektion erzielt keinen Temperaturanstieg mehr. Das ist vielleicht die erste und notwendige Etappe auf dem Weg zur Immunität. Sollte es nicht möglich sein, dieses labile Stadium schneller zu erreichen? In einer neuen Versuchsreihe müssen die Patienten mindestens 10 Fieberanfälle durchstehen, was zu einer starken Produktion von Antikörpern führen soll. Eine kleine Dosis Chinin soll den Rückfall beschleunigen.

Die Resultate sind auch nicht überzeugend. Das Stadium der labilen Infektion tritt nicht nach dem ersten Rückfall auf. Man könnte die Zahl von 10 Fieberzacken übersteigen, wenn man die Versuchsperson mit Pyramidon behandelte, um ihr das Fieber und die damit verbundene allzu große Abschwächung zu ersparen. Das Wichtigste ist ja nicht das Fieber, sondern die Wirkung der Antigene. Das Pyramidon verhindert keineswegs die Bildung der Parasiten, im Gegenteil, die Infektion wird in kurzer Zeit sehr massiv. Aber auf die Dauer verliert das Medikament seine Wirkung, die Temperatur steigt trotz Pyramidon. Zum Schluß treten bei den Kranken sogar ernste Störungen auf, die in 4 Fällen zum Tode führen. Vergiftung durch Medikamente, schlußfolgert der Obduzent. Zum Glück setzt das Herannahen der amerikanischen Truppen diesen todbringenden Versuchen ein Ende. Aus diesem Grunde ist es nicht möglich, über ihren praktischen Wert zu diskutieren.

Eine weitere Kategorie von Versuchen hatte zum Zweck, eine wirksame Behandlungsmethode zu finden, die womöglich eine vollständige Heilung erzielen konnte. Die Versuchspersonen dieser Reihe wurden infiziert durch eine intravenöse oder subkutane Injektion von Blut oder durch den Stich von Mücken. Während ihrer Krankheit liefern diese Personen Blut und das Serum für die oben beschriebenen Versuche und füttern außerdem frischgezüchtete Anophelesmücken, um ihnen die Krankheit zu übertragen. Dann werden sie behandelt. Ich kann auf die Einzelheiten nicht eingehen. Wir haben die bekannten Malariamittel angewandt: Chinin, Atebrin, Neosalvarsan, unter allen möglichen Formen und Kombinationen, in massiven und gehäuften Dosen oder in kleinen Mengen und in Abständen. Daneben haben wir neue Heilmittel erprobt, deren Wirksamkeit auf unserer Station studiert werden sollte. Es ging nichts über eine Neosalvarsaninjektion, um das Fieber rasch zum Abklingen zu bringen. Nur war die Wirkung von kurzer Dauer. Daher wurde anschließend Chinin oder Atebrin gegeben. Meiner Meinung nach gab folgende Behandlungsweise das beste Resultat: eine Neosalvarsaninjektion von 0,45, dann 7 Tage täglich 0,3 Atebrin p. os, eine Woche Pause und dann eine zweite Kur mit Atebrin während einer Woche. Häufig wurde zwischen Neosalvarsan und der ersten Kur von Atebrin eine intramuskuläre Injektion von 1,0 g Chinin gegeben. Diese Methode verhindert öfters die Rückfälle, besonders wenn die Infektion durch Injektion von Blut gesetzt worden war. Dagegen widerstand eine durch Mückenstich übertragene Krankheit jeder Kombination von Heilmitteln, und bei praktisch allen Versuchspersonen kam es zu Rückfällen.

Zum Schluß dieses Kapitels sei eine Behandlungsmethode ganz spezieller Art erwähnt, die von Plötner vorgeschlagen worden war. Eine der Versuchspersonen hatte während der Malariaerkrankung eine Darminfektion mit Salmonella enteritidis Gärtner durchgemacht. Während einiger Tage gab es durchgehend hohes Fieber. Gleichzeitig verschwanden die Parasiten aus dem periferen Blut. Sollte das etwa eine Wirkung des Fiebers sein? Wiederholen wir also so getreu wie nur möglich diesen ersten Fall durch Pyriferininjektionen. Die Resultate sind sehr interessant, besonders wenn sich zu dem künstlichen Fieber kleine Dosen von Chinin oder Atebrin gesellen. Ich erwähne nur einen Fall. Ein im Anschluß an eine Malariazacke gesetztes Fieber schien eine der beiden Parasiten-Generationen zu zerstören und verwandelte eine Malaria tertiana duplicata in eine tertiana simplex. Weitere Angaben über diese Versuche finden sich in einem Artikel von Plötner in der „Deutschen Tropenmedizinischen Zeitschrift" von April/Mai 1944.

Während der ersten Monate des Jahres 1945, als das Fleckfieber im Lager wütete, wurden mehrere unserer Patienten auf die Station aufgenommen, da sie die typischen Zeichen eines Rückfalls aufwiesen: Schüttelfrost, Fieber und positiven Blutbefund. Doch das Fieber fiel nicht ab und nach 2 oder 3 Tagen waren die Parasiten verschwunden. Da Verdacht auf Fleckfieber bestand, wurde der Kranke auf den Typhusblock verlegt. Gewöhnlich kam es bald zum Krankheitsbild des Flecktyphus.

Schillings Mission war eine doppelte. Zum einen sollte wissenschaftlich nachgewiesen werden, daß Malariaparasiten im menschlichen Körper als Antigen wirken und zur Antikörperbildung führen, und davon ausgehend sollte der beste und einfachste Weg einer Impfung gefunden werden. Zum anderen hatten die Versuche politische Zwecke: gemäß Himmlers Auftrag sollte nach dem Endsieg das Donbecken mit deutschen Menschen besiedelt werden. Welch ein Segen für diese Siedler und ihr Aufbauwerk, wenn sie vorher erfolgreich gegen Malaria geimpft werden könnten (aus einem Brief, der einmal über Mittag auf Schillings Schreibtisch liegen geblieben war)! Schilling war von der Antikörperbildung überzeugt und suchte es mit seinem „Neumannschen Versuch" (nach seinem Assistenten Neumann genannt) nachzuweisen. Das Hauptziel der Arbeit war also, eine zuverlässige Impfmethode zu finden.

Weniger euphemistisch äußerte sich Schillings Mitarbeiter Plötner in einem Brief an den „Reichsarzt SS und Polizei", den SS-Obergruppenführer Dr. Grawitz über Schillings Versuche. Am 25. Juli 1944 schrieb Plötner an Grawitz: „Ihre jetzige Entscheidung, mich von einer gebundenen Mitarbeit auf der Malariastation freizustellen, kommt meinen Wünschen entgegen. Die Schwierigkeit einer engen Zusammenarbeit zwischen Prof. Schilling und mir liegt vor allem darin, daß ich eine wesentlich andere Auffassung von einer praktischen Verwertbarkeit der Immunisierung gegen Malaria habe als Prof. Schilling. Ich bezweifle nicht, daß es im Verlauf einer unbehandelten Malaria oder einer Malaria tertiana mit zahlreichen Rezidiven oder noch besser mit einem längeren Stadium der labilen Infektion zu einer Resistenzsteigerung (bzw. Immunisierung) gegenüber den Malaria-Parasiten kommen kann. Dieser Zustand ist aber doch sehr teuer erkauft und ist auch nicht mit Sicherheit erreichbar. Weiterhin ist es wohl so, daß auch innerhalb der Malaria tertiana die einzelnen Tertianastämme spezifische Unterschiede aufweisen. Ich würde es nicht verantworten können, auch nur einen SS-Mann gegen Malaria nach dem Verfahren des Herrn Prof. Schilling zu impfen, und ich glaube auch nicht, daß dieses Ziel jemals nach diesem Verfahren erreicht werden wird. Daß natürlich die langfristige, sehr genaue parasitologische Untersuchung einer so großen Zahl von Malariakranken ein klinisch sehr wertvolles Material darstellt, ist ebenso sicher. Da ich das vorhandene Krankengut sehr genau kenne, würde ich es im Interesse der Sache als einen Verlust betrachten, wenn ich meine Arbeit auf der Malariastation ganz aufgebe. Ich habe Herrn Prof. Schilling angeboten, ihn auch in Zukunft während seines Urlaubs zu vertreten. Zur Aufrechterhaltung der Kontinuität der Malariaforschung in Dachau wäre es meiner Auffassung nach richtig, wenn ich mich weiterhin über die einzelnen Malaria-Patienten unterrichten könnte. Es könnte dies in Form einer wöchentlichen Visite geschehen, die termingemäß nicht festliegt und über deren Ergebnisse ich Herrn Prof. Schilling gegebenenfalls berichten könnte."

Im Herbst 1945 kam ich zum zweiten Mal nach Dachau, als Zeuge im Prozeß gegen frühere Funktionäre des Konzentrationslagers, der von einem amerikanischen Militärtribunal durchgeführt wurde.

Am 31. Oktober 1945 besuchte ich in der Faculté de Médecine et de Pharmacie - Unité de Lyon - den Dekan und wurde für das dritte Jahr eingeschrieben. Der erste Kursus, Parasitologie, beginnt am 7. November.

Am Nachmittag des 10. November holt mich ein amerikanischer Jeep. Ich muß am nächsten Tag in Paris sein, bei der War-Crime-Branch. Abends werde ich um 10 Uhr in den Zug gesetzt. Anderntags erfahre ich dort mehr: Es geht nach Dachau. Das Wetter ist sehr schlecht. Der Flughafen ist gesperrt. Der Zug muß uns also nach München bringen.

12. November Abfahrt um 7.35 Uhr mit Leutnant Murphy und 6 Mann in einem Abteil zweiter Klasse eines Urlauberzuges, worin Fensterscheiben fehlen.

Am 13. November Ankunft in München um 23.15 Uhr, per Auto zum Lager Dachau. Bis ½/3 Uhr nachts werde ich ausgefragt und bekomme Fotos von verschiedenen Angeklagten zu sehen, darunter auch Schilling, aber mit Bart. Die Amerikaner haben den Gelehrten in einem Versteck in München gefunden.

14. November. Um 10 Uhr melde ich mich beim Captain Heller. Er öffnet einen Koffer mit einer Menge roter Malaria-Karteikarten. Sie haben unsern Kameraden August in seiner Unterkunft in Dachau nicht erwischt, aber zufällig diese Karten gefunden. Der ehemalige Oberpfleger Arthur Haulot hat ihnen mitgeteilt, ich würde bestimmt darüber Bescheid wissen. Deshalb bin ich hierhergeholt worden. Ich muß jetzt diese Eintragungen durchsehen, um den Anklägern Material für die Belastung Schillings zu bieten. Beim Mittagessen treffe ich gute Bekannte, die schon länger da sind: Dr. Bláha, Zygmunt Wiecki, ehemaliger Malaria-Patient (geb. 1908), jetzt als Militär Geistlicher in polnischer Offiziersuniform. Nachmittags: erster Meinungsaustausch mit dem Captain.

15. November: Beginn des Prozesses im Gerichtssaal, der früheren Schneiderbaracke. Ich verbringe den Morgen mit Wiecki, wir beschäftigen uns mit den roten Karten, die wir beide gut kennen. Haben wir doch Anfang April in unserem Lager versucht, mit kleinster Bleistiftschrift alle noch in der gelben Kartei vorhandenen Namen, Nummern und erster Versuch auf Papierbogen aufzuschreiben. Es ist uns gelungen und wir konnten den Befund - 1016 Namen - mit nach Hause nehmen.

Nachmittags sind wir als Zuhörer im Gerichtssaal. Viele Dachauer Leute haben sich eingefunden.

26. November. Die Anklage beginnt die schriftlichen Erklärungen den Angeklagten vorzulegen.

27. November. Schillings Bericht ist sehr kurz: es ging nur um Schutzimpfungen.
29. November. Heute kommen die Angeklagten zu Wort, zuerst Kommandant Martin Weiss.
6. Dezember. Jetzt sind die Ärzte dran. Nachmittags kommt Schilling zu Wort. Von Todesfällen weiß er nichts. Seine Entlastungszeugen sind eher mies. - Ich muß zur nächsten Vernehmung bis Mitternacht mitarbeiten.
7. Dezember Kreuzverhör. Der Professor benimmt sich ziemlich unverschämt. Bei seinen Antworten läßt er sich nicht beeinflussen. „Ich muß schon bitten, ich werde entscheiden, wie lange ich zu sprechen habe." Er findet es unerhört, daß die Karteikarten nicht verbrannt wurden und heute benutzt werden, um ihn zu beschuldigen. Für mich, seinen Schreiber, findet er einen besonderen Vorwurf: „Ich hatte volles Vertrauen in ihn, doch er hat mich schmählich betrogen."
Der Gerichtshof zeigt kein Verständnis für sein wissenschaftliches Streben. Als er gegen den Gebrauch der Ausdrücke: Versuchstiere, menschliche Meerschweinchen, die der Anklagevertreter Denser ihm öfters vorhält, protestiert, zeigt sich dieser kaum beeindruckt und spricht weiter von Guinea-pigs. Auf die Frage, ob er seine Versuche nochmals unternehmen würde, antwortet er: ja, aber nur an Freiwilligen. Er bittet zum Schluß um eine Schreibmaschine, damit er seine Arbeit zu Ende bringe.
Ich brauchte nicht vor Gericht auszusagen.
12. Dezember. Alle Angeklagten werden schuldig gesprochen.
13. Dezember. Um 11 Uhr tritt das Gericht ein. Jeder Angeklagte muß, wenn sein Name aufgerufen wird, vor den Präsidenten treten und erfährt sein Urteil. Um 1 Uhr ist alles vorbei.
Von den 40 Angeklagten werden 36 zum Tode durch den Strang verurteilt, einer zu lebenslänglicher Haft, drei zu 10 Jahren Freiheitsstrafe.
14. Dezember 1945. Die Heimfahrt wird vorbereitet. Kurz vor den Weihnachtsferien fahre ich nach Hause. Auf der Kreiskasse erhalten wir das Zeugengeld: 10 Reichsmark pro Tag. Nachmittags bekommen wir Marschverpflegung. Abends werden wir um 9 Uhr nach München gebracht.
15. Dezember. Der Zug um 2.30 Uhr ist überfüllt. Mit einem Schein können wir im Anbau 3 des America Hotels schlafen. Ein großer, kalter Saal mit zweistöckigen Betten, ohne Decken und Tücher. Wir decken uns mit Matratzen zu. Es war stark gefroren. Um 11.30 Uhr starten wir im Urlauberzug nach Straßburg.
16. Dezember. Um 3.40 Uhr kommen wir dort an. Am Quai de l'Ile ist noch eine Schenke auf. Es gibt Kaffee. Um 11.20 Uhr fährt ein Expreß nach Luxemburg. Um 21 Uhr bin ich zu Hause.
Nicht alle Urteile im Dachau-Prozeß werden aufrechterhalten. Auch Professor Schillings Fall kam in die Revision. Der Gerichtsherr, General Truscott, kam jedoch im Juni 1946 nach gründlicher Prüfung zum Schluß, Schilling habe es als renommierter Wissenschaftler „auf seiner reichlich utopischen

Suche nach einem Impfstoff gegen das Sumpffieber" als die natürlichste Sache der Welt angesehen, „seine Versuche in einem Konzentrationslager an fremden Häftlingen durchzuführen, wobei er wissen mußte, daß die meisten Politische oder Kriegsgefangene waren. Er brachte so wenig Interesse für seine Versuchspersonen auf, daß er nicht einmal wußte, daß ein Fünftel, also 200, polnische Priester waren, und daß er vorsätzlich alles vernachlässigte, was nicht in direkter Verbindung mit seinen Experimenten stand. Jede menschliche Regung wurde beiseite gestellt, unter dem leichten Vorwand, der Menschheit zu dienen. Diese Haltung ist eine glänzende Illustration für die Art des „biologischen Denkens". Man ersetze, in Gedanken, die menschlichen Wesen in Schillings Versuchen durch für Malaria empfängliche Tiere und man wird den einzigen Unterschied darin sehen, daß die selteneren und kostbareren Tiere viel besser gepflegt worden wären als die armen Menschen von Dachau."

Die Verurteilung wurde aufrechterhalten. Ende Mai 1946 wurde Professor Schilling hingerichtet.

Wolfgang Benz

Dr. med. Sigmund Rascher
Eine Karriere

Am 15. Mai 1941 erhielt Heinrich Himmler, der „Reichsführer SS" und in dieser Eigenschaft Herr über Leben und Tod der Häftlinge in den Konzentrationslagern, einen Brief. Darin wurde ihm für Glückwünsche und Blumen anläßlich der Geburt eines Kindes (des zweiten Sohnes des Briefschreibers) gedankt, aber auch dafür, daß Himmler bei der noch bevorstehenden Eheschließung des stolzen Vaters hilfreich Hand anlegen wollte, u.a. durch die Gewährung von Geld. Von großzügigen regelmäßigen Obstzuweisungen für Mutter und Kind war noch in Dankbarkeit die Rede, ehe der Schreiber zur Sache kam:

„Zur Zeit bin ich nach München zum Luftgaukommando VII kommandiert für einen ärztlichen Auswahlkurs. Während dieses Kurses, bei dem die Höhenflugforschung eine sehr große Rolle spielt, - bedingt durch die etwas größere Gipfelhöhe der englischen Jagdflugzeuge - wurde mit großem Bedauern erwähnt, daß leider noch keinerlei Versuche mit Menschenmaterial bei uns angestellt werden konnten, da die Versuche sehr gefährlich sind und sich freiwillig keiner dazu hergibt. Ich stelle darum ernsthaft die Frage: besteht die Möglichkeit, daß zwei oder drei Berufsverbrecher zu diesen Versuchen von Ihnen zur Verfügung gestellt werden können? Die Versuche werden angestellt in der ‚Bodenständigen Prüfstelle für Höhenforschung der Luftwaffe' in München. Die Versuche, bei denen selbstverständlich die Versuchspersonen sterben können, würden unter meiner Mitarbeit vor sich gehen. Sie sind absolut wichtig für die Höhenflugforschung und lassen sich nicht, wie bisher versucht, an Affen durchführen, da der Affe vollständig andere Versuchsverhältnisse bietet. Ich habe mit dem Vertreter des Luftflottenarztes, der diese Versuche durchführt, absolut vertraulich in diesbezüglicher Richtung gesprochen und dieser ist ebenfalls der Meinung, daß die in Frage kommenden Probleme nur auf dem Wege des Menschenversuches geklärt werden können. (Es können als Versuchsmaterial auch Schwachsinnige Verwendung finden.)"[1]

---

[1] Rascher an Himmler, 15.5.1941, Nürnberger Dokument PS 1602. (Die im folgenden zitierten Nürnberger Dokumente befinden sich im Archiv des Instituts für Zeitgeschichte, größtenteils auch im Archiv der KZ-Gedenkstätte Dachau, eine Auswahl ist auch abgedruckt in Alexander Mitscherlich und Fred Mielke, Wissenschaft ohne Menschlichkeit. Medizinische und eugenische Irrwege unter Diktatur, Bürokratie und Krieg, Heidelberg 1949, S. 11 ff.)

Absender des Briefes, um dessen Familienglück sich der Reichsführer SS offensichtlich regelmäßig kümmerte, war Dr. med. Sigmund Rascher, damals 32 Jahre alt. Der junge Arzt war ehrgeizig und bestrebt, Verbindungen wie die zu Heinrich Himmler auszunützen. Gegenstand seines Ehrgeizes war wohl eine wissenschaftliche, weniger eine ärztliche Karriere. Ob sein Gedächtnis schlecht war oder ob er mit der Wahrheitsliebe Probleme hatte, - es gab jedenfalls Widersprüche im Lebenslauf und in den Personalakten. Sie waren geringfügig, weil es nichts zu verbergen, allenfalls einiges zu verschönern oder zu stilisieren gab. Er habe „eine sehr harte Jugend" gehabt und das Medizinstudium „unter Entbehrungen" - als Werkstudent, durch Koffertragen - absolviert[2].

Die NSDAP registrierte in der Zentralkartei folgende Daten von und über Sigmund Rascher: Geboren am 12. Februar 1909 in München als drittes Kind des praktischen Arztes Dr. Hanns August Rascher, hatte er 1930 oder 1931 - die Angaben widersprachen sich in zwei handschriftlichen Lebensläufen, die überliefert sind - in Konstanz Abitur gemacht und dann in Freiburg das Medizinstudium begonnen. Hier trat Sigmund Rascher im Frühjahr 1933 der NSDAP bei. Wegen des genauen Zeitpunkts gab es zwei verschiedene Auffassungen, die in der Sache ganz unerheblich waren; nicht einmal einen Vorteil bot die Version des „Märzgefallenen" Rascher gegenüber der Zentralkartei der NSDAP, aber Rascher bestand hartnäckig darauf (und schrieb es immer wieder in Fragebogen u. a. Dokumente), er sei am 1. März 1933 Parteigenosse geworden, während die ihn als Mitglied Nr. 3092414 verwaltende Stelle unter dem Eintrittsdatum 1. Mai 1933 führte und seine Rückdatierungswünsche abwies. Hintergrund des Ansinnens war noch nicht mehr als der Übereifer eines Querulanten, der zu blindem Aktionismus neigte und auf jeden Fall Erfolg haben wollte.

Nach dem Physikum setzte Rascher das Studium in Basel fort, wo sein geschiedener Vater lebte. In der Schweiz leistete der Medizinstudent 1934 drei Monate freiwilligen Arbeitsdienst - eine Tatsache, die an und für sich ganz belanglos wäre, wenn Rascher nicht darauf bestanden hätte, sie immer wieder als positives Detail in seinem für amtliche Stellen verfaßten curriculum vitae zu erwähnen. Im Oktober 1934 ging Rascher nach München, wo er 1936 das medizinische Staatsexamen ablegte und promovierte. Im Mai des gleichen Jahres trat er der SA bei, wo er es bis 1939, als er zur SS überwechselte, zum Rottenführer (das entsprach dem Gefreiten bei der Wehrmacht) brachte. Als Indiz für besonderes Engagement im Nationalsozialismus und seinen Organisationen kann man Raschers Aktivität in der NSDAP und der SA nicht werten, die Mitgliedschaft war sicherlich eher als flankierende

---

[2] Vgl. Michael H. Kater, Das „Ahnenerbe" der SS 1935-1945. Ein Beitrag zur Kulturpolitik des Dritten Reiches, Stuttgart 1974, S. 101. Dort sind (S. 231-245) in einem knappen Kapitel „Sigmund Rascher und die Luftfahrtmedizin" Biographie und Umfeld ausgezeichnet recherchiert. Der vorliegende Aufsatz verdankt der Studie Katers viel.

Maßnahme für eine berufliche Karriere im medizinisch-wissenschaftlichen Bereich gedacht[3].

Rascher hatte, unterstützt durch Stipendien der „Notgemeinschaft der deutschen Wissenschaft" bei Professor Trumpp im Pathologischen Institut der Universität München über das Thema „Ist eine Beeinflussung verschiedener Kristallisationsmedien durch organische Zusätze soweit möglich, daß diese Veränderungen zu diagnostischen Zwecken verwertbar sind?" gearbeitet. Ergebnisse und Zwischenberichte aus diesen Forschungen hatte die Münchner Medizinische Wochenschrift 1936 und 1938 gedruckt, es schien, als wären die Beobachtungen für die Krebs-Diagnose von Wert[4].

1935/36 war Rascher Volantär-Assistent an der Chirurgischen Universitätsklinik, 1936 bis 1939 unbezahlter Assistent in der Chirurgie des Schwabinger Krankenhauses in München. Für die Forschungs-Ambitionen des noch auf der untersten Sprosse der medizinischen Karriere-Leiter Stehenden hatte man dort natürlicherweise wenig Verständnis, zumindest fehlte es an unterstützender Begeisterung.

Es fanden sich freilich andere und weitreichende Förderungsmöglichkeiten für den ehrgeizigen Jungarzt. Seine Freundin, die ehemalige Sängerin Karoline Diehl, geborene Wiedemann, seit 1929 verwitwet, nach eigener Angabe knapp sechs Jahre älter als Rascher und schon ein wenig verblüht, „Nini" Diehl also war mit dem Reichsführer SS bekannt und brachte ihren Geliebten im Frühjahr 1939 mit Heinrich Himmler in Verbindung. Woher Frau Diehl ihn kannte, ist nie ganz geklärt worden, sie habe Himmler während der „Kampfzeit der Bewegung" Obdach geboten und ihn wohl überhaupt sehr für sich eingenommen, heißt es in verschiedenen Quellen[5]. Fest steht jedenfalls, daß Himmler ein offenes Ohr und offene Hände hatte für das Paar.

So verfügte er nach dem zweiten unehelichen Kind der beiden monatliche Überweisungen von 165.– RM, das entsprach der Witwenrente der Nini Diehl, wegen der sie nicht geheiratet hatten. Regelmäßig ließ der Reichsführer SS auch Pakete mit allerlei Liebesgaben an die Raschers senden, vor allem Obst, Schokolade und andere Raritäten für die wachsende Kinderschar. Frau Rascher revanchierte sich durch häufige Briefe, in denen sie aber nicht nur vom Gedeihen der Familie berichtete, immer flocht sie auch Bitten und Wünsche zur Förderung der Karriere ihres Mannes ein. Regelmäßig erfreute sie Himmler auch mit Fotos der Kinder (von einem Gruppenbild der drei Buben vom Jahrgang 1939, 1941 und 1942 war er so angetan, daß er es an die zuständige Stelle weitergab mit der Anregung, es in einem der für die Schulung bestimmten „SS-Leithefte" abzudrucken)[6]. Die geschäftstüchtige

---

3 Personalunterlagen Sigmund Rascher im Berlin Document Center (in Kopie auch im IfZ München), künftig zit. BDC.

4 Sigmund Rascher, Ausbildungsverlauf, 17.5.1943, NO 230.

5 Kater, Das „Ahnenerbe", S. 101.

6 Brandt an Nini Rascher, 27.7.1943. Kopie im Archiv der KZ-Gedenkstätte Dachau.

Frau Rascher war aber, wie aus ihrer Korrespondenz mit Himmler und seiner Dienststelle Persönlicher Stab Reichsführer SS hervorgeht, auch selbst tätig, und zwar in der Bespitzelung von Würdenträgern der katholischen Kirche, wobei sie Beziehungen im Vatikan aus früheren Tagen nutzen konnte[7].
Ende April 1939 bekam Dr. Rascher zum ersten Mal Gelegenheit, den Reichsführer SS persönlich zu sprechen und für seine Studien zu interessieren. Himmler, der an der TH München ein Diplom in Landwirtschaft erworben hatte, verfügte ja über beträchtlichen Missionseifer auf wissenschaftlichem Gebiet und war allezeit geneigt, Außenseiter und Künder alter wie neuer Heillehren zu fördern. Homöopathen und Vorgeschichtsforscher, Runenkundler und Rassebiologen, Okkultisten und Obskuranten interessierten ihn mit den seltsamsten Projekten, und er selbst dachte sich „wissenschaftliche" Fragestellungen aus, regte an, ermunterte die Tüftler und pflog Gedankenaustausch mit ihnen. Er hatte vielfältige Möglichkeiten, Forscher und Erfinder zu unterstützen, und er tat es in eigenartiger Mischung von weltfremdem Idealismus und nüchternem Zweckmäßigkeitsdenken. Rascher war bei Himmler also an der richtigen Adresse[8].
Am 1. Mai 1939 legte Rascher ein Papier vor, betitelt: „Denkschrift über die Ausarbeitung und Lösung einiger, vom Reichsführer SS in der Unterredung vom 24. April 1939 gestellter Aufgaben." Fünf Probleme aus dem Bereich der Krebsforschung, so war es besprochen worden, sollten gelöst werden, nämlich erstens die Nachprüfung der kristallografischen Karzinomdiagnose „an großem Material", zweitens sollten mit weißen Mäusen Fütterungsversuche zur experimentellen Erzeugung von Krebs veranstaltet werden, drittens wollte Himmler mit Raschers Hilfe herausbekommen, ob bei Haus- und Feldratten ein ohne menschliche Hilfe übertragbarer Krebs zu erzeugen sei, der zur Rattenbekämpfung dienen könne, viertens wollte der Chef der SS (der vor seiner politischen Karriere auch einmal Vertreter von Kunstdünger gewesen war) eine „Statistik ausgearbeitet haben über die Karzinomsterblichkeit in bestimmten Gebieten des Reiches, wie in abgelegenen Alpendörfern, Bayerischem Wald, Memelgebiet, mitteldeutschen und pommerschen Land gebieten, sowie in Industriegebieten des Altreichs im Zusammenhang mit der Menge des verwendeten Kunstdüngers in der Landwirtschaft". Und fünftens sollte Rascher erforschen, ob in diesen Gebieten das Vorkommen von Krebs bei Kühen „in irgendeinem zahlenmäßig erfaßbaren Zusammenhang mit der verwendeten Kunstdüngermenge" stehe. Bei umfangreichen Reisen sollten Kontakte zu Standesämtern und Kirchenbuchführern gehalten, Rundfragen bei Tierärzten veranstaltet und Ortsbauernführer über die Menge des verwendeten Kunstdüngers befragt werden.

---

7 Nini Rascher an Himmler, 9.4.1940, Archiv der KZ-Gedenkstätte Dachau.
8 Vgl. Helmut Heiber (Hrsg.) Reichsführer! ... Briefe an und von Himmler, Stuttgart 1968; Martin Broszat, Lächerlichkeit . . „ die töten kann?, in: Miscellanea. Festschrift fur Helmut Krausnick, Stuttgart 1980, S. 84

Ob die Fragestellungen an sich vernünftig waren, wie dilettantisch die Versuchsanordnungen oder wie unzulänglich die Methoden waren, mit denen Rascher vorgehen wollte, dies alles steht hier nicht zur Debatte. Symptomatisch und bemerkenswert war jedoch ein Satz in der Denkschrift, der lautete: „Nach Wunsch des Reichsführers SS ist die Auskristallisation des Blutes solcher Personen, welche lebenslänglich im KZ-Lager untergebracht sind, durchzuführen, um bei Auftreten von Ka(rzinom-)Zeichen im Blutbild eine sich über Jahre erstreckende Gesundheitskontrolle dieser Personen durchführen zu können, um das Auftreten von Karzinom bei diesen Menschen zu erfassen, um eine fragliche Frühdiagnose zu beweisen."[9]

Suchte Rascher beim Chef der SS und Herrn über die Konzentrationslager nicht nur die Protektion durch einen der Mächtigen im Staat, sondern darüber hinaus gerade nach der Möglichkeit, Versuche an Menschen durchzuführen? Oder hat Himmler, der so normal und spießig wirkende Buchhaltertyp, ganz gezielt nach einem ehrgeizigen, skrupellosen und blind erfolgswilligen Werkzeug für die Realisierung beliebiger monströser Ideen gesucht und ein solches in Rascher gefunden? Jedenfalls ergänzten sich die Ambitionen des Mächtigen und die des Strebsamen, und mit der Unterredung im April 1939 begann ein wüstes Kapitel der Medizingeschichte und zugleich der Geschichte der Verfolgung und Vernichtung im nationalsozialistischen KZ-System[10].

Dr. med. Sigmund Rascher zeigte sich aber nicht nur servil, sondern auch geschäftstüchtig und pedantisch. Die zur Lösung der mit Himmler verabredeten Aufgaben notwendigen Gerätschaften und Materialien hatte Rascher in seiner Denkschrift genau aufgeführt. Die Liste reichte vom destillierten Wasser (50 Liter) über 50 Gramm Schellack und 1 Paar Arbeitsgummihandschuhe zu den Käfigen für die weißen Mäuse, zur Reiseschreibmaschine. Als Assistentin wünschte sich Dr. Rascher die schon bisher in seinem Labor im Schwabinger Krankenhaus beschäftigte Julie („Lulu") Muschler. (Sie lebte im Haushalt des Paares Diehl-Rascher, Frau Diehl kannte sie von klein auf, sie waren wie Geschwister miteinander aufgewachsen. Im Dezember 1943 verschwand sie bei einem Aufenthalt in der Berghütte der Raschers unter so mysteriösen Umständen, daß die Raschers, als die Leiche im Frühjahr 1944 im Gebirge aufgefunden wurde, unter Mordverdacht gerieten). Das Exposè schloß mit der Bemerkung, die „Regelung der Gehaltsfrage für mich und die Assistentin wird, wie mir Herr Professor Wüst mitteilte, durch den Beauftragten des Reichsführers SS für das ‚Ahnenerbe' erledigt werden"[11].

Die „Lehr- und Forschungsgemeinschaft Ahnenerbe" war ein unter Himm-

---

[9] Sigmund Rascher, Denkschrift, 1.5.1939, in den Personalunterlagen BDC.

[10] Vgl. Fridolf Kudlien, Ärzte im Nationalsozialismus, Köln 1985; Renate Jäckle, Die Ärzte und die Politik. 1930 bis heute, München 1988; Medizin im Nationalsozialismus, München 1988 (dieses von Norbert Frei besorgte Protokoll eines Kolloquiums im Institut für Zeitgeschichte enthält auch eine ausführliche Bibliographie zum Thema).

[11] Denkschrift, 1.5.1939, BDC.

lers Präsidentschaft stehender Verein (ab 1942 wurde er als eigenes Amt in die Behörde „Persönlicher Stab des Reichsführers SS" eingegliedert), der sich ursprünglich vor allem mit Themen aus der germanischen Vorgeschichte, der deutschen Volkskunde und einer „arischen Kultur- und Sprachwissenschaft" befaßte, allmählich auch naturwissenschaftliche Projekte betrieb und schließlich, auf dem Höhepunkt seines Wirkens, in rund vierzig Abteilungen von der Hochschulpolitik bis zur praktizierten Germanisierungsideologie in den besetzten Gebieten agierte.

Das „Ahnenerbe" bot Himmler aber auch die Möglichkeit, wissenschaftliche Spekulanten, Astrologen, autodidaktische Mondforscher und Verkünder der Welteislehre zu fördern und jene Art Geisteswissenschaft zu protegieren, die im Grenzgebiet von Mythos und Geschichte germanisches Erbe (oder was Himmler dafür hielt) ans Tageslicht zu holen trachtete. Stand das Ahnenerbe unter seinem Kurator, dem zunächst durchaus renommierten Professor der Indogermanistik Walther Wüst und dem Reichsgeschäftsführer Wolfram Sievers - er war der Organisator und Verbindungsmann zu Himmler -, bis zum Kriegsanfang thematisch in Konkurrenz zu Alfred Rosenbergs Aktivitäten und Organisationen, so entwickelte die Institution als Forschungs-Akademie der SS auf dem Gebiet der Medizin und Rassebiologie eigene Spezialitäten, die Himmlers Neigungen entsprachen und in beiden Zweigen, Volksmedizin und Experimentalmedizin, wucherten. Ab etwa 1939 kamen kriegs- und rüstungsrelevante Projekte hinzu, die im „Institut für wehrwissenschaftliche Zweckforschung" organisiert waren[12].

In diese „Lehr- und Forschungsgemeinschaft der SS" wurde Sigmund Rascher mit Wirkung vom 1. Mai 1939 aufgenommen, aber allerlei Widrigkeiten bremsten vorerst noch den Höhenflug des Mediziners. Es gab Probleme, Laboratoriumsräume zu finden. Im Schwabinger Krankenhaus zeigte man Rascher zunächst die kalte Schulter, zwei Räume fanden sich dann in der Pathologie der Universität, zunächst aber wurde in der Wohnung seiner Freundin Nini Diehl in der Trogerstraße, in der auch Rascher lebte, geforscht. In einem Brief Himmlers an Rascher Mitte Mai 1939 bestätigte der Reichsführer SS ausdrücklich, daß die Forschungen in seinem Auftrag erfolgten, daß daher selbstverständlich „die anfallenden Licht- und Wasserkosten von der Forschungsgemeinschaft ‚Das Ahnenerbe' beglichen" würden. Himmler versicherte auch, daß die gegen Rascher erhobenen Vorwürfe, er habe sich kommunistisch betätigt, untersucht und als völlig unbegründet zurückgewiesen worden seien. Rascher, der häufig Probleme mit seiner Umgebung hatte, weil er aus Unsicherheit und Geltungsbedürfnis zu Prahlerei und Arroganz gegenüber Kollegen und Untergebenen, aber zur Servilität gegenüber Höhergestellten neigte, hatte einmal Bemerkungen gemacht, die jemand als Ausdruck kommunistischer Gesinnung denunziert hatte. In Denunziationsaffären war Rascher immer wieder verwickelt, meist spielte er

---

[12] Vgl. die große Monographie Katers (Anm. 2).

jedoch den aktiven Part dabei. Er wußte sich gegebenen Verhältnissen erst anzupassen, ehe er sie zu seinen Gunsten zu nutzen trachtete, er quengelte wehleidig, wenn er etwas von seinem Protektor Himmler brauchte, aber er war überhaupt nicht zimperlich, wenn es um die Schwächen anderer ging. Übergroßes Geltungsbedürfnis bescheinigten ihm auch Nahestehende. Aber auch mäßige Intelligenz, wirrer Aktionismus, geringes Urteilsvermögen und wucherische Gesinnung wurden als charakteristisch für Rascher genannt[13].

Den sehnsüchtig erwarteten Ausweis zum Betreten des Konzentrationslagers Dachau erhielt Rascher im Juni. Da er jetzt festangestellter und besoldeter Mitarbeiter des Ahnenerbes war, erwartete man, wie Sturmbannführer Sievers ihm mitteilte, seinen baldigen Eintritt in die SS. Er folgte der Aufforderung begeistert und wurde am 1.Oktober unter Beförderung zum SS-Untersturmführer (das entsprach dem Rang eines Leutnants) aufgenommen.

Im Mai 1939 war Rascher aber schon zur Luftwaffe eingezogen worden - Wehrübungen hatte er bereits absolviert - und tat ab August 1939 als Stabsarzt der Reserve Dienst in der Flak-Artillerie-Schule Schongau. Die Zugehörigkeit zur Luftwaffe und die gleichzeitige Mitgliedschaft in der Allgemeinen SS führte in der Folgezeit immer wieder zu Unzuträglichkeiten, die erst 1943 endeten, als Rascher nach Intervention des Chefs von Himmlers persönlichem Stab beim Generalfeldmarschall Milch auch formell der Waffen-SS überstellt wurde. In der Luftwaffe war man, wie einem Aktenvermerk zu entnehmen ist, nicht nur froh, Rascher loszuwerden, weil man ihn für „einen Stänkerer" hielt, man wollte offensichtlich auch nichts mehr mit den Versuchen zu tun haben, die er bislang unter Protektion Himmlers, aber auch unter der formellen Zuständigkeit der Luftwaffe durchgeführt hatte[14].

Mit diesen Versuchen hatte Rascher sein Renommee bei Himmler begründet, denn die im Frühjahr 1939 verabredete Krebsforschung war seit Kriegsbeginn nur auf äußerster Sparflamme betrieben worden. Fräulein Muschler, Raschers Nenncousine und technische Assistentin, besorgte zusammen mit der Geliebten Nini Diehl das Labor in der Trogerstraße, holte einmal in der Woche Häftlingsblut aus Dachau[15], und Rascher kümmerte sich, soweit sein Dienst bei der Luftwaffe es zuließ, auch selbst noch um das Projekt. Den eigentlichen Ambitionen stand der Luftwaffendienst jedoch arg im Wege, vor allem die gelegentlichen Frontkommandos waren hinderlich.

Die positive Reaktion Himmlers auf seinen Vorschlag im Frühjahr 1941, „Berufsverbrecher" im Lager Dachau als Versuchspersonen zu benützen, öffnete dem ehrgeizigen Mediziner dann endlich den Weg zur Entfaltung.

Zur Bekämpfung der außerhalb der Reichweite der deutschen Luftwaffe flie-

---

[13] François Bayle, Croix gammée contre Caducée. Les expériences humaines en Allemagne pendant la deuxième guerre mondiale, Neustadt 1950.

[14] Vgl. Aktenvermerk Reichsführer SS/Pers. Stab vom 28.4. 1942, NO 264, und Aktenvermerk SS-Hauptsturmführer Heckenstaller, 24.2. 1943, Personalunterlagen BDC.

[15] Korrespondenz Nini Diehl mit Sievers, 1./15.9. 1939, NO 3677 und NO 3678; Vollmacht Raschers für Lulu Muschler vom 1.12. 1940, NO 427.

genden britischen Jagdflugzeuge sollte ein deutscher Jäger mit einer Steigfähigkeit bis zu 18000 Metern entwickelt werden; in der Höhenflugforschung waren daher Erkenntnisse über die physiologischen Reaktionen der Piloten in großen Höhen wichtig. Die Flugmediziner wollten herausbekommen, was bei ungenügender oder versagender Sauerstoffzufuhr in großen Höhen mit den Piloten passierte. Dazu waren Freiwillige - Fliegerärzte und Flieger - in die Unterdruckkammer des „Fliegermedizinischen Instituts der Deutschen Versuchsanstalt für Luftfahrt e.V." in Berlin gestiegen. Außerdem hatte man auch Tierversuche mit Affen durchgeführt. Neben dem Berliner Institut war in München das Institut für Luftfahrtmedizin, geleitet von Oberfeldarzt Professor Dr. Georg August Weltz, als Einrichtung der Luftwaffe mit solchen Forschungen beschäftigt. An dieses Institut wurde Dr. Rascher im November 1941 kommandiert.

Er hatte als Günstling Himmlers eine Schlüsselstellung im Programm der Höhenversuche sowohl des zivilen Berliner Fliegermedizinischen Instituts, das in allererster Linie Zweckforschung für die Kriegstechnologie, wie des Münchner Instituts, das vor allem Grundlagenforschung betrieb. Für die Höhenversuche hatten sich beide zusammengetan. Aus Berlin delegierte der Direktor Dr. Siegfried Ruff seinen Mitarbeiter Dr. Hans Wolfgang Romberg, in München beauftragte Professor Weltz seinen Mitarbeiter Rascher. Nachdem der Sanitätsinspekteur der Luftwaffe, Professor Erich Hippke, im Sommer 1941 den Humanversuchen an Häftlingen des Konzentrationslagers Dachau zugestimmt hatte - Himmler war Raschers Anregung ja umgehend gefolgt und hatte sie genehmigt -, trafen sich die beteiligten Mediziner Weltz, Ruff, Romberg und Rascher zu einer Besprechung in München, in deren Verlauf sie zusammen mit dem Adjutanten Schnitzler von der Reichsführung SS das KZ Dachau besuchten, um mit dem Kommandanten das weitere zu besprechen[16].

Im Nürnberger Tribunal, das im „Ärzteprozeß" am 20. August 1947 Hans Wolfgang Romberg, Siegfried Ruff und Georg August Weltz freisprach, kamen die Motive der Menschenversuche ausführlich zur Sprache. Professor Weltz hatte dargelegt, warum es trotz genügender Freiwilligenmeldung aus dem Kreise der Luftwaffe anscheinend nicht möglich war, die Versuche auch auf freiwilliger Basis durchzuführen: Kriegsbedingte Überlastung des Personals und Unabkömmlichkeit der Piloten, die dazu bereit gewesen wären. Auf die Frage, ob er nicht Bedenken gehabt hätte, an Häftlingen zu experimentieren, anwortete Dr. Ruff im Nürnberger Ärzteprozeß: „Juristische Bedenken hatte ich keine, denn ich wußte, daß der Mann, der die Genehmigung zu diesen Versuchen von staatsseite aus gegeben hatte, Himmler war. Himmler war damals im Innenministerium, er war Chef der Deutschen Polizei und das höchste Exekutivorgan des Staates. Also nach dieser Richtung hatte ich kei-

---

16 Aussage Weltz' im Nürnberger Ärzteprozeß, zit. nach Mitscherlich/Mielke, Wissenschaft ohne Menschlichkeit, S. 26.

nerlei Bedenken. Etwas anderes ist, sagen wir einmal, nach der ärztlich-ethischen Seite. Hier war das Angebot für uns, an Häftlingen Versuche durchzuführen, etwas völlig Neues, so daß sowohl ich, als auch Dr. Romberg, uns mit diesem Gedanken erst mal vertraut machen mußten."[17]

Schlimm genug, daß die Ärzte sich in obrigkeitsgläubiger Bescheidung damit zufriedengaben, daß Himmler die Erlaubnis gegeben hatte - die Frage, ob er das konnte und durfte, stellte sich ihnen vielleicht gar nicht, aber die ärztliche Moral schien ihnen das Experimentieren an Häftlingen nicht zu verbieten. Professor Weltz berief sich auf Versuche, die 1915 in einem amerikanischen Gefängnis stattgefunden hatten. Damals waren zwölf Verbrecher im US-Staat Mississippi als Probanden bei Versuchen zur Bekämpfung der Vitaminmangelkrankheit Pellagra benutzt worden: Sie hatten sich freiwillig gemeldet, und sie waren zur Belohnung anschließend freigelassen worden. Die in einem verbreiteten populärwissenschaftlichen Buch (de Kruif: Bezwinger des Hungers) geschilderten Versuche waren allerdings kaum vergleichbar mit der Situation, in der die Experimente in Dachau und in anderen Konzentrationslagern des NS-Staats stattfanden: Ganz abgesehen davon, daß die Häftlinge Himmlers weder nach rechtlichen Normen verurteilt noch auf bestimmte Zeit ihrer Freiheit beraubt waren, erfolgte ihre Mitwirkung mit wenigen Ausnahmen unfreiwillig und eine Belohnung wie Straferlaß winkte ihnen auch nicht. Die Begnadigung einiger Todeskandidaten zu lebenslanger KZ-Haft oder zum Fronteinsatz in der berüchtigten Dirlewanger-Brigade hatte eher den Charakter der Strafverschärfung; die Einweisung ins KZ erfolgte ja immer ohne Angabe der Haftdauer, und der Waffendienst in den Reihen der SS als Angehöriger der von Oskar Dirlewanger geführten Einheit gehörte so ziemlich zum Schlimmsten und Gefährlichsten, was die Waffen-SS an Todeskommandos zu bieten hatte[18].

Die Situation der zu den Versuchen mißbrauchten Häftlinge mußte den Kollegen Raschers eigentlich bekannt sein, trotzdem beschwichtigten sie ihr Gewissen, wie Dr. Ruff in Nürnberg zu Protokoll gab. Die „Wichtigkeit und Dringlichkeit dieser Untersuchungen" hätten ihn bewogen, die Versuche an Häftlingen durchzuführen, aber auch die „Kenntnis von der internationalen Literatur, die mir bestätigte, zumindest daß meine Zustimmung und damit meine Auffassung von solchen Versuchen weder von den ärztlichen Berufsorganisationen in anderen Ländern abgelehnt wurde, noch daß irgendwie in einem anderen Land jemals die Staatsanwaltschaft oder die Kirche oder ein Parlament an solchen Versuchen Anstoß genommen hatte. Mir war davon nichts bekannt. Ich will damit sagen, daß dieses Wissen um diese internatio-

---

[17] Ebenda, S. 28.

[18] In Sachsenhausen wurden Häftlinge vor die Wahl gestellt, sich entweder zur Brigade Dirlewanger zu melden oder als Versuchspersonen bei medizinischen Versuchen verwendet zu werden. Vgl. Hellmuth Auerbach, Konzentrationslagerhäftlinge im Fronteinsatz, in: Miscellanea. Festschrift für Helmut Krausnick, Stuttgart 1980, S. 63-83.

nalen Versuche mir auch die moralische Sicherheit gab, daß ich nichts unternähme, was in irgendeinem anderen Teil der Welt oder in einem anderen Teil Deutschlands als unmoralisch hätte betrachtet werden können."[19]

Als Sachverständiger der Anklage bestätigte in Nürnberg Professor Ivy aus Chicago, daß diese Vorstellung mit dem hippokratischen Eid vereinbar sei, daß für den Arzt als Forscher nicht die gleiche Wertordnung gelte wie für den Arzt als Therapeuten, und Professor Ivy billigte im Krieg dem Arzt auch zu, sein Wissen in den Dienst der Kriegführung zu stellen. Der Nürnberger Freispruch für die Doktoren Weltz, Romberg und Ruff basierte wohl auch auf solchen Überzeugungen, vor allem aber darauf, daß es einen erheblichen Unterschied zwischen den Versuchen gab, die Rascher allein durchführte gegenüber denjenigen, die Rascher, Ruff und Romberg gemeinsam verantworteten. Anscheinend bewegten sich die beiden letzteren bei ihrem Tun noch im Rahmen des Zulässigen, während Rascher unter der unnötigen und sinnlosen Fragestellung des „Ausdauervermögens von Menschen in großer Höhe" skrupellos herumexperimentierte und den Tod der Versuchspersonen absichtlich herbeiführte.

Von Ende Februar bis Mai 1942 wurden in Dachau die Versuche über die Wirkung niederen Luftdrucks auf Menschen ausgeführt. Dazu wurde eine fahrbare Unterdruckkammer benutzt, die, Eigentum der Luftwaffe, normalerweise in Berlin stationiert war. Die „Versuchsstation Luftwaffe - Fallschirmabsprung aus großen Höhen" war auf dem T.B.-Block eingerichtet. Mittels Vakuum-Pumpen wurden Höhen bis zu 21000 Metern simuliert, Höhenkrankheit und ihre Begleiterscheinungen an den Versuchspersonen beobachtet und deren Herztätigkeit mittels Elektrokardiographie registriert.

Walter Neff, gelernter Landwirt und vor der Verhaftung Gutsverwalter, der erst als Häftling, später als Angestellter Raschers Handlangerdienste verrichten mußte, hat einen ausführlichen Bericht verfaßt, der auch dem Nürnberger Gerichtshof als Beweismaterial diente. Nach Neffs Zeugnis wurden etwa 180 bis 200 Häftlinge zu den Experimenten mißbraucht (etwa zehn von ihnen hätten sich freiwillig gemeldet und ein einziger sei nach den Versuchen begnadigt worden - zur Sträflingsbrigade Dirlewanger), 70 bis 80 der Versuchspersonen kamen dabei zu Tode, und zwar ausschließlich durch Rascher. Solange Dr. Romberg anwesend gewesen sei, habe man nichts befürchten müssen, da seien die Versuche ungefährlich gewesen. „Aber wehe wenn der nicht da (war), dann will Dr. Rascher mit Gewalt etwas entdecken und dieser Mann ist pathologisch und im Blutrausch gefährlich: Er spielt auf der einen Seite den Biedermann und Helfer der Gefangenen, auf der andern Seite nimmt er mit 2 Händen alles was er und seine Familie brauchen können. Launisch wie ein verzogenes Kind, von krankhaftem Ehrgeiz, der über Lei-

---

19 Mitscherlich/Mielke, S. 29.

chen geht, mit einem Lebensmotto: Angabe ist halbes Leben, aber auf ärztlich-wissenschaftlichem Gebiet eine Figur ohne Kopf."[20]

Am 1. Mai 1942 läßt sich Heinrich Himmler persönlich solche Versuche vorführen, dabei kommt es zu einer bezeichnenden Szene. Der Reichsführer SS, der angeordnet hatte, daß „zum Tode verurteilte Gefangene aus Dachau", die die lebensgefährlichen Versuche überstehen würden, begnadigt werden sollten, der auch verfügt hatte, daß diese Anordnung für Polen und Russen nicht gelten sollte[21] und der die Tötung der Versuchspersonen durch die Experimente selbst gut hieß, dieser Heinrich Himmler also hatte zum Wohle der Versuchspersonen 25 kg Bohnenkaffee und 25 Flaschen Cognac geschickt und erkundigte sich beim Anblick eines Häftlings, der bewußtlos aus der Unterdruckkammer getragen wurde, ob die Versuchspersonen gut zu essen bekämen, auch Kaffee und Schnaps? Die Frage war zum Unglück des Wachpersonals an einen Häftling gestellt, der natürlich nie von diesen Herrlichkeiten etwas gehört und gesehen hatte[22]. Der Zorn des obersten SS-Manns über die unterschlagenen Sachen war gewaltig, denn Korruption gehörte für ihn zu den wirklich abscheulichen Delikten, ebenso wie Trunksucht, Homosexualität oder mangelnder Rassenstolz.

Rascher, der von seinen Kollegen und seinem Vorgesetzten Weltz mit wachsendem Mißtrauen beobachtet wurde, berichtete über seine Experimente regelmäßig dem Reichsführer SS. Aber worin lag der Sinn solcher geheimer Berichte? Denn es gab auch einen offiziellen Abschlußbericht über die Höhenversuche, der unter dem Datum des 28. Juli 1942 von Dr. Romberg angefertigt und von allen drei Verantwortlichen (Institutsleiter Dr. Ruff, Stabsarzt Dr. Rascher, Dr. Romberg) unterzeichnet war. In diesem ausführlichen Bericht wurde ausdrücklich festgestellt, „daß bei dieser ganzen Versuchsreihe kein Todesfall und ebenso kein bleibender Sauerstoffmangelschaden eintrat"[23]. Auch bei dem Film, den Rascher und Romberg am 11. September 1942 im Luftfahrtministerium über ihre Versuche vorführten, das Publikum bestand aus dreißig bis vierzig höheren Offizieren der Luftwaffe, deutete nichts darauf hin, daß Versuchspersonen zu Tode gekommen waren. Immerhin diskutierten die Anwesenden nach der Aussage Rombergs weniger Sachprobleme als „vielmehr Fragen nach dem Ort der Versuche und den Versuchspersonen"[24].

Bei aller Skepsis gegenüber dem hier praktizierten ärztlichen Ethos und der juristischen und moralischen Problematik solcher Versuche ungeachtet kann man wohl konstatieren, daß die Kollegen Raschers sich eines einigermaßen seriösen Verhaltens befleißigten und sogar danach trachteten, das Schlimm-

---

[20] Erlebnisbericht Walter Neff, Recht oder Unrecht o. D. (1945), NO 908.
[21] Fernschreiben Brandt an Rascher, 21. 10. 1942, PS 1971.
[22] Erlebnisbericht Walter Neff, NO 908, S. 53.
[23] Bericht (Deutsche Versuchsanstalt für Luftfahrt) an Reichsführer SS, 28.7. 1942, NO 402.
[24] Mitscherlich/Mielke, Wissenschaft ohne Menschlichkeit, S. 22.

ste, nämlich Raschers tödliche Experimentiererei, zu verhindern. Am wirkungsvollsten war der Abzug der Unterdruckkammer aus Dachau, das geschah auf Betreiben Rombergs und Ruffs, die im Einverständnis mit dem Luftwaffensanitätsinspekteur Hippke wegen dringenden Bedarfs das Gerät nach Berlin zurückholen ließen. Damit waren, unter Protest Raschers, der alle Hebel in Bewegung setzte, um die Maschinerie in Dachau zu behalten, etwa Mitte Mai 1942 die Versuche definitiv beendet[25].

Die geheimen Berichte, die Rascher an Himmler schrieb, zeigten unverhüllt die Skrupellosigkeit, ja Mordlust, auf denen die Experimente basierten, und das mag als Motiv des Experimentators zur Erklärung seines Tuns ausreichen, zumal er ja irgend etwas entdecken wollte, um darauf eine medizinisch-wissenschaftliche Karriere zu gründen. Über die Motive Himmlers, der an den Berichten offenbar großen Anteil nahm, kann man nur mutmaßen. Hoffte er, durch die Experimente auf Prestigegewinn seiner Waffen-SS gegenüber der Luftwaffe, die weniger drastisch operierte (und deren Exponenten als Nutznießer ganz froh waren, daß die Experimente in Himmlers Hoheitsbereich stattfanden) und vor dem Äußersten zurückschreckte?

Oder war Himmler im Gewand des Spießers mit der Mentalität des peniblen Bürokraten der böse Geist, dem nichts zu monströs war, wenn er glaubte, seiner Sache, der größenwahnsinnigen Idee eines von Herrenmenschen beherrschten Germanischen Reiches, zu dienen. Dafür spricht vieles, wie die pseudowissenschaftlichen Versuche des Malariaforschers Schilling in Dachau, die Experimente zur Massensterilisierung des Prof. Dr. med. Clauberg in Auschwitz und die anderen Ungeheuerlichkeiten, die Himmler förderte. Aus seinem regen Interesse an den Details der Versuche und aus seinen Vorschlägen und Anregungen, für die er immer genug Zeit hatte, muß man aber schließen, daß sein Engagement auch gestörten Trieben entsprang, die nichts mit politischen Vorstellungen, auch kaum etwas mit den abstrusen Machtphantasien eines fanatischen Nationalsozialisten zu tun hatten.

Bei seinem Werkzeug Rascher, dem Erfinder und Propagandisten „terminaler" Humanversuche, scheint der Befund noch eindeutiger. Seine Berichte sind beweiskräftig genug. So schildert er in einem Zwischenbericht, den er mit einem Brief am 5. April 1942 an Himmler schickte, den Verlauf eines Experiments: „Es handelte sich um einen Dauerversuch ohne Sauerstoff in 12 km Höhe bei einem 37jährigen Juden in gutem Allgemeinzustand. Die Atmung hielt bis 30 Minuten an. Bei 4 Minuten begann VP zu schwitzen und mit dem Kopf zu wackeln. Bei 5 Minuten traten Krämpfe auf, zwischen 6 und 10 Minuten wurde die Atmung schneller, VP bewußtlos, von 11 Minuten bis 30 Minuten verlangsamte sich die Atmung bis 3 Atemzüge pro Minute, um dann ganz aufzuhören. Zwischendurch trat stärkste Cyanose auf, außerdem Schaum vor dem Mund. In 5minütlichen Abständen wurde EKG in

---

[25] Die Kammer war laut Werkmeistertagebuch der DVL am 23. 5. 1942 wieder in Berlin, Mitscherlich/Mielke, S. 40.

3 Abteilungen geschrieben. Nach Aussetzungen der Atmung wurde ununterbrochen EKG bis zum völligen Aussetzen der Herzaktion geschrieben. Anschließend, etwa ½ Stunde nach Aufhören der Atmung, Beginn der Sektion."[26]

Detailliert beschreibt Rascher im Anschluß daran die Sektion - besonders faszinierend schien ihm die noch lange anhaltende Herztätigkeit des Toten - und schließt mit der Ankündigung „Die Versuche werden weitergeführt und noch weiter ausgebaut. Nach Erlangung neuer Ergebnisse wird ein weiterer Zwischenbericht folgen." Himmler ließ Rascher umgehend danken und schrieb ihm auch selbst, wobei er anregte, die Versuche dahin auszuwerten, ob es nicht möglich sei, „bei diesem langen Arbeiten des Herzens derartige Menschen wieder ins Leben zurückzurufen". Und der Reichsführer SS fügte hinzu: „Sollte ein solcher Versuch des Zurückrufens in das Leben gelingen, so ist selbstverständlich der zum Tode Verurteilte zu lebenslänglichem Konzentrationslager begnadigt."[27]

Solche menschenfreundliche Absicht konnte indes nicht verwirklicht werden, denn Dr. Rascher war schneller. Am 16. April 1942 rapportierte er wieder: „Der im Bericht vom 4. IV. geschilderte Versuch wurde bereits 4mal wiederholt, und zwar jedesmal mit den gleichen Resultaten. Die letzte VP Wagner ließ ich nach Atemstillstand durch Druckerhöhung wieder ins Leben kommen. Da die VP W. für einen terminalen Versuch bestimmt, durch einen neuerlichen Versuch kein neues Resultat in Aussicht stand, außerdem Ihr Brief damals noch nicht in meinen Händen war, setzte ich anschließend einen neuen Versuch an, den die VP W. nicht überstand. Die Resultate der Herzstromabschreibung waren auch in diesem Fall außerordentliche."[28]

Die Quellen reichen nicht aus, um die Hintergründe des Persönlichkeitsbildes von Sigmund Rascher zu ergründen. Von Zeugen wurde er als charakterlich labil und zynisch, als raffgierig und mißtrauisch geschildert[29], gegenüber den Häftlingen habe er sich leutselig gegeben, aber Gleichgestellten verhehlte er nicht, daß er deren Leben als wertlos erachtete. Seine Taten erlauben das Urteil, daß er ein Psychopath gewesen sein muß, wobei freilich die Ursachen und Triebfedern seines Tuns im Dunkeln bleiben. Aus welchen Ängsten, Entbehrungen, Kränkungen, Nöten seine Obsessionen resultierten, wissen wir nicht, wenn wir konstatieren, daß er unter einem Tötungszwang handelte oder genauer und womöglich noch schlimmer, unter dem Zwang, zum Tod führendes Leiden zu verursachen und es beobachten zu müssen. Auch wissen wir nicht, was ihn seit 1936 an der Seite der um vieles älteren Geliebten und Frau hielt. War es deren einflußreiche Beziehung zum Reichsführer SS?

---

[26] Erster Zwischenbericht über die Unterdruckkammerversuche im KL Dachau mit Schreiben Raschers an Himmler vom 5.4. 1942. PS 1971.

[27] Himmler an Rascher, 13.4. 1942, PS 1971.

[28] Rascher an Himmler, 16.4. 1942, NO 218.

[29] Vgl. den Beitrag von Stanislav Zámečnik in diesem Heft, S. 137 f.

Suchte er deren Mütterlichkeit als Ersatz für früher Entbehrtes? War er abhängig von der starken Persönlichkeit dieser Frau? Jedenfalls war Nini rastlos tätig, korrespondierend, Geschenke übersendend, schmeichelnd und denunzierend, die Karriere Raschers zu fördern. Ihr Anteil war erheblich, und die Urteile über die charakterlichen Qualitäten der früheren Sängerin waren eher noch vernichtender als die über ihren Mann[30].

So bedenklich nach moralischen Kategorien gemessen die Rolle der Luftwaffenärzte bei den Dachauer Versuchen war, immerhin war es schließlich doch ihnen zu danken, daß diese Experimente aufhörten. Daß sich Dr. Romberg und Dr. Ruff die Hände später in Unschuld wuschen, obgleich sie einige Male beobachtet hatten, wie Rascher Versuchspersonen zu Tode brachte, war ebenso schizophren wie das Bündnis zwischen Luftwaffe und SS, bei dem die Partner glaubten, aufeinander angewiesen zu sein: Die Flieger waren an Erkenntnissen zur Rettung aus großen Höhen interessiert, die SS konnte unter der Autorität Himmlers die Möglichkeit zu Versuchen bieten, die unter normalen Umständen nicht hätten stattfinden können. Die – formal nicht bewertbare – Schuld der Luftwaffenoffiziere und -ärzte bestand in der Aufspaltung von Nießbrauch und ethischer Verantwortung: den Nutzen der Sache billigten sie und nahmen ihn in Anspruch, das ethische Problem überließen sie Himmler[31], der nicht nur die Übernahme der Verantwortung bereitwillig offerierte, sondern auch die beängstigend-idealen Möglichkeiten der Realisierung.

Das eigenartige Zweckbündnis zwischen Luftwaffe und SS endete, als die erstere ihr Ziel erreicht hatte. Gegenüber den heftigen Bemühungen Raschers, mit Hilfe seines Gönners Himmler die Versuche weiterführen zu können, zeigte die Luftwaffe jetzt die kalte Schulter, die Interventionen des Reichsführers SS beim Generalfeldmarschall Milch blieben ohne Erfolg (die Unterdruckkammer wurde nicht mehr zur Verfügung gestellt), und schließlich – nach Raschers Vorstellung viel zu spät – stimmte die Luftwaffe auch der Auflösung der seltsamen Doppelrolle zu, die er als Stabsarzt der Luftwaffe und gleichzeitiger SS-Offizier gespielt hatte. Daß man den aufsässigen und wenig kameradschaftlichen Rascher, der den Flugmedizinern zwar das Tor zum Dachauer Lager geöffnet hatte, dort aber stets mit seiner quasi Immediatstellung zu Himmler auftrumpfte, loswerden wollte, war, als man ihn nicht mehr brauchte, kein Wunder.

Im November 1942 begründete Himmler in einem Brief an die Luftwaffenspitze („Lieber Kamerad Milch!"), warum er Raschers Beschäftigung mit den „für die Luftwaffe lebensnotwendigen Problemen" und deren äußeren Umständen für so wichtig hielt. Die Versuche, meinte Himmler, „können bei uns deswegen mit so besonderer Wirkung durchgeführt werden, weil ich per-

---

30 Vgl. Erlebnisbericht Walter Neff, NO 908.

31 Überzeugend hat diesen Gesichtspunkt auch M. H. Kater herausgearbeitet, a. a. O., S. 235.

sönlich die Verantwortung übernommen habe, für diese Versuche todeswürdige Asoziale und Verbrecher aus den Konzentrationslagern zur Verfügung zu stellen.“ (Tatsächlich wurden die Versuchspersonen in Dachau zum größten Teil nicht aus der Gruppe der „Asozialen und Berufsverbrecher“ rekrutiert, es waren vielmehr überwiegend Polen, Russen, unter ihnen viele Geistliche, aber auch deutsche und jüdische Hätlinge.)
Himmler bedauerte, daß der Generalfeldmarschall und Staatssekretär Milch keine Zeit gehabt hatte, einen Vortrag Raschers im Luftfahrtministerium anzuhören - es handelte sich um die Filmvorführung der Unterdruckversuche -, denn er habe sich davon erhofft, „daß damit die wohl in erster Linie in konfessionellen Gründen liegenden Schwierigkeiten für die Arbeiten Dr. Raschers - deren Verantwortung ja ich übernommen habe - behoben sein würden. Die Schwierigkeiten sind nach wie vor die gleichen. In diesen ‚christlichen‘ Ärztekreisen steht man auf dem Standpunkt, daß selbstverständlich ein junger deutscher Flieger sein Leben riskieren darf, daß aber das Leben eines Verbrechers - der nicht zum Militär eingezogen ist - dafür zu heilig ist und daß man sich damit nicht beflecken will; wobei interessanterweise die Ergebnisse der Versuche unter Ausschaltung des Wissenschaftlers, der sie gemacht hat, in Anspruch genommen werden.“
Er selbst habe sich die Versuche angesehen, und er könne ohne Übertreibung sagen, daß er persönlich „an jeder Phase dieser wissenschaftlichen Arbeit helfend und auch anregend teilgenommen“ habe. „Über die Schwierigkeiten wollen wir beide uns nicht ärgern. Es wird noch mindestens ein Jahrzehnt dauern, bis wir derartige Engstirnigkeiten aus unserem Volk herausbringen. Darunter darf aber die für unsere jungen und tadellosen Soldaten und Flieger notwendige Forschung nicht leiden.“
Himmler bat schließlich um die Entlassung Raschers aus der Luftwaffe, damit er unter seiner alleinigen Verantwortung weiter arbeiten könne. Mit der Überstellung Raschers zur Waffen-SS würden eine ganze Menge Ärger und Unerquicklichkeit der Zusammenarbeit aus der Welt geschafft; überdies machte Himmler das Angebot, daß die Ergebnisse der Versuche, die man in der SS nur zum Teil brauche, restlos der Luftwaffe zur Verfügung stünden. Eine Einschränkung machte der Reichsführer SS lediglich, die ihren Grund wohl in Bemerkungen Raschers über seine Luftwaffenkollegen hatte: Es sollte ein „nicht christlicher“ Arzt nominiert werden, „der zugleich ein honoriger und nicht zu geistigem Diebstahl neigender Wissenschaftler sein müßte“, dem die Ergebnisse mitgeteilt werden könnten[32].
Die Luftwaffe ließ sich mit der endgültigen Freistellung Raschers jedoch Zeit, erst ab 23. August 1943 war er im Rang eines Hauptsturmführers (das entsprach dem Hauptmann bei der Wehrmacht - Rascher hatte mehr erwartet) nur noch der SS unterstellt. Aber de facto gehörte er, zum SS-eigenen Institut für wehrwissenschaftliche Zweckforschung kommandiert, schon

[32] Himmler an Milch, 8. 11. 1942, PS 1617.

lange nur noch als Beurlaubter der Luftwaffe an. Wichtiger war freilich, daß er seit Sommer 1942 mit dem ihm eigenen Eifer an einem neuen Projekt in Dachau arbeitete, nämlich an „Unterkühlungsversuchen".

Das neue Tätigkeitsfeld Raschers war die „Versuchsgruppe Seenot", in der unter Leitung des Kieler Professors für Physiologie Ernst Holzlöhner Rascher und ein Dr. Finke (er war Oberarzt der Luftwaffe im Lazarett Westerland) das Problem der Unterkühlung ins Meer abgestürzter Piloten erforscht, Methoden der Wiedererwärmung studiert und als Nutzanwendung zweckmäßige Schutzkleidung entwickelt werden sollten. Professor Holzlöhner, der (ebenso wie Dr. Romberg bei den Höhenversuchen) von Rascher als Konkurrent und unlauterer Nutznießer seines Forscherfleißes beargwöhnt wurde, war seit Februar 1942 im Besitz eines Forschungsauftrags der Inspektion des Sanitätswesens der Luftwaffe „Die Wirkung der Abkühlung auf den Warmblüter". Es war dann wieder Dr. Rascher gewesen, der vorgeschlagen hatte, die Versuche auf Menschen auszudehnen, und wieder war die Luftwaffe dankbar, daß sich im Zusammenspiel mit der SS der ungeliebte Stabsarzt mit seinen glänzenden Verbindungen verwenden ließ[33].

Anläßlich eines Vortrags bei Himmler, als Rascher und Romberg im Juli 1942 über die Höhenversuche berichteten, engagierte sich der Reichsführer SS auch für das Problem der Unterkühlung im Meer treibender Flieger, und er wäre nicht Himmler gewesen, wenn er nicht durch Anregungen und Aufträge angespornt hätte. So erhielt Rascher den Auftrag, sich zu erkundigen, mit welchen Hausmitteln (Tee aus Heilkräutern? Grog? Kaffee? Medikamente?) halberfrorene Schiffbrüchige aus der Nordsee gerettet würden. Zu den Volkserfahrungen, die Himmler unbedingt in das Versuchsprogramm eingebracht wissen wollte, gehörte in seiner Phantasie auch die Vorstellung, „daß eine Fischerfrau ihren geretteten halberfrorenen Mann einfach in ihr Bett nehme und so aufwärme". Rascher müsse das unbedingt im Versuch klären, verlangte sein Mäzen[34].

Die Kälteexperimente begannen im August 1942. Rascher hielt den Reichsführer SS wie immer auf dem laufenden, am 10. September schrieb er ihm in einem ersten Zwischenbericht: „Die Vp's werden mit voller Fliegeruniform, Winter- oder Sommerkombination und Fliegerhaube bekleidet ins Wasser gebracht. Eine Schwimmweste aus Gummi oder Kappok soll das Untergehen verhindern. Die Versuche wurden durchgeführt bei Wassertemperaturen zwischen 2,5 und 12 Grad Wärme. Bei der einen Versuchsreihe war der Hinterkopf sowie Hirnstamm außerhalb des Wassers, während bei der anderen Versuchsreihe der Nacken (Hirnstamm) und Hinterhirn im Wasser lagen. Es wurden Unterkühlungen im Magen von 26,4 Grad, im After von 26,5 Grad elektrisch gemessen. Todesfälle traten nur ein, wenn der Hirnstamm sowie das Hinterhirn mit unterkühlt wurden. Es fanden sich bei der Sektion derarti-

---

33 Reichsluftfahrtministerium an Reichsführer SS, 8. 10. 1942, NO 286.

34 Mitscherlich/Mielke, S. 42.

ger Todesfälle stets innerhalb der Schädelkapsel größere Mengen freien Blutes, bis zu einem halben Liter. Das Herz zeigte regelmäßig schwerste Erweiterungen der rechten Kammer. Sobald die Unterkühlung bei diesen Versuchen 28 Grad erreicht hatte, starb die VP mit Sicherheit trotz aller Versuche zur Rettung."[35]

Als vorläufiges Ergebnis teilte Rascher mit, es habe sich gezeigt, daß schnelle Erwärmung der langsamen Erwärmung vorzuziehen sei. Deshalb seien Versuche, Unterkühlte durch animalische Wärme zu retten, wohl untauglich, ebenso würden sich medikamentöse Maßnahmen erübrigen, „wenn der Flieger überhaupt lebend geborgen wird".

Die Lösung des Problems war durch einen Zufall bald gefunden, wie Walter Neff, Raschers Gehilfe, später berichtete: „Heißes Wasser ist die einzige Rettung, mag es noch so paradox klingen, aber es ist doch so, Wasser von 45-50 Grad bringt den gefährdeten Mann in einem Zeitraum von 30 Minuten so auf die Beine, daß er selber laufen kann. Keine Rötung der Haut oder sonstige Verbrühungserscheinungen. Als Holzlöhner und Finke diese Erkenntnis haben, brechen sie die Versuche ab, da weitere nicht mehr notwendig sind. Was man wissen will, weiß man, und das genügt. Nicht genügen tut dies dem erfolgshungrigen Dr. Rascher, der sich so weit vergißt und die beiden beim Reichsführer verklagt, wegen Humanitätsduselei und (daß) deshalb die Versuche nicht der Wirklichkeit entsprochen hätten."[36]

Rascher macht also weiter, getrieben von einer seltsamen Mischung aus Mordlust, Willfährigkeit gegenüber seinem Gönner und wissenschaftlichem Ehrgeiz. Beweise für Raschers Sadismus und Tötungszwang gibt es übergenug, zum Schlimmsten gehört der Tod der beiden sowjetischen Offiziere, die nackt und ohne Narkose (um die die Häftlingsgehilfen wiederholt bitten) in eiskaltem Wasser in stundenlanger Tortur zu Tode gequält werden[37].

Rascher machte auch immer wieder neue Vorschläge. Im August 1942 brachten ihn der Bau einer Gaskammer in Dachau (die zwar fertiggestellt, aber dann nicht benutzt wurde) und die Aktion „Sonderbehandlung 14 f 13", bei der arbeitsunfähige Häftlinge aus den Konzentrationslagern zum Gastod abtransportiert wurden, auf folgende Idee, die er umgehend Himmler unterbreitete: „Nachdem die ‚Invalidentransporte' sowieso in bestimmten Kammern enden, frage ich, ob nicht in diesen Kammern an den sowieso dazu bestimmten Personen die Wirkung unserer verschiedenen Kampfgase erprobt werden kann? Bis jetzt liegen nur Tierversuche bzw. Berichte über Unfälle bei Herstellung dieser Gase vor."[38]

Nicht weniger grausam als die Kaltwasserversuche war das Projekt, von dem Rascher am 17. Februar 1943 dem „Hochverehrten Reichsführer" Meldung

---

35 Zwischenbericht Raschers, 10.9. 1942, PS 1618.

36 Erlebnisbericht Walter Neff, NO 908, Bl. 58.

37 Ebenda, S. 67.

38 Rascher an Himmler, 9.8. 1942, Personalunterlagen BDC.

machte: „Zur Zeit arbeite ich daran, durch Menschenversuche nachzuweisen, daß Menschen, welche durch trockene Kälte ausgekühlt wurden, ebenso schnell wieder erwärmt werden können als solche, welche durch Verweilen im kalten Wasser auskühlten. Der Reichsarzt-SS, SS-Gruppenführer Dr. Grawitz, bezweifelte diese Möglichkeit allerdings stärkstens und meinte, daß ich dies erst durch 100 Versuche beweisen müsse. Bis jetzt habe ich etwa 30 Menschen unbekleidet im Freien innerhalb 9-14 Stunden auf 27 Grad abgekühlt. Nach einer Zeit, welche einem Transport von einer Stunde entsprach, habe ich die Versuchspersonen in ein heißes Vollbad gelegt. Bis jetzt war in jedem Fall, trotz teilweise weißgefrorener Hände und Füße, der Patient innerhalb längstens einer Stunde wieder völlig aufgewärmt. Bei einigen Versuchspersonen trat am Tag nach dem Versuch eine geringe Mattigkeit mit leichtem Temperaturanstieg auf. Tödlichen Ausgang dieser außerordentlich schnellen Erwärmung konnte ich noch nicht beobachten. Die von Ihnen, hochverehrter Reichsführer, befohlene Aufwärmung durch Sauna konnte ich nicht durchführen, da im Dezember und Januar für Versuche im Freien zu warmes Wetter war und jetzt Lagersperre wegen Typhus ist und ich daher die Versuchspersonen nicht in die SS-Sauna bringen darf. (Ich habe mich mehrmals impfen lassen und führe die Versuche im Lager, trotz Typhus im Lager, selber weiter durch.) Am einfachsten wäre es, wenn ich bald zur Waffen-SS überstellt, mit Neff nach Auschwitz fahren würde und dort die Frage der Wiedererwärmung an Hand Erfrorener schnell in einem großen Reihenversuch klären würde. Auschwitz ist für einen derartigen Reihenversuch in jeder Beziehung besser geeignet als Dachau, da es dort kälter ist und durch die Größe des Geländes im Lager selbst weniger Aufsehen erregt wird (die Versuchspersonen brüllen (!), wenn sie sehr frieren). Wenn es, hochverehrter Reichsführer, in Ihrem Sinne ist, diese für das Landheer wichtigen Versuche in Auschwitz (oder Lublin oder sonst einem Lager im Osten) beschleunigt durchzuführen, so bitte ich gehorsamst mir bald einen entsprechenden Befehl zu geben, damit die letzte Winterkälte noch genützt werden kann."[39]
Seine Willfährigkeit bewies Rascher allezeit, wenn Himmler Aufgaben stellte, auch wenn er sie zunächst für unsinnig hielt wie die Erwärmung halb Erfrorener durch nackte Frauen. Die Versuchsanordnung - eine oder zwei Frauen - bot keine wissenschaftliche Erkenntnis, aber Gelegenheit zu Voyeurismus unter ebenso widerlichen wie traurigen Umständen. Der Auftraggeber Himmler konnte mindestens durch Raschers Berichte am elenden Schauspiel teilhaben, bei seinem Besuch in Dachau im November ließ er sich diese Variante der Kälteversuche auch vorführen[40].

---

[39] Rascher an Himmler, 17.2.1943, PS 1616.

[40] Daß Himmler im November 1942 Erfrierungsversuche inspizierte, ist durch die eidesstattliche Erklärung seines Adjutanten Rudolf Brandt vom 9.9. 1946 überliefert, NO 242; daß er sich die Wiederaufwärmung durch Frauen zeigen ließ, bestätigte der Häftling František Bláha in Nürnberg am 24.11.1945, PS 3249.

Für diese Versuche waren im Oktober 1942 vier Frauen („Bordelldirnen") aus dem KZ Ravensbrück nach Dachau verlegt worden[41]. Eine dieser Frauen fiel Rascher wegen ihrer „einwandfrei nordischen Rassenmerkmale" auf, er stellte sie zur Rede, denn es sei doch eine ungeheuere Schmach, sich freiwillig als Bordellmädchen zu melden. Aus welchen Gründen auch immer, Rascher zeigte sich plötzlich skrupulös: „Es widerstrebt meinem rassischen Empfinden, ein Mädchen, das dem Äußern nach rein nordisch ist und durch einen entsprechenden Arbeitseinsatz vielleicht auf den rechten Weg geführt werden könnte, als Bordellmädchen rassisch minderwertigen KL-Elementen zu überlassen. Aus diesem Grunde lehnte ich die Verwendung dieses Mädchens für meine Versuchszwecke ab und machte entsprechende Meldung an den Kommandanten des Lagers und an den Adjutanten Reichsführer-SS."[42]

Bei den Kälteexperimenten gab es wie bei den Unterdruckversuchen die gleichen Probleme der Zusammenarbeit zwischen Rascher und seinen Kollegen und Vorgesetzten, die er wie immer als lästige Konkurrenten und Hindernisse seiner Entfaltung empfand. Eine weitere Parallele bestand darin, daß Rascher die Versuche im Alleingang in exzessiver Form weitertrieb, nachdem sie offiziell abgeschlossen waren. Der Abschlußbericht, ein Dokument von 55 Seiten Umfang, gemeinsam gezeichnet von Holzlöhner, Rascher und Finke, war vom 10. Oktober 1942 datiert[43], das gleiche Datum trägt auch das Dankschreiben des Sanitätsinspekteurs der Luftwaffe an Himmler, in dem sich Generaloberstabsarzt Professor Hippke „gehorsamst namens der deutschen luftfahrtmedizinischen Forschung für die große Hilfe" bei den Unterdruckversuchen bedankte und auf weitere gute Zusammenarbeit hoffte. („Sobald die Arbeiten auch weiter Ihre gütige Unterstützung benötigen, bitte ich mich durch Stabsarzt Dr. Rascher erneut an Sie wenden zu dürfen.")[44]

Im Februar 1943 schrieb Hippke abermals einen Dankesbrief an den Reichsführer SS. „Die in Dachau durchgeführten Versuche über Schutzmaßnahmen gegen die Wirkung der Unterkühlung des menschlichen Körpers" hätten zu brauchbaren Ergebnissen geführt. Die Zusammenarbeit mit der SS sei für die Luftwaffe eine große Hilfe gewesen, und auch „dem Herrn Kommandanten des Lagers Dachau" bat der Inspekteur des Sanitätswesens der Luftwaffe ergebensten Dank übermitteln zu wollen[45]. Aus dem Brief Hippkes geht nicht nur hervor, daß die Luftwaffe die besonderen Möglichkeiten des Konzentrationslagers für die Menschenversuche gerne in Anspruch genommen hatte, dem Schreiben ist auch zu entnehmen, daß die eigentliche Versuchsreihe Anfang Oktober 1942 abgeschlossen war. Die Erfrierungsexperimente mit

---

41 Fernschreiben Pers. Stab Reichsführer SS vom 8. 10. 1942, NO 295.

42 Rascher, Angeforderter Bericht über KL-Kirnen, 5. 11. 1942, NO 323.

43 Bericht (Holzlöhner, Rascher, Finke) über Abkühlungsversuche am Menschen, 10. 10. 1942, NO 289.

44 Hippke an Himmler, 10. 10. 1942, NO 289.

45 Hippke an Himmler, 19. 2. 1943, NO 268.

trockener Kälte und die animalischen Erwärmungsversuche, die Rascher in der Folgezeit durchführte, waren also wieder Alleingänge ohne praktischen Sinn, wie ihn die Unterkühlungsversuche im Wasser vielleicht noch gehabt hatten.

Über diese Versuche wurde Ende Oktober 1942 in Form eines wissenschaftlichen Colloquiums über „ärztliche Fragen bei Seenot und Winternot" in Nürnberg berichtet[46]. Vor annähernd 100 Teilnehmern referierte Professor Holzlöhner als Leiter der Dachauer Gruppe über „Verhütung und Behandlung der Auskühlung im Wasser"[47]. Rascher, den es wieder sehr ärgerte, daß nicht er den großen Auftritt vor den Vertretern des Sanitätswesens der drei Waffengattungen der Wehrmacht und prominenten zivilen Medizinern hatte, tat sich in der Diskussion durch Bemerkungen hervor, aus denen die Natur der Versuche deutlich zu erkennen war. Trotzdem protestierte wiederum keiner aus dem Auditorium.

Wenn er sich schon nicht vor der Fachwelt als erster Mann und Hauptverantwortlicher der Versuche präsentieren durfte, wollte Rascher doch wenigstens durch Andeutungen zu verstehen geben, daß er der entscheidende Mann mit den richtigen Verbindungen war. In diesem Sinne hatte er Himmler vor der Nürnberger Tagung in den Ohren gelegen und seinen Herrn und Meister darauf hingewiesen, daß eigentlich er allein dazu berufen sei, das Referat zu halten. Er wollte um jeden Preis aus dem Schatten anderer heraustreten, Aufsehen erregen und zu Macht, Geltung, Einfluß und Geld kommen. Mit Hilfe der Wissenschaft gedachte er sich den Weg zu bahnen, und das hieß, er mußte sich mit irgendwelchen Forschungen an einer Universität habilitieren. Dazu ermunterten ihn auch seine Förderer im Amt „Ahnenerbe", dem er ja auch - und vom geistigen Standpunkt aus gesehen in erster Linie - angehörte. Aus Habilitierten wurden damals zwangsläufig Dozenten, Professoren, Beamte, es würde sich also lohnen, die letzte akademische Hürde zu nehmen, eine Arbeit bei der medizinischen Fakultät einer Universität einzureichen, begutachten zu lassen und nach bestandener Prüfung zum Privatdozenten aufzusteigen. Das weitere würde sich mit Protektion dann bald finden.

Trotz des wissenschaftlichen Gehabes waren die Experimente Raschers aber nicht weniger trivial als dubios (und in jedem Fall noch trivialer und dubioser als die gemeinsam mit Holzlöhner und Finke durchgeführten Versuche). Walter Neff enthüllte nicht nur, wie brutal, sondern auch wie wertlos die „Forschungen" Raschers waren, denn die zur Mithilfe gezwungenen Häftlinge manipulierten nach Kräften Meßwerte und Versuchsergebnisse: „Rascher kommt zu den tollsten Resultaten, die so unwahrscheinlich klingen, daß er großes Aufsehen damit erregt, aber bei wirklichen Könnern keinen Glauben findet. Und wie kommen nun solche Resultate zustande? Die Mit-

---

[46] Korrespondenz Rascher, Brandt, Sievers, Himmler, 10.9./19.9. 1942, NO 234, NO 930-932.

[47] Tagungsbericht 26./27.10. 1942, NO 401.

arbeiter auf der Station wissen genau um was es sich handelt, wir sind eine derart verschworene Gemeinschaft, daß es dem listen- und tückereichen Dr. Rascher nicht gelingt, auch nur einen zu finden, der Verräterchen spielt. Franz und Kasimir, Horg und Boris verbringen die reinsten Zauberkünste, und Rascher muß drauf reinfallen, denn er ist so arm an wirklich geistigem Rüstzeug, daß er immer nur schwimmt. Wenn nun ein Mann zum Versuch bestimmt war, der kein Verbrecher im Sinne des Wortes war, so wurden Körpertemperaturen bis zu 25 Grad auf dem Galvanometer geschwindelt: Alle chemischen Blutuntersuchungen wurden diesen Werten angepaßt, und so war der Mann dadurch, daß er falsch tiefe Temperatur (wenn auch nur auf dem Papier) aushielt, doch gerettet."[48]

Auch ein prominenter SS-Arzt, nämlich Professor Karl Gebhardt, Ordinarius für orthopädische Chirurgie an der Universität Berlin, der als Chefarzt der Heilanstalt Hohenlychen im Rang eines SS-Generals den Titel „Oberster Kliniker beim Reichsarzt SS" führte, Himmler nahestand und wegen seiner Knochentransplantations- und Sulfonamidversuche in Ravensbrück vom Nürnberger Gerichtshof zum Tod verurteilt wurde, war skeptisch. Als ihn Rascher im Mai 1943 auf Veranlassung Himmlers aufsuchte, wurde er nicht nur angefahren, was ihm eigentlich einfalle, „fachmedizinische Arbeiten" direkt dem Reichsführer SS zu unterbreiten, sondern Gebhardt teilte ihm auch lautstark mit, daß die Abhandlung („Die Auskühlung des Menschen an der Luft") unwissenschaftlich sei, „wenn ein Student im 2. Semester mit einer solchen Arbeit käme, würde er ihn hinauswerfen"[49].

Auf solche Forschungsergebnisse gedachte Rascher also seinen wissenschaftlichen Erfolg zu gründen.

Von allen Fehlschlägen unbeirrt, trachtete Rascher seit 1941, als Wolfram Sievers vom „Ahnenerbe" ihn dazu ausdrücklich ermuntert hatte, nach den höheren akademischen Weihen. Die ersten Versuche, in München bei den Professoren Weltz und Schittenhelm zu habilitieren, blieben erfolglos, im Frühjahr 1942 schien es in Marburg bei Professor Wilhelm Pfannenstiel (er war Direktor des Instituts für Hygiene und nebenbei SS-Obersturmbannführer) mit einer Arbeit „Rassen- und Erbbiologie in Verbindung mit einer Weiterführung der Krebsversuche am weitesten Material" zu klappen.

Die Sache zerschlug sich aber wieder, und Rascher versuchte es mit neuen Themen. Im Herbst 1943 wurde wieder eine Habilitationsschrift nach Marburg gesandt, diesmal war der stellvertretende Reichsgesundheitsführer, der SA-Obergruppenführer und Professor Dr. Kurt Blome eingeschaltet, der die Arbeit an Pfannenstiel geschickt hatte, weil das Thema von Himmler zur „geheimen Reichssache" erklärt war. Die Marburger Fakultät wollte aber begreiflicherweise nicht die Katze im Sack kaufen und eine Habilschrift annehmen, deren Inhalt sie nicht zur Kenntnis nehmen durfte. Professor

---

48 Erlebnisbericht Walter Neff, NO 908, Bl. 60.

49 Rascher an Sievers, 17.5.1943, Personalunterlagen BDC.

Pfannenstiel bedauerte das sehr und empfahl, es in Frankfurt oder München zu versuchen. Schließlich kamen Rascher und seine Förderer auf die Idee, sich an die „Reichsuniversität" Straßburg zu wenden. Dort saß der SS-Sturmbannführer August Hirt auf dem Lehrstuhl für Anatomie. Er schien der richtige Mann, Rascher mit einer Arbeit „Experimentelle Untersuchungen über die Erscheinungen während der Auskühlung des menschlichen Körpers" zu habilitieren. Hirt hatte sich mit seiner Schädel- und Skelettsammlung als kongenial in der Perversion erwiesen; seine wissenschaftlichen Spezialitäten bestanden darin, nach typischen Merkmalen des Körperbaus und rassischen Kategorien ausgesuchte KZ-Häftlinge ermorden zu lassen, um sie in die anatomischen Sammlungen eingliedern zu können[50].

Straßburg schien aber auch deshalb der rechte Ort für Raschers Habilitation, weil die dortige Fakultät über genügend Mitglieder verfügte, die der SS angehörten. Nach den Vorstellungen des Ahnenerbe-Reichsgeschäftsführers Sievers, der deswegen im März 1944 mit Himmlers Persönlichem Stab korrespondierte, würde man in Straßburg das Projekt im geheimen sozusagen innerhalb der Familie durchbringen, denn für die Prüfung der Arbeit konnten außer dem Dekan (Professor Stein) und dem Prodekan (Hirt) auch die Ordinarien für physikalische Chemie (Dyckerhoff) und für Pharmakologie (Gebhardt) - allesamt SS-Mitglieder - herangezogen werden[51]. Unter solchen Voraussetzungen hätte Rascher in Straßburg wohl zum Privatdozenten der Medizin avancieren können.

Um die Jahreswende 1943/1944 schien überhaupt alles wunschgemäß zu verlaufen. Nach letzten Querelen, die sich aus der vorübergehend ungeklärten Stellung zwischen Luftwaffe und Waffen-SS ergaben (er trug noch die Uniform der Flieger, gehörte aber schon ganz zu Himmlers Truppe, jedoch war die neue Uniform noch nicht fertig und die Papiere stimmten noch nicht, was ihn bei einer Kontrolle einmal in den Verdacht brachte, er sei ein Deserteur), empfing er als Lohn für sein bisheriges Wirken das Kriegsverdienstkreuz Erster Klasse mit Schwertern. In der zweiten Klasse hatte er den Orden bereits im April 1940 für seinen kurzen „ärztlichen Einsatz bei der Truppe (Luftwaffe) in Afrika" erhalten. Im Vorschlag für die Auszeichnung, deren Verfasser SS-Standartenführer Sievers vom „Ahnenerbe" war, hieß es, Rascher führe seit Mai 1942 im Institut für wehrwissenschaftliche Zweckforschung auf Himmlers Befehl „kriegswichtige Forschungs- und Versuchsarbeiten durch, u.a. Rettung aus großen Höhen, Verfahren zur Abwendung von Unterkühlungsfolgen und Kälteschäden, Entwicklung eines Hämostyptikums, einer Kartoffelkonserve". Die von Rascher erzielten Ergebnisse seien für die Kriegführung von entscheidender Bedeutung, und: „Der Aufopferungsfreudigkeit von R., der sich ohne Rücksicht auf seine Person bei den sich meist auf Neuland bewegenden Versuchen häufig persön-

---

[50] Zu August Hirt vgl. Kater, Das „Ahnenerbe", S. 245 ff.

[51] Sievers an Brandt, 21.3. 1944, NO 290.

lich nicht ohne Gefährdung einsetzte, sind die erreichten Erfolge zuzuschreiben."[52]

Der Gerechtigkeit halber, denn diese laudatio klang ja wie reiner Zynismus, soll erwähnt werden, daß sich Rascher Ende 1942 auf Befehl Himmlers tatsächlich zum Wohle der Kampfkraft der deutschen Wehrmacht einmal abgemüht hatte, mit Entwürfen nämlich zu einem „Merkblatt für das Verhalten der Truppe bei großer Kälte". Dort waren so beherzigenswerte Sätze zu lesen wie „Die beste Abwehr gegen Kälte ist die langsame, zweckmäßige Gewöhnung an dieselbe" oder „In den Stiefeln muß stets soviel Platz sein, daß die Zehen frei beweglich sind" und feuchte Socken empfahl Dr. Rascher „nach Möglichkeit sofort zu wechseln"[53].

Anfang des Jahres 1944 stand also alles zum besten, Rascher arbeitete in Dachau an einem blutstillenden Medikament „Polygal" (bei den Experimenten dazu wurden Häftlingen Schußverletzungen beigebracht)[54], er werkte an einem Rostschutzmittel und beschäftigte sich mit der Herstellung der Kartoffelkonserve. Seine Frau war zum vierten Mal schwanger - Rascher sprach gern von den sechs Buben, auf die er es bringen wollte -, und er stand nach wie vor in der Gunst Himmlers.

Mit der Notiz über eine Kindesentführung in München und der Beschreibung der Täterin im Völkischen Beobachter[55] begann Ende März 1944 der Zusammenbruch nicht nur der Karriere, sondern der ganzen Existenz Raschers. Die Kriminalpolizei verfolgte die Spur eines entführten Säuglings, und diese führte in die Wohnung der Familie Rascher. Nini war, als die Kripo am 28. März in der Trogerstraße 56 erschien, zunächst nicht auffindbar, sie verbarg sich bei einer Bekannten, während Dr. Rascher wie ein Rasender tobte, Porzellan, Glas und Kinderspielzeug zertrümmerte und die Beamten beleidigte. Dann fand er sich schließlich bereit, seine Frau herbeizuholen[56]. Die weiteren Ermittlungen leitete der Münchner Polizeipräsident SS-Obergruppenführer Freiherr von Eberstein persönlich. In einer Gegenüberstellung mit drei Kindsmüttern wurde Nini Rascher identifiziert. Es kam nicht nur ans Licht, daß sie alle Schwangerschaften vorgetäuscht und sich die Kinder unter Mithilfe einer Vermittlerin verschafft hatte (insgesamt hatte sie mit nicht weniger als acht Kindern Manipulationen vorgenommen). Als Grund gab sie an, sie habe ihren Mann, der die Ehe nur eingehen wollte,

---

52 Begründung in den Personalunterlagen BDC; da das Schreiben Himmlers, mit dem die Ordensverleihung mitgeteilt wurde, nicht datiert ist, steht nicht zweifelsfrei fest, ob Rascher die Auszeichnung tatsächlich noch erhielt. In seiner Karteikarte ist die Verleihung dagegen schon für 1943 vermerkt.

53 Korrespondenz Rascher, Himmler, Brandt, 15. 11. 1942-12. 2. 1943, NO 1691-1698.

54 Vgl. die Eidesstattliche Erklärung von Raschers Onkel für den Nürnberger Ärzteprozeß, 31. 12. 1946, NO 1424.

55 Völkischer Beobachter (Münchner Ausgabe) 23. 3. 1944 („Kindsentführung in München") und 24. 3. 1944 („Das entführte Kind abgegeben").

56 Protokoll, Betr.: vorläufige Festnahme der Ehefrau Raschers, 28. 3. 1944, Personalunterlagen BDC. Weitere Details bei Kater, a. a. O.

wenn sie Kinder bekommen könne, nicht enttäuschen wollen. Übrigens war sie nicht nur knapp sechs, sondern in Wirklichkeit sechzehn Jahre älter als Sigmund Rascher. Sie hatte sich von einem bestimmten Zeitpunkt an systematisch und auch „offiziell" zehn Jahre jünger gemacht, auch in den Personalunterlagen der SS ihres Mannes erschien sie mit dem falschen Geburtsdatum 1903.

Frau Rascher kam ins Münchner Polizeigefängnis, die Kinder wurden in ein Lebensborn-Heim verbracht und Dr. Rascher, dem niemand glaubte, daß er von den ganzen Kindesunterschiebungen nichts gewußt und der als Arzt die vorgetäuschten Schwangerschaften geglaubt haben sollte, wurde in der SS-Kaserne in München-Freimann festgesetzt. Während Nini Rascher aus der Gefängniszelle flehentliche Briefe an Himmler und seinen Adjutanten Brandt schrieb, in denen sie ihres Gatten Unschuld beteuerte, entwickelten sich auch dessen Geschicke ungünstig. Ihm wurde jetzt die Begünstigung von Häftlingen vorgeworfen; er hatte, wie es in der Strafverfügung des Reichsführers SS vom 14. Februar 1945 hieß, Geschäfte mit Häftlingen gemacht (eine Summe von 15000.- RM wurde u.a. genannt) und diesen „unzulässige Freiheiten" gewährt[57]. Himmler degradierte ihn, schloß ihn aus der SS aus und ließ ihn in das Konzentrationslager Buchenwald einweisen.

Seine Frau war, nach einem Fluchtversuch, bei dem sie eine Wärterin überfallen hatte, im November 1944 ins Frauen-KZ Ravensbrück transportiert worden. Noch zweimal lieferte sie Proben ihrer beträchtlichen kriminellen Energie. Sie behauptete auf dem Transport, gar nicht die Rascher zu sein, diese habe mit ihr die Kleider getauscht und sei entflohen. In Ravensbrück, wo sie auf Weisung Himmlers besonders sorgfältig bewacht wurde (weil sie sich im Betrieb eines KZ auskenne), verübte sie noch einmal einen Überfall auf eine Wärterin. Danach wurde sie, ziemlich gegen Ende der NS-Herrschaft, erhängt.

Sigmund Rascher kam noch einmal an die Stätte seines Wirkens zurück, mit den Prominenten und „Sonderhäftlingen" wurde er von Buchenwald nach Dachau evakuiert. Vom 17. bis 26. April saß er dort in der Zelle 73 des Bunkers, der als Lagerarreststätte diente. Am Nachmittag des 26. April 1945 wurde der ehemalige SS-Hauptsturmführer durch Genickschuß getötet[58]. Die Rache des betrogenen Himmler war in letzter Minute vollstreckt worden. Drei Tage später war das Lager durch die Amerikaner befreit.

Sigmund Rascher wurde, beginnend in der amerikanischen Presse, als eine Art Inkarnation des Verbrecherischen im nationalsozialistischen Regime gesehen und als Prototyp des SS-Manns und pervertierten Mediziners dargestellt. Das ist ebenso falsch wie die Annahme, daß seine Versuche der Luftfahrtmedizin genützt oder daß seine Erkenntnisse gar, in amerikanische

---

[57] Strafverfügung Himmlers, 14.2. 1945, Personalunterlagen BDC. Rascher hatte u.a. auch die Freilassung des Patentinhabers von „Polygal 10" betrieben, NO 611.

[58] Kater, Das „Ahnenerbe", S. 243.

Hände gelangt, der Weltraumfahrt gedient hätten[59]. Auch die Wissenschaftler, die einer Meldung der Associated Press vom Mai 1988 zufolge die Ergebnisse der Dachauer Kälteversuche neu auswerten wollen - ein Mediziner der University of Minnesota hatte das angekündigt[60] - dürften enttäuscht werden, denn Dr. Raschers Ergebnisse waren wissenschaftlich ohne Belang. Seine Persönlichkeit trägt alle Merkmale des Schizophrenen, nicht weniger die seiner Frau, und auch die kriminelle Energie war ihnen gemeinsam. Die besondere Dimension seiner Verbrechen ergab sich aus den besonderen Möglichkeiten, die der Herrschaftsapparat des nationalsozialistischen Staats diesem skrupellosen Karrieristen bot, aus der Ermunterung, die er erfuhr, und aus dem Interesse, mit dem viele prominente Mediziner, die sich selbst die Hände nicht so schmutzig machten, sein Treiben billigten und förderten.

---

59 Vgl. zum Beispiel „Von Dachau zum Mond", in: Konkret, 9.9. 1988, oder den Leserbrief von K. Kirsch und R. Winau in der Frankfurter Allgemeinen vom 12.7. 1986 („Raschers verbrecherische Versuche").

60 AP-Meldung vom Mai 1988 „Doctor to use Nazi data on human freezing" und Korrespondenz in der KZ-Gedenkstätte Dachau.

Hans Simon-Pelanda

Medizin und Trinkerfürsorge

Ein Amtsarzt bekämpft den Alkoholismus mit KZ-Haft

In der Weimarer Republik fielen Trinker der staatlichen oder privaten Fürsorge anheim; die „Gescheiterten" wurden versorgt, soweit sie die Lasten des Lebensunterhalts nicht mehr selbst tragen konnten - oder für die Öffentlichkeit nicht mehr tragbar waren und in Trinkerheil- bzw. Entziehungsanstalten verschwanden. Aber auch an einer weitergehenden „Lösung" der „Asozialen-Problematik" wurde schon gearbeitet: eine 1904 gegründete „Gesellschaft für Rassenhygiene" bemühte sich, die Notwendigkeit der „Behandlung" solcher „Elemente" mit rassistischen und erbbiologischen Argumenten zu beweisen und bereits 1925 wurde in diesen Kreisen öffentlich von „Ausmerze aller Volksschädlinge" gesprochen.
Zu den frühesten Gesetzen des nationalsozialistischen Staates gehörten - noch im Jahr 1933 - das „Gesetz zur Verhütung erbkranken Nachwuchses", in dem Verwahrung, erbbiologische Ausschaltung aber auch Euthanasie verschiedenster Gruppen von „Volksschädlingen" festgelegt sind, und das „Gesetz gegen Gewohnheitsverbrecher", das die Jagd auf als „kriminell" eingestufte Bürger regelte.
Aber auch das „gesunde Volksempfinden" war aufnahmebereit: „Als 1933 zur Jagd auf ‚Asoziale' und ‚Minderwertige' aufgerufen wird, sind viele der amtlich bestellten oder kirchlichen Helfer selbst vom Jagdeifer ergriffen, wie das erste Jahr der Nazi-Herrschaft sehr schnell zeigen wird[1]."
Wie sicher sich der neue Staat der Diener des alten sein konnte, erwies sich dann besonders deutlich, wenn die rassistische Politik der Ausrottung manchem noch nicht effektiv und weitgehend genug war. Vor diesem Hintergrund erscheint dann auch die Phase des Übergangs in der Medizin als nicht weniger schrecklich wie die Jahre der aktiven Durchführung des nationalsozialistischen Konzepts der erbbiologischen Reinhaltung des Volkskörpers durch die „Ausmerze der Volksschädlinge". Welchen Spielraum das diktatorische System dabei noch ließ, zeigt der Kampf des Amtsarztes Dr. S. gegen die Trinker - so erklärt sich auch, warum sein Handeln mehr ist als „nur" persönliche Verstrickung oder bloßer Beleg für die „allgemein bekannte Tatsache".

---

[1] Ernst Klee: „Euthanasie" im NS-Staat. Frankfurt 1985, S. 33.

I.

Eine kurze Mitteilung in den „Blättern für praktische Trinkerfürsorge" hatte offenbar alle aufgeschreckt, die sich „bei der Säuberung des Volkskörpers von Unnützen, betr. Maßnahmen gegen Trunkenbolde" (so der Landrat in Oldenstadt, Kreis Uelzen) bewähren wollten: „In Regensburg hat der Magistrat von den 88 auf die Säuferliste gesetzten Trinkern zunächst 5 in das Konzentrationslager Dachau bringen lassen zur Abschreckung für die anderen; einer davon hatte seinen Wochenlohn, 40 RM, eben an einem Tag restlos in Alkohol umgesetzt." Der „Regensburger Anzeiger" bemerkte dazu: „Unser Stadtrat wird sicherlich auch ernst machen gegen die, welche zusehen konnten, daß jemand seinen letzten Pfennig versäuft, zusehen konnten nur deshalb, weil sie danach ein paar Pfennige verdienten[2]." Vom Ende des Jahres 1933 bis in das Jahr 1934 hinein behauptete offenbar Regensburg eine führende Position in der Verfolgung einer Gruppe, die nun nicht mehr als „arme Kreaturen" der christlichen Nächstenliebe oder der staatlichen Fürsorge zugeschlagen wurde, sondern als „Volksschädlinge" mit schweren Verfolgungen des Staates rechnen mußte. In verschiedenen Publikationsorganen wurde anscheinend die Notiz aus der „Trinkerfürsorge" nachgedruckt und dadurch so bekannt, daß sich eine heute nicht mehr feststellbare Zahl von Städten, Gemeinden und Landkreisen an den Stadtrat von Regensburg wandte und - oft in höchster Eile[3] - die rechtlichen Grundlagen für Schutzhaft und KZ-Einweisung gegen Trinker nachfragte. Das Gesundheitsamt beim „Magistrat der Stadt Magdeburg" berief sich auf eine Notiz in der Zeitung „Der Montag" vom 4. Dezember 1933: „Die Stadtverwaltung Regensburg hat einen energischen Kampf gegen die Gewohnheitstrinker eingeleitet. Auf Vorschlag von Oberbürgermeister Dr. Schottenheim hat sich der Stadtrat damit einverstanden erklärt, daß von den 88 Gewohnheitstrinkern, die unter der Einwohnerschaft festgestellt wurden, zunächst fünf in das Konzentrationslager Dachau gebracht werden. Die Strafe soll abschreckend wirken. Bemerkenswert ist auch der weitere Beschluß des Stadtrates, wonach gegen Wirte, die Betrunkenen nur um des Geschäfts willen weiter Alkohol ausschenken, Anzeige erstattet werden soll und daß solche Wirte durch Konzessionsentzug bestraft werden. Vom Gesundheitsamt wird ergebenst angefragt, ob Überführungen (sic!) bereits stattgefunden haben und unter welcher Rechtsgrundlage dies geschehen konnte. Wir haben solche u. ähnliche Fälle auch hier in Magdeburg. Wegen nicht genügender Rechtsgrundlagen ist hier die Sache (sic!) noch nicht ausgeführt worden[4]."

---

[2] Blätter für praktische Trinkerfürsorge, 1933, Heft 5/6, S. 93.

[3] So mahnte der Landrat von Oldenstadt am 5. Januar 1934 „unter Bezugnahme auf mein Schreiben vom 14. Dezember 1933 ... um gefl. Mitteilung, wann mit einer Beantwortung zu rechnen ist." Diese und die folgenden Archivalien aus dem Stadtarchiv Regensburg, Signatur ZR.

[4] Schreiben des Gesundheitsamtes Magdeburg vom 27. 1. 1934.

Das Programm der Gleichschaltung der kommunalen Verwaltungen - unter dem Stichwort „Neuer Schwung" - hatte schon nach wenigen Monaten nationalsozialistischer Regierung als allgemeinen Maßstab das „Volk" aufgeteilt: Die Masse der Volksgenossen, die zum Wohle des Volksganzen ihre Interessen hintanstellte einerseits, und die immer deutlicher ausgegrenzten „Volksschädlinge" andererseits, die sich als rassisch Minderwertige, als Lebensunwerte aufgrund geistiger oder körperlicher Gebrechen oder als politische Feinde der Gemeinschaft „verweigerten". Die Maßnahme - Bewahrung in eigenen Anstalten, und sei es im KZ - würde vom einfachen Volk sicherlich zustimmend aufgenommen werden; daß sie nur eine Zwischenstation sein sollte, mußte man nicht zur Kenntnis nehmen. Die Verbände der Abstinenzler, zusammengefaßt in der „Zentrale für Trinkerfürsorge des Deutschen Vereins gegen den Alkoholismus e. V.", mußten in diesem Sinne gar nicht gleichgeschaltet werden. Denn sieht man einmal von einer Minderheit ab, dann galt diesen „Fürsorgern" der Trinker immer auch als Problem der Gesellschaft und der Kasse des Staates. So interessiert sich auch die „Zentrale" in ihrer Anfrage mehr für die daraus möglichen Konsequenzen: „Einer Pressenotiz haben wir die von uns begrüßte Maßnahme entnommen, daß Sie von den 88 auf die Säuferliste gesetzten Trinkern zunächst 5 in das Konzentrationslager Dachau bringen ließen zur Abschreckung für die anderen. Wir wären Ihnen zu besonderem Dank verpflichtet, wenn Sie uns mitteilen würden, ob diese Drohung Erfolg gehabt hat. Für eine baldige Antwort wären wir besonders dankbar[5]." Die verhängnisvolle Rolle der Fürsorgeverbände deutet sich an. Sie, an die sich seit Jahren und natürlich auch nach der nationalsozialistischen Machtübernahme vertrauensvoll Trinker bzw. deren Familien um Hilfe wandten, bereiteten jetzt dem Vorgehen des NS-Staates den Weg. Was für viele als ein endlich strenges Einschreiten erscheinen mochte, ja wie die Gewähr aussehen konnte, Trinker letztendlich zu „heilen", hatte viele zur aktiven Mithilfe bewogen. Die Karteien dienten bald dazu, die organisierte Jagd auf alles Andersartige zu eröffnen: die „Programme" zur Zwangsverwahrung und, oft damit gekoppelt, zur Zwangsarbeit, wurden für schwere Trinker bald auch ausgedehnt bis zur Zwangssterilisierung. Die ab November 1933 bzw. Januar 1934 gültigen Gesetze zur „Verhütung erbkranken Nachwuchses" und „gegen gefährliche Gewohnheitsverbrecher", die schon zuvor offen diskutiert werden konnten, bereiteten dafür die Voraussetzungen.

Auch in ganz neuen Zusammenhängen wurde plötzlich der „Gewohnheitstrinker" gesehen. Der „Stadtrat Dr. Hans L., Vorsitzender des NSD-Ärztebundes, Ortsgruppe Schwaben und Leiter des Rasse- und Familienamtes beim Stadtrat Augsburg", wie er sich im Briefkopf selbst ausführlich vorstellt, schreibt: „Als Mitglied des Stadtrates und Leiter des bei diesem eingerichte-

---

[5] Schreiben der „Zentrale für Trinkerfürsorge" an den „Magistrat der Stadt Regensburg" vom 19.3.1934.

ten Rasse- und Familienamtes habe ich ein außerordentlich großes Interesse, über die Art und die Durchführung dieser Maßnahmen, sowie über die praktischen Erfahrungen, welche damit gemacht wurden, Näheres zu erfahren, damit ich diesbezügliche Anträge an den Stadtrat stellen kann[6]."

Der Trinker fiel damit bereits unter die Rassenhygiene und damit war seine „Behandlung" als Volksschädling mit allen Konsequenzen vorgezeichnet.

Die Antwort des Stadtrates Regensburg an die verschiedenen Fragesteller nennt aber nur ein Gesetz aus der Weimarer Republik, nämlich den Artikel 80/II des Polizei-Strafgesetzbuches mit den Vollzugsbestimmungen vom 8. Januar 1926, das die bayerische Polizei schon immer ermächtigte, besonders schwere Gewohnheitstrinker, vor allem in „Tateinheit" mit einem Vergehen oder Verbrechen, in Gewahrsam zu nehmen. Daß dieser Polizei-Artikel freudig als Vorstufe des „Gesetzes zur Verhütung erbkranken Nachwuchses" und des Verwahrungsgesetzes gegen Gewohnheitsverbrecher ausgenutzt wurde, verrät einiges über die bereits vorhandene Gesinnung und die Gesinnungstäter, auf die sich die Nationalsozialisten bei ihrer „Reinigung des Volkskörpers von Volksschädlingen" stützen konnten: „Das Vorgehen gegen Trinker richtet sich daher im allgemeinen nach den Vorschriften des Art. 80/II PStGB. bei Trinkern. In einigen Fällen hat die Polizeidirektion Regensburg auf unseren Antrag bekannte Gewohnheitstrinker in Schutzhaft genommen und Antrag auf Unterbringung in einem Konzentrationslager gestellt, weil sie nach ihrem Verhalten als ausgesprochene Volksschädlinge zu betrachten waren. Auf diese Weise wurden bisher drei Personen in Verwahrung genommen. Wir konnten bisher feststellen, dass dieses Vorgehen auf andere Trinker günstig eingewirkt hat[7]."

So erinnert sich auch der spätere Kommandant von Auschwitz, Höss, an diese Personengruppe zu Beginn seiner „Karriere" in Dachau: „Sie schämten sich, besonders die Älteren, die noch nie mit dem Gesetz in Konflikt geraten waren. Nun waren sie auf einmal bestraft, weil sie aus Dickköpfigkeit, aus bayerischer Sturheit mehrfach von ihrer Arbeit weggelaufen waren, oder weil ihnen das Bier zu gut geschmeckt hatte, oder anderer Dinge wegen, die sie zur Bummelei geführt, das Arbeitsamt aber zur Einweisung ins Lager veranlaßt hatte[8]."

II.

Dieser nahezu reibungslose Übergang von der Trinker-Fürsorge der Weimarer Republik zum Vernichtungsfeldzug des NS-Staates gegen alle „Volksschädlinge" traf zwar viel zu häufig auf ein entsprechend motiviertes Volk.

---

[6] Aus seinem Schreiben an den Stadtrat Regensburg.

[7] Aus dem Antwortschreiben des Stadtrats Regensburg.

[8] Zitiert nach Klee, Euthanasie, S. 43.

Die Begründung der Verfolgung und die Organisation der Menschenjagd - nicht nur gegen die Alkoholiker - mußte dennoch von eigenen Führern ausgehen. Der Anführer der Regensburger Kampagne war der Bezirksarzt Dr. S. Es ist bezeichnend für diesen Typus von Täter, daß er weder zu den alten Parteimitgliedern in der Stadt zählte noch später anderweitig ins Rampenlicht rückte.

Aus den wenigen Akten des Stadtrates zum Problem der „schweren Trinker“, die erhalten geblieben sind, läßt sich ein ungefähres Bild dieses beamteten Arztes rekonstruieren. Er war als Amtsarzt, offenbar in enger Zusammenarbeit mit der Fürsorge, auch für die Alkoholiker-Betreuung zuständig; in einem Schreiben aus dem Jahre 1934 oder 1935 spricht er selbst von einer 10jährigen Arbeit mit „Trinkern“. Er hat damit die „vorbereitende“ Diskussion, die schon in den ersten Jahren der Weimarer Republik breit einsetzte und in der man schon damals über Gewahrsam und Sterilisation laut nachdachte, verarbeitet. So waren seine eilfertigen Vorschläge nicht nur opportunistisch, sondern sie kamen aus voller Überzeugung.

In einer Eingabe an den Stadtrat lieferte er gegenüber den Alkoholikern die Argumente: „Wer Einblick bekommt in das furchtbare Unglück, das der Gewohnheitstrinker über seine Familie bringt, wer erkennt, wie der Trinker sich und seine Familie finanziell ruiniert und der Öffentlichkeit große finanzielle Lasten verursacht, wer die keimschädigenden Folgen des Alkoholmißbrauchs an den Kindern von Trinkern feststellt und erkennen muß, wie alle Maßnahmen und Erziehungsversuche scheitern, der sucht nach neuen Möglichkeiten, um Einfluß auf diese haltlosen Menschen zu bekommen.

Der neue Staat, der sich die Erziehung des Deutschen Menschen zu einer gesunden und charaktervollen Persönlichkeit zur Aufgabe gemacht hat und dem die Ertüchtigung der Rasse vor allem am Herzen liegt, muß auch trachten, Wege zu finden, Menschen von der unseligen Leidenschaft der Trunksucht frei zu machen und damit wieder Glück und Frieden in schwer geprüfte Familien zu bringen und dadurch Staat und Gemeinden zu entlasten von den finanziellen Lasten, die Trunksüchtige verursachen[9].“ Obwohl selbst die Organisatoren der Sterilisierung und später der „Euthanasie“ feststellten, daß auch schwerer Alkoholismus nicht für „Erbschädigungen“ generell verantwortlich gemacht werden kann, ging der Amtsarzt davon aus. Mit dem Argument „Keimschädigung“[10] denunzierte er seine ehemaligen Schutzbefohlenen und gab sie selbst zur Zwangssterilisation und möglicherweise

---

[9] Dieses und die folgenden Zitate aus einem Schreiben des Bezirksarztes der Stadt Regensburg - An den Stadtrat. - Betr.: Bekämpfung des Alkoholmißbrauchs. Regensburg, den 16. 11. 1933.

[10] Der ganze Opportunismus wird erst sichtbar in einer Reaktion von S., als es verboten wird, Alkoholiker in den KZs zu verwahren. Da heißt es im Juli 1934 plötzlich: „Die Trinker liefern die meisten Nachkommen . . . Die moderne (sic!) medizinische Wissenschaft hat an zahlreichen Untersuchungen und Experimenten nachgewiesen, daß die Trinker neben erbgeschädigten auch vollkommen erbgesunde Nachkommen haben.

zur Tötung frei. Auch die Schuldzuweisung „große finanzielle Lasten" grenzt die Alkoholiker aus dem Kreis der Staatsbürger aus - und damit aus jenen, denen ein Recht auf Leben zugebilligt wurde. Und wer solchermaßen brandmarkte, rief auch gleich nach demjenigen, der die Machtmittel zu dieser Art von „Sozialpolitik" besitzt, „dem neuen Staat".
Die Eilfertigkeit, mit der S. seine Patienten fallenließ, war besonders peinlich. Denn noch war vieles unklar, ja widersprach dem Programm der nationalsozialistischen Trinker-„Fürsorge". Wenn die Alkoholiker zu denjenigen zu zählen waren, die nach dem Gesetz zur Verhütung erbkranken Nachwuchses verfolgt wurden, dann ging es ja nicht mehr darum, sie „von der unseligen Leidenschaft der Trunksucht frei zu machen" - oder meinte S. ganz zynisch schon „freimachen" im Sinne von „ausmerzen", wie es später heißen wird? Aber auch wenn man zu seinen Gunsten annimmt, daß er mit dem nun staatsoffiziellen Rassismus noch seine Probleme hatte („Ertüchtigung der Rasse" war eine seiner kreativen Eigeninterpretationen), dann zeigen gerade diese „Unschärfen" die freiwillige und willfährige Anpassung.
Endlich ist der Arzt nicht mehr auf die freiwillige Mithilfe seiner Patienten angewiesen, sondern er kann eine „Heilung" erzwingen: sogar wenn der Patient diese Operation mit Verstümmelung oder dem Tode bezahlt - der Volkskörper gesundet mit jedem beseitigten oder verwahrten „Schädling des Staates", wie es weiter im Text heißt.
Die Gründe, warum jemand die Realität durch die Schein-Realität im Suff ersetzt, haben S. früher offensichtlich schon nicht bekümmert, da er feststellte, „daß trotz der augenblicklich noch bestehenden wirtschaftlichen Notlage von Woche zu Woche die Zahl der Trinker zunimmt". Umso freudiger mußte ihn stimmen, daß er seine Allmachtphantasien im „neuen Staat" und mit dessen Unterstützung umsetzen könnte: „Nur die Machtmittel des neuen Staates können hier Wandel schaffen. Der Herr Stabsleiter beim Kommissariat der Regierung hat seine Mithilfe in bereitwilliger Weise in Aussicht gestellt und sieht in gewissenlosen Trinkern Schädlinge des Staates, gegen die die Machtmittel des Staates einzusetzen sind. Solange die Trinker nicht den Ernst von Seite der Behörde gesehen und gefühlt haben, wird unser ganzes Vorgehen erfolglos sein. Ich erlaube mir deshalb anzuregen, im Einverständnis mit dem Herrn Kommissär bei der Regierung in der Öffentlichkeit bekannt zu geben, dass gegen die unverbesserlichen Trinker als Schädlinge des Staates künftighin mit den Machtmitteln des Staates vorgegangen wird und dazu auch die Überführung in Konzentrationslager in Betracht kommt."
Weil man diesem besorgten Arzt nicht unterstellen sollte, daß er um die vielfältigen Konsequenzen seiner Initiative wußte, bot er sich gerade in seinem dumpfen Fleiß als Paradebeispiel des fleißigen Dieners am nationalsozialistischen Volkswohl an: „Ich verspreche mir von einem solchen Vorgehen in der

---

Die Nachkommenschaft der Trinker ist weniger durch eine im Keim geschädigte Erbmasse minderwertig ..."

Bekämpfung des Alkoholmißbrauchs größten Nutzen für das Volkswohl und ich glaube im Sinne des abstinenten *Führers* zu handeln, wenn ich vorstehende Anregungen dem Stadtrat mit dem Ersuchen um gefl. Stellungnahme zur Kenntnis bringe."

Der Stadtrat von Regensburg nahm von diesen „Ausführungen zustimmend Kenntnis". Am konkreten Fall erwies sich die ständig beschworene Widerständigkeit des „schwarzen Regensburg"[11] als Legende. Vorbeugend forderte der Stadtrat in seinem Beschluß, daß durch das Mittel, mit dem er seine Hilfe demonstrierte - Gewahrsam im Konzentrationslager -, nachträglich „das am 1. Januar 1934 in Kraft tretende Reichsgesetz" verschärft würde; denn „es scheint uns unabhängig von diesen neuesten Möglichkeiten zweckmäßig und notwendig zu sein ... unverbesserliche Trinker ... in einem Konzentrationslager unterzubringen[12]."

Nachdem aber juristisch („Gesetz gegen gefährliche Gewohnheitsverbrecher") der alleinige „Tatbestand" Alkoholismus für KZ-Haft nicht mehr ausreichte[13], suchte Amtsarzt S. nach Bündnisgenossen im Kampf zur „Ausmerzung" der Alkoholikerplage. Erhalten ist sein Schreiben an die Kreisamtsleitung der NSV zu Händen des Herrn Stadtrat M. vom 13. Juli 1934.

Nach seiner Beobachtung nahm das „Trinker-Unwesen ... Formen an, die ein rücksichtsloses Vorgehen gebieterisch verlangen," deshalb rief er nach dem „erzieherischen Einfluß der SA und SS", der „unendlich segensreich wirken" werde, und zwar mit der Begründung: „Der *Führer* will das." Eben die Gesetze des Führers, an die sich nach späteren Aussagen von Himmler zur Euthanasie sowieso niemand hielt, waren dem Amtsarzt S. nicht weitreichend genug. Da die im Gesetz gegen „Gewohnheitsverbrecher" vorgesehene Einlieferung in Trinkerheilstätten oft daran scheiterte, daß niemand die Kosten übernehmen wollte, kam S. wieder auf seinen alten Vorschlag zurück; er habe „einen Weg gesucht und gefunden, der überaus abschreckend auf die Trinker wirke: die Überweisung in ein Konzentrationslager". In seinem Brief heißt es weiter: „Nach meiner bisherigen Erfahrung ist die Führung der vom Konzentrationslager zurückgekehrten Trinker in- und außerhalb der Familie nicht zu beanstanden. Die Furcht, wieder in dasselbe zurückgebracht zu wer-

---

11 Regensburg, die Heimat der wesentlichsten Vertreter der Bayerischen Volkspartei (BVP), an der Spitze der Parteiführer und letzte Ministerpräsident Bayerns der Weimarer Republik (Held), galt als Hochburg dieser Partei. Noch bei den Wahlen 1933 landete die NSDAP deutlich hinter der BVP. Das hieß aber nun eben nicht, daß nicht nach dem Parteiverbot alle Energie in den Aufbau des neuen Staates gesteckt wurde. Vgl. hierzu Hans Simon-Pelanda/Peter Heigl: Regensburg 1933-1945. Eine andere Stadtführung. Schriften der Geschichtswerkstatt Regensburg und Ostbayern. Regensburg 1984, va. a. S. 11 ff.

12 Aus dem Sitzungsprotokoll des Regensburger Stadtrates vom 4. Dezember 1933.

13 In ihrer Antwort hatte die Regierung von Niederbayern und der Oberpfalz die allzu forschen (Neu-) Parteigenossen aus der Bischofsstadt zurückgepfiffen: „Eine Unterbringung (!) im Konzentrationslager Dachau kommt ... nicht in Betracht" (vom 8. 1. 1934).

den, hält sie aufrecht. Immerhin ein Erfolg! Wenn schon aus finanziellen Schwierigkeiten keine Trinker in die Trinkerheilstätten gebracht werden können, und nun auch leider neuerdings die Möglichkeit noch wegfällt, brutale Trinker in ein Konzentrationslager überweisen zu lassen, so hat man kein Mittel mehr in der Hand, entsprechend auf sie einzuwirken ...“[14]
Auch die zweite Stufe des Kampfes, den Amtsarzt S. gegen die Trunksucht führte, zielte auf den imaginären Feind „Alkohol“: „Ich muß sie ergänzen mit dem Hinweis, daß zur Bekämpfung des Alkoholmißbrauchs auch das Vorgehen gegen die Wirte gehört, die in unverantwortlicher Weise dem Betrunkenen noch Alkohol verabreichen. Da ist es Sache des Amtsarztes, ein strenges behördliches Vorgehen zu veranlassen[15].“
Bis nachweislich 1940 stellten Stadt und Bezirksamt Regensburg noch Anträge, mit denen Trinker in die Konzentrationslager gebracht werden sollten, die dann teilweise sogar von den zuständigen Polizeidienststellen abgelehnt werden mußten[16]. Der Bezirksarzt Dr. S. führte wohl bis zum - für ihn aus eben diesen Gründen - bitteren Ende seinen Kampf gegen die „Unordnung“ und das „Asoziale“. Damit könnte die Geschichte dieses einen Arztes auch beendet sein, denn wer sollte ihm nach 1945 eine „Pflichterfüllung“ ankreiden?

III.

Die heutigen Repräsentanten der Standesorganisationen der Ärzte zählten Dr. S. sicherlich nicht zu jenen „höchstens 400 Ärzten“, die während der nationalsozialistischen Herrschaft in Deutschland zu Verbrechern geworden sind. Schrecklich zu sagen - dies geschieht wohl zu Recht! Die Ärzte, die in diesem Sinne in der staatlichen Gesundheitsversorgung und Fürsorge tätig waren, sind nicht im strafrechtlichen Sinne Verbrecher geworden. Aber sie gehörten zu jener fleißigen und gehorsamen Mehrheit, die schweigend ihre Pflicht erfüllte, indem sie ihre Schutzbefohlenen oder Kranken als „Schädlinge des Volkes“ dem Staat auslieferte. Im stillen sorgten sie für das Klima, in dem die ausführenden Täter jene, die ihnen von ihren Kollegen an der Basis selektiert und überantwortet worden waren, sterilisieren oder morden konnten.

---

[14] Die vorstehenden Zitate aus dem Schreiben an die NSV vom 13.7.1934.

[15] Aus einer Eingabe an die Stadt, mit der offensichtlich die „Für“-sorgefähigkeit der Regensburger Caritas in der Trinkerverfolgung gesichert werden sollte. Der Vorgang ist ohne Datum, dürfte aber aus den Jahren 1934/35 stammen.

[16] So die Polizeidirektion Regensburg vom 29.3.1940: „Eine Einweisung des A. Köglmeier in eine Arbeitsanstalt oder KZ-Lager ... kann mangels gesetzl. Voraussetzungen nicht erfolgen. Der Akt wurde nunmehr an die Gestapo Regensburg mit dem Ersuchen weitergeleitet, Köglmeier als Volksschädling in ein KZ-Lager einzuweisen.“

Nicht alle Ärzte konnten aber schon 1945 ahnen, wie lückenlos die Standesorganisation die Haltung des ganzen Berufsstandes während der NS-Herrschaft tabuisieren würde. Noch heute werden selbst Fakten von der Bundesärztekammer bestritten: mit wohl mehr als 50% waren die Ärzte einer der am stärksten in der NSDAP organisierten Berufsstände. Auch Dr. S. überkam in den letzten Monaten des Dritten Reiches offenbar eine gewisse „Unsicherheit"; ob auch schlechtes Gewissen oder schiere Angst eine Rolle spielten, läßt sich an seiner Reaktion nicht ablesen. Denn am 23. April 1945 betritt ein „neuer" Dr. S. das KZ-Außenkommando „Colosseum" im Regensburger Stadtteil Stadtamhof. Natürlich hatte es vorher in diesem KZ keine ärztliche Versorgung gegeben; in dem einen Monat, in dem das Lager in Regensburg bestand, kamen 20% der dort zur Zwangsarbeit Gepreßten ums Leben - Vernichtung durch Arbeit für das Kommando, dem vor allem Juden und Polen angehörten. Hersch Solnik, der einzig bekannt gewordene Überlebende dieses KZs, erinnerte sich 1984/85 an die „letzten Tage" der Naziherrschaft in Regensburg: „Als dann (am 22. April) alle aus dem Lager weggegangen sind, da bin ich zurückgeblieben mit den 27 Kranken. Wir sind dann von ‚Hilfspolizei' bewacht worden, aber wir hatten doch nicht vor, wegzugehen. Ich bin dann mit meinem Kameraden auf die Straße rausgegangen; und die deutschen Frauen und Mädchen, die vorbeigegangen sind, haben ihre Taschen aufgemacht und haben uns was zu Essen hingelegt.

Eine Frau im Haus habe ich in der Gaststätte unten im Haus gebeten, ob sie nicht etwas Essen für die Kranken machen könne, und sie hat Kartoffeln und Erbsen gekocht. Sie hat uns das dann raufgebracht. Dieselbe Frau hat dann gesagt, sie wird etwas für die Kranken machen. Und wirklich ist dann der Chefarzt Dr. S. gekommen, gleichzeitig kamen drei hohe Offiziere, ich denke SS, schön gekleidet. Zu denen sagte der Arzt: ‚Meine Herren, ich habe einen Befehl aus Flossenbürg bekommen, daß ich alle Kranken in das Krankenhaus einliefern muß.' Dann kamen ein oder zwei deutsche Krankenwagen und haben uns alle ins Krankenhaus eingeliefert. Im Krankenhaus, das war im Klerikalseminar, wurden wir von einer Schwester empfangen, die unsere Personalien aufnahm. Mich hat sie gefragt, wie ich heiße, und das muß eine polnische Frau gewesen sein, weil wir polnisch miteinander gesprochen haben. Ich habe gesagt: Solnik, Hersch. Da hat sie gesagt: Das heißt Heinrich. Die hat gemacht, was sie konnte. Am 23. April 12.00 Uhr hat uns Dr. S. eingeliefert ins Krankenhaus.

Da ist eine Sache, die verstehe ich bis heute nicht. Wir haben dem Dr. S. einen Zettel unterschrieben, weil er entnazifiziert werden mußte. Der wollte entnazifiziert werden, denn er war gezwungen, Chefarzt von der SS zu sein. Aber er war ein netter Mann; er hat uns ins Krankenhaus eingeliefert, warum - das verstehe ich nicht bis heute, ich war mit ihm nicht mehr in Verbindung.

Zwei Mädchen hatten ‚arische Papiere', d. h. sie waren nicht als Juden zu erkennen. Zu denen haben Polen vor der Befreiung gesagt, im Krankenhaus sind noch andere Polen, aber das sind Juden. Die Mädchen sind gekommen, aber niemand wußte, daß sie Juden sind. Am Tag der Befreiung, am 27. April, sind die Mädchen noch einmal gekommen und haben gesagt: Wir sind genauso Juden wie sie. Die Mädchen haben uns auch den Ausweis vom CIC geholt, auf dem steht, daß wir Juden sind. Die haben Angst gehabt vor den Ärzten, oder ich weiß nicht was.

Vom 23. bis zum 27. April waren wir im Klerikalseminar, ohne Untersuchung, keine SS kam; wir waren in einem extra Zimmer, alle 27. Dann hat ein Deutscher gerufen: Die Amerikaner sind da. Ich bin rausgegangen[17]."

Diese perfekt inszenierte „Entnazifizierung" mußte Hersch Solnik unverständlich bleiben, und der ganze Vorgang wäre wohl in Vergessenheit geraten, wenn nicht zufällig die Akten über die Verfolgung der Alkoholiker im Bezirk Regensburg der Säuberung der Archive entgangen wären. Der Amtsarzt Dr. S. wurde noch im April oder Mai von der amerikanischen Militärregierung als Amts- und Bezirksarzt wiedereingesetzt. In Regensburg hatte sich jedoch in den letzten Kriegsmonaten eine lokale Widerstandsgruppe gebildet, so daß dem weiteren Wirken dieses Amtsarztes doch nach einiger Zeit Einhalt geboten werden konnte. Allerdings ist schwer vorstellbar, daß ein Arzt Probleme gehabt haben könnte, als Freiberufler weiterhin für seine Patienten tätig zu sein.

---

[17] Aus: Hans Simon-Pelanda: „Wir mußten doch wieder anfangen ..." Erlebnisse der ersten Mitglieder der jüdischen Gemeinde Regensburg 1945. in: Regensburg 1945-1949. Katalog und Aufsätze, hrsg. von der Stadt Regensburg, Volkshochschule, Regensburg 1987, S. 80.

Raimond Reiter

Unerwünschter Nachwuchs

Schwangerschaftsabbrüche bei „fremdvölkischen" Frauen im NSDAP-Gau Ost-Hannover

Ungefähr acht Millionen ausländische Zivilarbeiter und Kriegsgefangene - Männer, Frauen, Jugendliche und Kinder - waren während des Zweiten Weltkrieges im Deutschen Reich beschäftigt. Sie waren überwiegend zwangsweise in den besetzten Gebieten rekrutiert und nach Deutschland gebracht worden, sie kamen vor allem aus Frankreich, Belgien und den Niederlanden, aus Polen und der Sowjetunion und wurden in der Landwirtschaft und in der Rüstungsindustrie eingesetzt. Insbesondere für die „Fremdarbeiter" polnischer und sowjetischer Nationalität galten besondere soziale und rechtliche Normen diskriminierender Art, angefangen bei den Sonderabzügen vom ohnehin kärglichen Lohn bis hin zum Sonderstrafrecht, dem sie unterworfen waren. Sowohl unter dem Gesichtspunkt der nationalsozialistischen Rassen-Ideologie als auch um ihre Arbeitskraft möglichst restlos ausbeuten zu können, waren Schwangerschaften bei den Arbeiterinnen unerwünscht. Anstatt ihnen besondere Fürsorge, wie sie deutsche Frauen genossen, angedeihen zu lassen, bekämpften die zuständigen Behörden die Unerwünschten schon im Mutterleib und propagierten die Abtreibung.

Die reichsweiten Planungen zu den Schwangerschaftsabbrüchen bei „Fremdvölkischen" gehen bis in die ersten Kriegsjahre zurück. Zunächst für Polinnen und ab 1942 auch für „Ostarbeiterinnen" wurden Verordnungen und Erlasse herausgegeben, um die ausländischen Schwangeren, soweit sie „Ostarbeiterinnen oder Polinnen" waren, außerhalb des gesetzlichen Mutterschutzes für Deutsche und „artverwandte Völker" zu stellen. Um die Abbrüche zu erwirken, wurden vermutlich Repressalien gegen die in Lagern untergebrachten oder auf den Bauernhöfen eingesetzten Zwangsarbeiterinnen[1] ausgeübt. Inwieweit jeweils Gewaltmaßnahmen durchgeführt wurden, um sie zum Abbruch zu bewegen, ist schwierig allgemein festzustellen. Allerdings sind Fälle von Beeinflussung und erheblichem Druck belegbar. Der Zwang bestand nicht zuletzt in der Arbeit selbst, d.h. die Zwangsarbeit in den höheren Schwangerschaftsmonaten begünstigte Fehlgeburten. Wurde der Eingriff im höheren Monat vorgenommen, so waren die Mütter selbst

---

[1] Zur Begrifflichkeit „Zwangsarbeiter" und „Fremdarbeiter" vgl.: Ulrich Herbert, Fremdarbeiter, Politik und Praxis des „Ausländereinsatzes" in der Kriegswirtschaft des Dritten Reiches, Berlin/Bonn 1986, S. 359.

gefährdet und eine Reihe von Todesfällen bei den Zwangsarbeiterinnen wird hier eine Ursache gehabt haben[2].

Ab 1943 wurden die Schwangerschaftsabbrüche bei den „Fremdvölkischen" in so beträchtlichem Umfang betrieben, daß es in der katholischen Kirche zu Reaktionen kam. Sie bestanden in Appellen zum Schutz des ungeborenen Lebens. Das Reichsministerium des Innern hatte hierzu nur zynische Bemerkungen übrig und behauptete darüber hinaus, daß kein Arzt gezwungen würde, die angeordneten Abbrüche vorzunehmen[3]. Für den Bereich des NSDAP-Gauleiters Ost-Hannover lassen sich neuerdings mehrere Fälle zeigen, in denen erheblicher Druck von Seiten des Staates und der NSDAP sowie der Reichsärztekammer auf einzelne Ärzte ausgeübt wurde, um sie zur Durchführung der Eingriffe zu bewegen. Die Regel war allerdings, daß den Anforderungen von Rassenpolitik und Kriegswirtschaft freiwillig Folge geleistet wurde, so daß zumindest vorübergehend der Eindruck entstehen konnte, die nationalsozialistische Bevölkerungspolitik sei erfolgreich. Aus mehreren Gründen konnte sie nicht reibungslos durchgeführt werden; im Gau Ost-Hannover nicht zuletzt wegen der großen Zahl der Ausländerinnen, die eingesetzt waren und schwanger wurden. In Pommern und Niedersachsen wurden schon 1941 reichsweit die höchsten Anteile von Ausländern an der Gesamtzahl der Beschäftigten registriert[4]. Im Jahr 1944 ragte Niedersachsen bei den Einsatzzahlen für Fremdarbeiter weiterhin heraus, und der Anteil von 32,5% Ausländern beim Gauarbeitsamt Ost-Hannover wurde nur noch in Ostpreußen übertroffen[5]. Der Anteil der ausländischen Frauen in Niedersachsen an den ausländischen Arbeitskräften betrug ca. ein Viertel. Hiervon wiederum waren etwa 70% „Ostarbeiterinnen" und Polinnen[6]. Bei diesen Frauen wurden allein im Mai 1944 im Gau Ost-Hannover „weit über 1000" Säuglinge festgestellt. Der Leiter der Ärztekammer Ost-Hannover bat deshalb den „Reichsgesundheitsführer" Conti im Mai 1944, in Celle die Landesfrauenklinik und das katholische St. Joseph-Krankenhaus zu beauftragen, Abbrüche durchzuführen. Die Genehmigung für die Landesfrauenklinik erfolgte; bezüglich der konfessionell gebundenen Häuser hatte Conti im

---

[2] Gisela Bock, Zwangssterilisation im Nationalsozialismus. Studien zur Rassenpolitik und Frauenpolitik, Opladen 1986, S. 442ff.; Institut für Zeitgeschichte München, Bestand NO-5311; Bernhild Vögel, Das „Entbindungsheim für Ostarbeiterinnen", Braunschweig, Broitzemer Strasse 200. Beiheft 2 der Zeitschrift für Sozialgeschichte des 20. und 21. Jahrhunderts, Hrsg. Hamburger Stiftung für Sozialgeschichte des 20. und 21. Jahrhunderts, Hamburg 1988

[3] Gisela Bock, a. a. O., S. 448

[4] Hans Pfahlmann, Fremdarbeiter und Kriegsgefangene in der deutschen Kriegswirtschaft 1939-1945, Darmstadt 1986, S. 126ff.

[5] Ulrich Herbert, a. a. O., S. 448

[6] Schätzungen des Autors anhand der Angaben in: Niedersächsisches Hauptstaatsarchiv Hannover, künftig NdsHStA), Acc. 27/71, Nr 105

März 1944 jedoch ein Verbot der Abbrüche verordnet[7]. Folgerichtig wurden im St. Joseph-Stift Anfang Mai 1944 die verlangten Eingriffe untersagt. Der zuständige Kirchenvorstand fürchtete um den guten Ruf seines Stiftes. Sofort wurden die zuständige Ärztebezirksvereinigung und der Leiter der Ärztekammer in Lüneburg eingeschaltet. Der ebenfalls einbezogene Regierungspräsident in Lüneburg bemühte in dieser Angelegenheit Mitte Mai die Gestapo. Der so denunzierte Dechant der St. Ludwigs-Gemeinde in Celle wurde daraufhin vernommen, belehrt und „eingehend verwarnt"[8], so daß er einlenkte. Allerdings mußten dann im St. Joseph-Stift die Eingriffe doch nicht durchgeführt werden, und der Leiter der Ärztekammer Ost-Hannover bedauerte, in dieser Frage an die Weisungen von Conti gebunden zu sein. In der Praxis wurde auch sonst auf die moralischen und religiösen Vorbehalte und andere Widerstände ebensowenig Rücksicht genommen wie auf die Lebensinteressen der Zwangsarbeiterinnen.

Die meisten Anordnungen, Erlasse und Verordnungen, die die sozialen Belange der „fremdrassischen" Arbeitskräfte im Reich behandelten, stammten aus dem Kriegsjahr 1943. Ebenso diejenigen, die sich mit der Schwangerschaft der „fremdrassischen" Frauen befaßten. Vor allem der Reichsgesundheitsführer Conti war hierbei aktiv, um den unerwünschten Nachwuchs möglichst schon vor der Geburt auszuschalten. In diesem Geist hatte das Reichsinnenministerium bereits im Januar 1941 darauf hingewiesen, daß bei Strafverfahren gegen Polen - im Gegensatz zu den Verfahren gegen Deutsche - Schwangerschaftsabbrüche nicht als Gefährdung des „deutschen Volkstums" zu werten seien[9]. Es sollte auch deutlich gemacht werden, daß Frauen „polnischen Volkstums" nicht unter die deutschen Gesetze fielen. Insbesondere die „Ostarbeiter" und Polen sollten außerhalb der gesetzlichen Regelungen für die verschiedenen nationalsozialistischen Verbände, Institutionen und die Kriegswirtschaft verfügbar sein. Um dies in der Frage der Schwangerschaftsabbrüche generell zu ermöglichen, wurde in der „Verordnung zum Schutz von Ehe, Familie und Mutterschaft" vom 9. März 1943 von Göring, Frick und Lammers ein besonderer Paragraph angeordnet. Während für die Deutschen die Abtreibung unter schwere Strafe gestellt wurde (bis hin zur Todesstrafe), gab es für Betroffene, die nicht „deutsche Staatsangehörige deutscher Volkszugehörigkeit" waren, eine generelle Ausnahmemöglichkeit. Diese wurde von Conti am 11. März 1943 konkretisiert, indem durch die „Anordnung Nr. 4/43" die Schwangerschaftsabbrüche bei „Ostarbeiterinnen" zugelassen wurden[10]. In dieser Anordnung war auch schon das Verfahren genannt. Die vorhandenen Gutachterstellen für Abbrüche bei den Ärzte-

---

[7] Verordnungen/Anordnungen/Bekanntgaben, Band VI, Hrsg.: Parteikanzlei der NSDAP, München 1944, S. 199

[8] NdsHStA, 80 Lbg. III V. Nr. 120.

[9] Gisela Bock, a. a. O., S. 442.

[10] NdsHStA, 80 Lbg. III V. Nr. 120. Dort sind die Belege für das folgende.

bezirksvereinigungen der Ärztekammern sollten in Zusammenarbeit mit dem „Beauftragten des Reichskommissars für die Festigung deutschen Volkstums“ eine Entscheidung treffen. Diese wurde dann im Falle des Abbruchs durch einen beauftragten Arzt durchgeführt und zwar in einer Krankenbaracke für „Ostarbeiter“. Hierüber schien in der Praxis Unklarheit zu herrschen, denn noch im gleichen Monat erließ Conti eine „Durchführungsanweisung“, durch die für den Abbruch nur die Baracken, aber nicht deutsche Krankenhäuser in Frage kommen sollten. Am 22. Juni 1943 wurden die Eingriffe offiziell auch für Polinnen zugelassen. Conti hatte hierzu eine weitere Durchführungsbestimmung herausgegeben; das ganze Verfahren der Gutachterstellen sollte ab dem 1. August 1943 auch für die Polinnen gelten. Nachdem am 30. März 1943 der Reichsjustizminister die Abbrüche bei „Ostarbeiterinnen“ für straffrei erklärt hatte, wurde dies vom „Rasse- und Siedlungshauptamt“ der SS noch einmal ausdrücklich für polnische Frauen festgelegt (13.8.43). Für die Kosten der Eingriffe machte der Generalbevollmächtigte für den Arbeitseinsatz Sauckel am 25. August 1943 die Landesarbeitsämter zuständig, die so auf dem Erlaßwege einen weiteren Bereich des Arbeitseinsatzes der „Fremdarbeiter“ zugewiesen bekamen.
Eine Reihe von Ärzten wollte oder konnte offensichtlich die Behandlung in den angeordneten Baracken nicht durchführen, so daß Conti am 13. November 1943 erneut darauf hinwies, daß zur Vornahme der Abbrüche in den deutschen Kliniken kein Platz sei. Entsprechend den rassenpolitischen Einteilungen sollten nur deutsche Patienten und „gutrassische“ Personen in den Krankenhäusern behandelt werden. Am 9. Dezember 1943 wurde von Conti eine Zusammenfassung der angeordneten Maßnahmen zur „Schwangerschaftsunterbrechung bei Ostarbeiterinnen und Polinnen“ herausgegeben, bei der insbesondere auf die Behandlung der „rassisch wertvollen Kinder“ eingegangen wurde. Sie sollten entsprechend den Willkürurteilen der Ärztebezirksvereinigungen und der „Beauftragten des Reichskommissars für die Festigung deutschen Volkstums“ (RKF) geboren werden. Diese rassenpolitischen Maßnahmen stießen auf erhebliche Schwierigkeiten, so daß Conti am 27. Dezember 1943 ein streng vertrauliches Rundschreiben an die Ärztekammern gab. Nun sollten besondere Ärzte der Gutachterstellen direkt über Abbruch oder Geburt entscheiden können, d.h. ohne Rücksprache mit dem Beauftragten des RKF. Hierfür mußten die Ärzte allerdings vor allem „weltanschaulich“ in Ordnung sein. Um den Ärzten die Rassenprüfung zu ermöglichen, mußten die Lagerleiter, die Lagerärzte und die Deutsche Arbeitsfront (DAF) die Schwangeren erfassen und dazu bringen, gegebenenfalls einen Eingriff zu akzeptieren. Das Reichsinnenministerium verpflichtete dementsprechend diese verschiedenen Personengruppen, den „fremdrassischen“ Frauen die Abbrüche nahezulegen. Wegen des zunehmenden Ärztemangels sollten vor allem ausländische Mediziner in Anspruch genommen werden, um den Eingriff vorzunehmen.
Der offizielle Sprachgebrauch der Anweisungen, Erlasse etc. ermöglicht es

kaum, nachzuvollziehen, unter welchem Druck die Zwangsarbeiterinnen Objekte der Bevölkerungsplanung im „Deutschen Reich“ wurden. Die ständigen Wiederholungen weisen aber darauf hin, daß die angeordneten Maßnahmen nicht bzw. nicht schnell genug durchgeführt wurden. So war auch im Bereich der Schwangerschaftsabbrüche für „Fremdrassische“ spätestens ab Beginn des Jahres 1943 die Krise der deutschen Kriegswirtschaft sichtbar. In den genannten Bestimmungen zeigten sich weiterhin zwei unterschiedliche Tendenzen: Einerseits wurden schon praktizierte Verfahren (Rassenprüfung, praktische Gleichbehandlung von „Ostarbeiterinnen“ und Polinnen) nachträglich sanktioniert, andererseits sollten langfristige Zielvorstellungen der nationalsozialistischen Eliten gewährleistet werden (Kontrolle der biologischen und politischen Entwicklung der militärisch unterworfenen Nationen).

Die Umsetzung der reichsweiten Anordnungen war durch regionale Besonderheiten geprägt. Im Gau Ost-Hannover erfaßten die Landräte und Oberbürgermeister im Laufe des Jahres 1943 die neugeborenen Kinder der Zwangsarbeiter. Anhand dieser Unterlagen berichtete der Regierungspräsident in Lüneburg im Dezember 1943 dem Reichsinnenministerium und beklagte erheblich steigende Geburtenzahlen. Schwangerschaftsabbrüche waren zunächst kaum durchgeführt worden, angeblich, weil den zuständigen Ärzten, Hebammen und betroffenen Frauen die Möglichkeit dazu nicht bekannt gewesen sei. Eine verstärkte Agitation und Erfassung sollte dazu beitragen, die Geburtenzahlen zu senken. Dies insbesondere deshalb, da nicht erwartet wurde, daß die Kleinkinder „in das Deutschtum eingegliedert“ werden könnten. Nach zwei Monaten folgte die Antwort aus Berlin. Dem Regierungspräsidenten wurde mitgeteilt, daß es „unverständlich“ sei, daß man nicht informiert wäre. Er wurde angewiesen, die Ärztekammer und die Arbeitseinsatzbehörden entsprechend zu instruieren. In der Ärztekammer Ost-Hannover war der Leiter allerdings schon an die verschiedenen Stellen (Gauamtsleiter des Amtes für Volksgesundheit, Gauobmann der DAF, Gaubauernführer und Ärztebezirksvereinigung) herangetreten, um eine massive Propaganda für die Abbrüche zu erwirken. Insbesondere sollte erreicht werden, daß die Schwangeren bis zum dritten Monat erfaßt werden konnten, um die rassische Prüfung rechtzeitig möglich zu machen. In diesem Zusammenhang wurden die Arbeitsämter und die staatlichen Gesundheitsämter vom Reichsverteidigungskommissar (Gauleiter) zu verstärktem Eingreifen aufgefordert: „Es ist aber erwünscht - um ein weiteres Anwachsen der Kinderzahl der fremdstämmigen Frauen und Mädchen zu verhüten - daß derartige Schwangerschaftsunterbrechungen öfters vorgenommen werden.“ Spätestens seit Anfang 1944 war der Reichsverteidigungskommissar in Lüneburg aktiv mit den Auseinandersetzungen um die Abbrüche im Gau befaßt. Eine große Zahl von „anlaufenden Schwangerschaftsunterbrechungen“ ging auf seine Propaganda und Anweisungen zurück, und mit Unterstützung des Leiters der Ärztekammer, Dr. W., wurden die Barackenplätze dafür eingerichtet. Die

Arbeitsämter hatten die Kosten für die Eingriffe zu tragen und trotz passivem Widerstand einzelner Ärzte wurden sie im Sommer 1944 im großen Stil in mehreren Städten des Gaues Ost-Hannover durchgeführt: In Celle, Lüneburg, Stade, Verden, Walsrode, Wesermünde, Winsen, Uelzen, Lehrte und in der „Stadt des KdF-Wagens" (Wolfsburg). Der Regierungspräsident wurde wiederholt aufgefordert, die Bedingungen in diesen Städten zu verbessern. Insbesondere die Zwangsarbeiterinnen aus der Rüstungsindustrie sollten reibungslos behandelt werden, um schnell wieder dem Arbeitsprozeß zur Verfügung zu stehen. Den Hintergrund bildeten die kriegswirtschaftlichen Interessen des „Deutschen Reiches".

Hiervon waren im Gau Ost-Hannover die Kreise Verden und Fallingbostel auf besondere Weise betroffen. Der dort angesiedelte Firmenkomplex „Eibia" galt Anfang 1945 als größte Pulverfabrik Deutschlands. In unterirdischen Bunkern und in Waldgebieten getarnten Produktionsanlagen (Dörverden, Bomlitz) wurden tausende von ausländischen Arbeitskräften bis zur physischen Vernichtung eingesetzt. Es sollte ohne jede Unterbrechung das Material für den „totalen Krieg" bereitgestellt werden. Die Schwangerschaft der Zwangsarbeiterinnen war eine Unterbrechung. Also wurden sie zum Abbruch in das Kreiskrankenhaus Verden transportiert. Zuständig dafür war der „Gesundheitsdienst" des Eibia-Werkes, der aber im Sommer 1944 seine Schwangeren nicht in Verden abgeben konnte: „Bis jetzt wurden uns 5 derartige Fälle zurückgewiesen, und hier handelt es sich um Mütter, die sonst in ihrer Arbeit sehr einsatzfähig sind, und nun durch die zu erwartende Entbindung dem Betrieb als Arbeitskraft wochenlang ausfallen, und auch durch die Geburt und die Betreuung des Kindes manche Arbeitskraft benötigt, die in dieser Zeit anders eingesetzt werden könnte."[11]. Die Beschwerde ging an den Kreisobmann der DAF in Verden. Er leitete den Vorgang an die Ärztekammer in Lüneburg weiter. Angeblich hatten sich die Frauen freiwillig gemeldet und die Verhältnisse im Kreiskrankenhaus Verden wurden als unhaltbar bezeichnet. In Verden hatte man Personalmangel geltend gemacht, was nicht akzeptiert wurde. Vielmehr wurde auf das Krankenhaus Druck ausgeübt. Die Beschwerden sollten im Zusammenhang mit den Abbrüchen „nun endlich aufhören", meinte der Leiter der Ärztekammer in Lüneburg.

Die regionalen Ärztekammern waren wesentlich an die Weisungen des Reichsgesundheitsführers Conti gebunden. Dieser hatte schon 1943 mehrere Erlasse herausgegeben, in denen die Gutachterstellen für Schwangerschaftsabbrüche bei den Ärztebezirksvereinigungen nun auch die „Fremdvölkischen" prüfen sollten. Für den Bereich Ost--Hannover lassen sich vier bzw. fünf Ärztebezirksvereinigungen nennen, die beauftragt waren, die Schwangeren zu untersuchen. Schon im Februar 1943 hatten die Ärzte vom Leiter der Ärztekammer Niedersachsen eine Aufforderung zur harten Behandlung aller

[11] Ebenda.

Patienten erhalten. Dieser Aufruf eines „fanatischen Nationalsozialisten"[12] stand im Zusammenhang mit dem Arbeitseinsatz für den „totalen Krieg", der insbesondere die Zwangsarbeiter in aller Härte traf. Der Leiter der Ärztekammer Ost-Hannover machte sich die Methode seines Vorgesetzten zu eigen, um in seinem Zuständigkeitsbereich die Schwangerschaftsabbrüche in diesem Sinne durchzusetzen. Ebenfalls sollten die rassischen Prüfungen ermöglicht werden. Diese „R-Untersuchungen" offenbarten die Willkür des ganzen Verfahrens. Es wurden zur Beurteilung der Schwangeren und der potentiellen Väter frei interpretierbare Einteilungen möglich, und reichten sie zur Urteilsfindung nicht aus, so wurden die Arbeitgeber nach ihrer Meinung dazu befragt - diese war dann „ausschlaggebend"[13]. Waren beide Elternteile „fremdrassisch", so konnte direkt bei den Gutachterstellen der Ärztebezirksvereinigungen über den Abbruch entschieden werden. Hierzu sollten Ärzte benannt werden, die besonders überzeugte „Parteigenossen" waren. Der Leiter der Ärztekammer Ost-Hannover empfahl, die „Kreisamtsleiter für Volksgesundheit" für diese Aufgabe zu ermächtigen. Vorgesehen war dann (im Februar 1944) ein vereinfachtes Gutachterverfahren für die „Ostarbeiterinnen und Polinnen": „Die technische Durchführung der Anträge auf Schwangerschaftsunterbrechung bei Ostarbeiterinnen und Polinnen würden also wie folgt sein: 1) Der Antrag wird wie bisher bei der Gutachterstelle eingereicht und dort bearbeitet. 2) Der Antrag wird bei einem neu ernannten Mitglied der Gutachterstelle eingereicht und von diesem Mitglied sofort entschieden und der antragstellende Arzt benachrichtigt. Der schriftliche Antrag muß mit der Entscheidung von dem neu ernannten Mitglied an die Gutachterstelle weitergereicht werden, damit dort nach wie vor alle Anträge gesammelt vorliegen. Um diese Durchführung zu ermöglichen, muß daher der Leiter der Gutachterstelle allen Ärzten seiner Bezirksvereinigung die Namen der neu ernannten Mitglieder mitteilen."[14]. Die Anträge an die Gutachterstelle konnten von Ärzten gestellt werden oder von den Betrieben, den Arbeitsämtern und den Frauen selber. War der Abbruch genehmigt bzw. angeordnet, dann sollte er von russischen oder polnischen Ärzten in den Lagerräumen bzw. Krankenbaracken durchgeführt werden. Die Zahl der Eingriffe für den Gau Ost-Hannover konnte bisher nicht rekonstruiert werden. Möglicherweise lagen auch hier die Verhältnisse wie z.B. in Oberfranken, wo innerhalb von etwa 2 Jahren über 80% der beantragten Abbrüche genehmigt wurden. Der Rest wurde vor allem wegen fortgeschrittener Schwangerschaft und rassischer Prüfung abgelehnt[15]. In einer Reihe von Fällen wurden die „fremdrassischen" Frauen nicht erfaßt,

---

12 Bernhard Hartung, Durch Licht und Finsternis. 1904-1985. Ein Arzt erzählt sein Leben, Vechta 1986, S. 178

13 Matthias Hamann, Erwünscht und unerwünscht. Die rassenpsychologische Selektion der Ausländer, S. 143-180 in: Beiträge zur nationalsozialistischen Gesundheits- und Sozialpolitik, Bd. 3, Hrsg.: Götz Aly u. a., Berlin 1986, S. 171

14 S. Anmerkung 10

15 Matthias Hamann, a. a. O., S. 171.

wenn sie schwanger wurden. Dann wurden die Säuglinge in der Regel in „Ausländer-Pflegestätten" isoliert. Im Gau Ost-Hannover gab es über 20 dieser „Heime" und andere lagermäßige Unterbringungen von „fremdvölkischen" Kleinkindern[16]. Für ihre Versorgung wurden auch die Gesundheitsämter herangezogen; zuständig war vorzugsweise die DAF bzw. die Kreisbauernschaft. Die Ausstattung der „Heime" sollte nach Auffassung des Regierungspräsidenten in Lüneburg bescheiden sein, um gerade noch den hygienischen Anforderungen gerecht zu werden. Strohsäcke für die Säuglingsbetten und eine Kocheinrichtung sollten bereitstehen. Die Zubereitung der Nahrung sollte größere Ernährungsstörungen vermeiden und ebensowenig sollten „gröbere hygienische Mißstände einreißen"[17]. Im Ergebnis war die Todesrate der Säuglinge in den „Heimen" sehr hoch und lag bei den bisher nachweisbaren Fällen in Niedersachsen bei bis zu 100%[18]. Wenige andere Kinder wurden mit ihren Eltern als „rassisch gutartig" eingeteilt und wurden in ein Heim der NS Volkswohlfahrt eingeliefert.

Auch das Kind der polnischen Zivilarbeiterin Genevefa S. wurde vermutlich in eines der „Heime" gebracht. Sie war im April 1944 im 5. Monat schwanger und die zuständige Ärztebezirksvereinigung in Verden entschied sich gegen einen Abbruch, offenbar, um nicht das Leben einer Arbeitskraft zu gefährden. Als Richtlinie galt zunächst in Verden, daß der Eingriff spätestens im 4. Monat erfolgen sollte. In einer Arbeitstagung der Ärztekammer am 7. Mai 1944 wurde dann die Grenze bis zum Ende des 4. Monats festgelegt und die zuständigen Stellen wurden darüber informiert[19]. Auf derselben Arbeitstagung in Lüneburg waren sich die Teilnehmer aus verschiedenen NSDAP-Dienststellen, der staatlichen Verwaltung und der Ärztekammer einig, daß die Schwangerschaftsabbrüche bei den „Fremdvölkischen" unbedingt notwendig seien. Man wollte so die „rassenpolitischen" Folgen in Gestalt der Kinder unterbinden ebenso wie die Pflege und Versorgung der Säuglinge vermeiden. Um die Abbrüche durchzuführen, wurden vor allem die Baracken bei den Krankenhäusern eingesetzt. Zumindest für fünf dieser Standorte lassen sich Widerstände bzw. Weigerungen dagegen feststellen, nämlich in Uelzen, Verden, Celle (Landesfrauenklinik und St. Joseph-Stift) und Unterlüß. In Celle wurde auf den Widerstand sehr heftig von Seiten der verschiedenen Machtträger reagiert. Im Sommer 1944 erreichten die Auseinandersetzungen dort einen Höhepunkt.

---

[16] Bisheriges Forschungsergebnis des Autors, der zu diesem Themenbereich in Zusammenhang mit einem Forschungsprojekt der Historischen Kommission für Niedersachsen und Bremen in Hannover arbeitet.

[17] S. Anmerkung 10.

[18] Bernhild Vögel, a. a. O., PRO (Public Record Office, London-Kew), WO 235, Ruehen Baby Case, May 1946-Dec. 1948 (vgl. Klaus-Jörg Siegfried, Rüstungsproduktion und Zwangsarbeit im Volkswagenwerk 1939-1945, Frankfurt/New York 1987).

[19] Diese und die weiteren Ausführungen beruhen wesentlich auf NdsHStA, 80 Lbg. III V. Nr. 120, sowie Korrespondenzen des Autors mit Zeitzeugen.

Zunächst hatte der Oberpräsident der Provinz Hannover am 30. März 1944 eine vertrauliche Mitteilung an die Landesfrauenkliniken gegeben. Darin wurden Schwangerschaftsunterbrechungen bei „Ostarbeiterinnen" in Universitätskliniken und Hebammen-Lehranstalten grundsätzlich untersagt. Der Direktor der Landesfrauenklinik Celle, Prof. D., nahm diese Anweisung zum Anlaß, ab Ende April keine Abbrüche mehr bei „fremdvölkischen" Frauen zuzulassen, da er auch mit der Hebammenausbildung zu tun hatte. Dies wollte der Leiter der Ärztekammer Ost-Hannover nicht dulden und beschwerte sich einige Tage nach Prof. D.s Entscheidung darüber beim Reichsgesundheitsführer in Berlin. Bei der Ärztekammer hatte Dr. W. neben der Landesfrauenklinik in Celle auch das St. Joseph-Stift für Abbrüche eingeplant. Aber auch hier wurden sie untersagt und Dr. W. führte diese neue Weigerung auf Prof. D. zurück. Beim Reichsgesundheitsführer genehmigte man daraufhin die Eingriffe in der Landesfrauenklinik und Dr. W. informierte den Regierungspräsidenten in Lüneburg, um Unterstützung gegen Prof. D. zu erhalten. Die Reaktion beim Regierungspräsidenten erfolgte sofort, am 17. Mai 1944 wurde von dort aus der Oberpräsident in Hannover gebeten, auf Prof. D. einzuwirken. Die Abbrüche wurden als „bevölkerungspolitisch" wichtige Maßnahme hingestellt. Man wollte die Weigerungen in Celle nicht dulden, da für die „Ostarbeiterinnen", die hauptsächlich in der Landwirtschaft eingesetzt waren, sonst keine Krankenbaracken bzw. „Entbindungsabteilungen" vorhanden waren. In Hannover sollte nun erreicht werden, daß Prof. D. sich nicht mehr auf die Anweisung des Oberpräsidenten vom 30. März 1944 berufen konnte. Tatsächlich wurde der zuständige Landrat als vorgesetzte Stelle ebenfalls beauftragt, Prof. D. umzustimmen, damit er „seinen derzeitigen Widerstand" unterlassen würde. Gleichzeitig wurde von Seiten des Reichsinnenministeriums der Oberpräsident in Hannover unterrichtet, daß auch im Falle des Prof. D. die Abbrüche sehr wohl durchführbar und somit sicherzustellen seien. Dies insbesondere deshalb, da die Eingriffe aus „Gründen des Arbeitseinsatzes" und im öffentlichen Interesse angeordnet wurden.

Prof. D. selber war Mitte Juni offenbar noch nicht darüber informiert, daß verschiedene Dienststellen seinen „Fall" als Mißstand behandelten. So berief er sich noch am 20. Juni 1944 auf die alte Anordnung des Oberpräsidenten, um gegenüber der Ärztekammer seine Weigerungen zu begründen. Ebenso versuchte er, praktische Gründe dafür geltend zu machen, etwa daß die Krankenbaracke bei der Landesfrauenklinik in Celle für Entbindungen bei „Ostarbeiterinnen" zuständig sei und nicht für Abbrüche. Diese Sicht wollte man aber weder bei der Ärztekammer noch beim Gesundheitsamt in Lüneburg teilen. Vielmehr beklagte sich der zuständige Medizinalrat des Gesundheitsamtes beim Regierungspräsidenten über die Zustände in Celle, da die Zahl der Eingriffe „sehr zugenommen" hätte und außerdem die aufgelaufenen Anträge auf Abbrüche Schwierigkeiten bereiten würden. Eine weitere Dienststelle wirkte somit auf den Regierungspräsidenten ein, die verlangten

Schwangerschaftsabbrüche sicherzustellen. Zeitgleich gab es Ende Juni 1944 eine erneute Intervention von Dr. W., der nun eine härtere Gangart gegen Prof. D. einschlug, indem er behauptete, daß Prof. D. nur noch „formal-juristische" Gründe für sein Verhalten angeben würde, daß alle Argumente eigentlich widerlegt seien und daß man deshalb von einer „mangelnden Bereitwilligkeit" in Celle ausgehen müsse. Etwa dreißig Abbrüche hätten deshalb in der Zwischenzeit in Celle und Umgegend nicht stattfinden können. In diesem Sinne wurde Prof. D. beim Regierungspräsidenten als eine Art Saboteur dargestellt. Die gleiche Tonart schlug Dr. W. in seiner Eigenschaft als Leiter der Ärztekammer Ost-Hannover in einem Brief an Prof. D. an, in dem er es unhaltbar und nicht akzeptabel nannte, daß die Landesfrauenklinik in Celle sich nicht den Anweisungen der verschiedenen Dienststellen unterordnen wolle. Durch eine weitere Anweisung wurde Druck auf Prof. D. ausgeübt, und Anfang Juli 1944 erklärte er sich bereit, in der Baracke der Landesfrauenklinik die Eingriffe zuzulassen. Der Leiter der Ärztekammer in Lüneburg wollte diese Bereitschaft sofort prüfen und ordnete am 4. Juli Einweisungen für Abbrüche in die Baracke an. Er befürchtete hierbei weitere Schwierigkeiten und Vorschläge von Seiten Prof. D.s und aus dem Oberpräsidium, um die Anordnungen zu unterlaufen.
Tatsächlich ging nun Prof. D. in die Offensive. So versuchte er Anfang Juli 1944 sowohl beim Gesundheitsamt Lüneburg als auch bei der „Reichshebammenführerin" Conti in Berlin Unterstützung zu bekommen. In Lüneburg wollte er erwirken, daß die Landesfrauenklinik mehr schwangere „Ostarbeiterinnen" statt zum Abbruch zur Entbindung überwiesen bekomme. Hierbei wurde von Prof. D. vor allem auf die Ausbildung der Hebammen hingewiesen. Eben diese Ausbildung wurde auch bei Frau Conti geltend gemacht, um zu erklären, daß Celle als Ort für Abbrüche völlig unangebracht sei. In diesem Sinne sollte die „Reichshebammenführerin" erwirken, daß die Eingriffe nicht erfolgen müßten. Ab Anfang Juli wurden sie dann in Celle aber doch wieder durchgeführt; auch im Gesundheitsamt Lüneburg sah man keine Möglichkeit, sie zu umgehen. Der Leiter der Ärztekammer Ost-Hannover befürchtete weitere Widerstände in Celle und verlangte beim Oberpräsidenten in Hannover, daß man Prof. D. endgültig zur Räson bringe, da er „bei gutem Willen" die verlangten Abbrüche sehr wohl bewerkstelligen könne. Der gleichen Auffassung war auch der Reichsverteidigungskommissar in Lüneburg, und Dr. W. erhielt von Prof. Stadler[20] aus der „Reichsärztekammer" Rückendeckung für sein Kesseltreiben gegen Prof. D.: „Der Klinikleiter ... wird eben endlich auch einmal, um nicht in den Verdacht des schwersten Reaktionärs zu kommen, sich darauf besinnen müssen, daß die Staatsräson hier über die individuelle Einstellung geht. Es ist nicht zu hoffen, daß er weiterhin Anordnungen des Reichsgesundheitsführers zu sabo-

[20] Prof. Stadler hatte für die Reichsärztekammer 1936 die Schrift „Richtlinien für Schwangerschaftsunterbrechung aus gesundheitlichen Gründen" bearbeitet.

tieren versucht." Der Reichsgesundheitsführer hatte Ende Juli darauf hingewiesen, dass die Abbrüche bei „Ostarbeiterinnen" durchaus primitiv in den Baracken durchgeführt werden sollten und daß Prof. D. nicht darauf bestehen könne, diese Behandlungen im Operationssaal durchführen zu lassen. Anfang August unternahm Dr. W. weitere Anstrengungen, um in jedem Fall zu unterbinden, daß Prof. D. oder Beamte des Oberpräsidiums der Provinz Hannover erneut die Schwangerschaftsunterbrechungen in Frage stellen konnten. Immerhin hatte Prof. D. für seine Weigerungen beim Landesrat aus Hannover Unterstützung erhalten, indem ihm vom Landesrat insbesondere zugestanden wurde, „seine eigene Ansicht in dieser Angelegenheit zu haben". Dies während des „totalen Kriegseinsatzes" an der „Heimatfront", wo „Bummeleien und Krankfeiern" in der Produktion oft mit der Einweisung in ein „Arbeitserziehungslager" geahndet wurden. In diesem Geiste erhielt Dr. W. am 9. August 1944 Unterstützung durch das Ressort „Arbeitseinsatz" beim Reichsgesundheitsführer, wo man verlangte, daß „weitere Quertreibereien" von Seiten des Prof. D. „zu untersagen" seien. Daß diese Schwangerschaftsabbrüche als rassenpolitische Maßnahme auch innerhalb der nationalsozialistischen Funktionsträger in der praktischen Durchführung umstritten waren, zeigte sich im Gau Ost-Hannover. So wurde hier der Gauleiter aus Hannover (der auch Reichsverteidigungskommissar und Oberpräsident der Provinz Hannover war) für die Weigerungen von Prof. D. mitverantwortlich gemacht: „Es ist anzunehmen, daß Prof. D. auf Grund dieser Unterstützung seine Schritte gegen die Aktion unternommen hat und daß er auch noch weiterhin versuchen wird, diese Stellungnahme des Gauleiters für sich auszunutzen." Gemeint war die Aussage des Gauleiters, daß er in Hebammenlehranstalten keine Schwangerschaftsunterbrechungen sehen wollte. Eine Aussage, die ja völlig identisch mit den reichsweiten Anordnungen war[21].

In Celle hatte sich im Frühjahr 1944 ein verantwortlicher Arzt auf die Hebammenausbildung berufen, um Schwangerschaftsabbrüche bei „Ostarbeiterinnen und Polinnen" zu verweigern. Reichsweit erfolgten Reaktionen darauf. Die zuständigen Behörden und Dienststellen, insbesondere die Ärztekammer im Gau Ost-Hannover, befürchteten eine Ausweitung des Widerstandes. Grund dafür war vorhanden, wie sich zunächst am Beispiel des St. Joseph-Stiftes in Celle zeigte. Weiterhin wurden mangelhafte Ausrüstungen und fehlende Medikamente im Gau Ost-Hannover von Ärzten als Weigerungsgrund geltend gemacht und in Unterlüß hatte sich ein Arzt auf mangelnde Kenntnis und fehlende Mittel berufen, um die verlangten Abbrüche grundsätzlich nicht durchführen zu müssen - mit Erfolg[22]. In allen diesen Fällen kann gesagt werden, daß die betroffenen Ärzte die Anordnungen hät-

---

[21] Vgl.: Verordnungen/Anordnungen/Bekanntgaben, Band V und VI, Hrsg.: Partei-Kanzlei der NSDAP, München 1943–1944.

[22] Bernhard Hartung, a. a. O.

ten durchführen müssen, wenn sie den rassenpolitischen Maximen des nationalsozialistischen Regimes gefolgt wären.

Insgesamt offenbaren die Reibungsverluste bei der Durchführung der Schwangerschaftsabbrüche im Gau Ost-Hannover offensichtlich symptomatische Erscheinungen: In den Bereichen der Funktionsträger und -eliten des NS-Staates wagten es immer wieder Einzelpersonen, ihre moralischen oder auch religiösen Überzeugungen als Weigerung und Widerstand geltend zu machen, und zwar in den letzten Kriegsmonaten unter Bedingungen, unter denen sich die soziale Lage der deutschen Bevölkerung der der Zwangsarbeiter zunehmend anglich, ohne daß allerdings die Zwangsmaßnahmen und Gewaltverbrechen gegen die „Fremdarbeiter" und Kriegsgefangenen nachließen.

Autoren und Mitarbeiter

Ute Benz arbeitet als Psychotherapeutin für Kinder und Jugendliche in Berlin

Renate Jäckle ist Ärztin und Medizinjournalistin in München

Ernst Klee ist Publizist in Frankfurt am Main

Ella Lingens, Ärztin, war im österreichischen öffentlichen Gesundheitswesen tätig, sie lebt im Ruhestand in Wien

Hans-Martin Lohmann ist freier Publizist in Heidelberg

Eugène Ost, Arzt und Bakteriologe in Luxemburg

Raimond Reiter, Politologe in Hannover

Robert Sigel, Historiker, Studienrat in Dachau

Hans Simon-Pelanda, Historiker, Mitarbeiter des Goethe-Instituts in München

Abraham Wajnryb ist als Arzt in Sydney (Australien) tätig

Stanislav Zámečnik ist Historiker und lebt in Prag

Daniel Brecher (Amsterdam) übersetzte die Erinnerungen von Abraham Wajnryb aus dem Englischen

Otfried Pustejovsky (München) übertrug das Manuskript von Stanislav Zámečnik aus dem Tschechischen

Eva Kochen (München) las die Korrektur der Fahnen und Umbruchabzüge

Redaktion: Wolfgang Benz, Zentrum für Antisemitismusforschung, Berlin, und Barbara Distel, KZ-Gedenkstätte Dachau

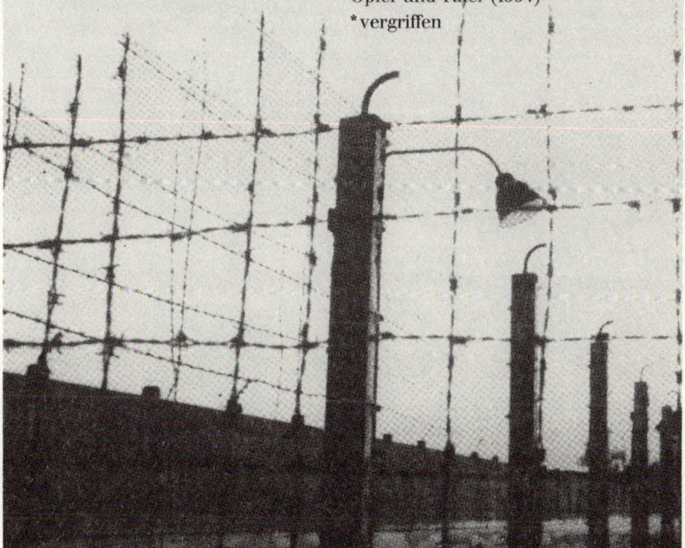

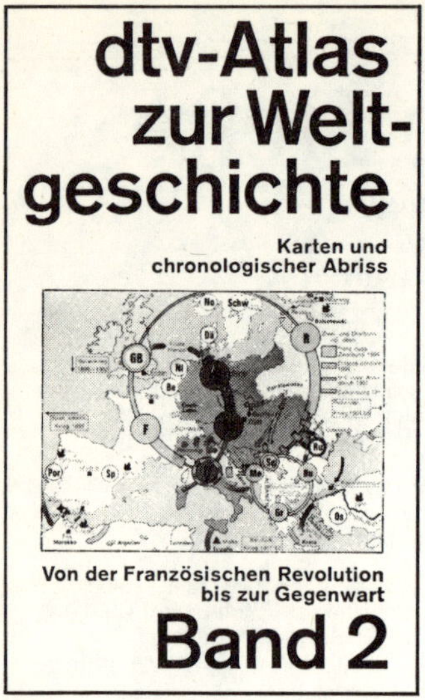

Atlas zur Weltgeschichte

dtv-Atlas zur Weltgeschichte
von Hermann Kinder und
Werner Hilgemann
Karten und chronologischer
Abriß
Band 1: Von den Anfängen bis
zur Französischen Revolution
Band 2: Von der Französischen
Revolution bis zur Gegenwart
Originalausgabe
2 Bände

dtv 3001/3002

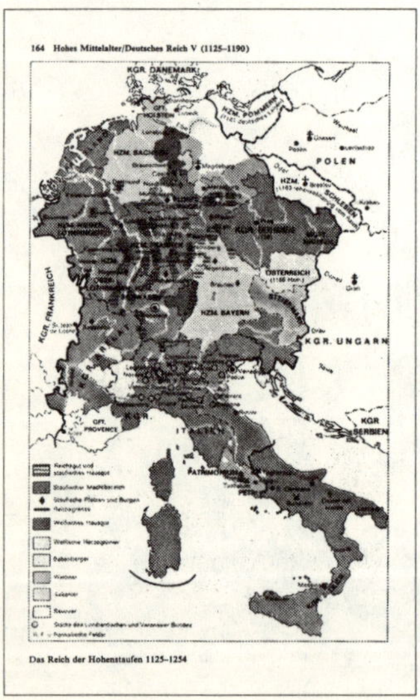